Dorothee Lehmann · Dagmar

Dorothee Lehmann

Dagmar

Der Reife- und Lernprozeß
einer Mutter und ihres
mongoloiden Kindes, das heute
ein selbstbewußter und
lebensfroher Mensch ist

Scherz

Dieses Buch ist drei Menschen gewidmet.
Meine Erinnerungen an dreiundzwanzig Jahre wären ganz
anders ausgefallen, hätten sie mir nicht zur Seite gestanden.
So darf ich Dagmars Omi, Dagmars Lehrerin und unserem
langjährigen Kinderarzt danken.
Was diese drei Menschen für Dagmar getan haben – es ist im
ganzen Buch spürbar.

Erste Auflage 1988
Copyright © 1988 by Scherz Verlag Bern, München, Wien.
Illustrationen: Dagmar Lehmann.
Alle Rechte der Verbreitung, auch durch Funk, Fernsehen,
fotomechanische Wiedergabe, Tonträger jeder Art und
auszugsweisen Nachdruck sowie der Übersetzung
und Verfilmung, sind ausdrücklich vorbehalten.
Schutzumschlag Gerhart Noltkämper.

Inhalt

«Man sieht nur mit dem Herzen gut»

ANTOINE DE SAINT-EXUPÉRY

Einführung

Wir gehen die Treppen zur Dermatologischen Klinik hoch, und irgendwie bin ich sehr stolz, wie Dagmar da so hinter mir «herwippt», in ihrem weiten «Schwingrock», mit interessiertem Gesicht und lustigen Augen. Blicke folgen uns – selbstverständlich –, aber das anfängliche Befremden verwandelt sich in ein Lächeln, man nimmt teil an unserem Dialog in der Anmeldung, und als Dagmar mit ihrem sicheren Gespür für Situationskomik bei erster Gelegenheit «Spinnst ja, Mama» einwirft, hat sie einige Herzen gewonnen und viele Vorurteile abgebaut.

Später, bei der Untersuchung, werde ich vom Professor gefragt, ob Dagmar noch Geschwister habe. Lachend fahre ich ihr durch die Haare: «Ja, aber Dagmar ist unsere erste, unser Prototyp», und lachend dreht sich der Arzt zu seinen Assistenten um:

«Ja, so muß man es nehmen. So wird es richtig!»

Aber er hört auch meine Antwort:

«Sie ist jetzt 23 Jahre alt. Deswegen kann ich es so nehmen.»

Ernst sieht er mich an: «Ja, ich weiß!»

Wirklich, 23 Jahre ist es schon her, daß unsere kleine Welt zusammenbrach. Vor 23 Jahren erwartete ich ein Baby. Unser erstes Kind. Der 31. 12. 1963 war als Termin errechnet. «Ein Silvesterscherz», ulkten unsere Freunde, und lachend legte ich meine Arme um meinen runden Bauch. Meine einzigen Sorgen drehten sich darum, ob es ein Bub oder ein Mädchen sein, welche Augenfarbe es haben, wem es wohl gleichen würde.

Wie glücklich war ich, als ich schon am 18.12. in die Klinik mußte. Dreizehn Tage der Schwangerschaft waren mir «geschenkt» worden. Die Wehen wurden immer kräftiger, und ich dachte mit ungläubigem Staunen daran, daß ich in wenigen Stunden ein Kind haben würde. Und dann, kurz nach Mitternacht, war es soweit. Ich bekam eine kurze Narkose und hörte noch die Hebamme sagen: «Und jetzt pressen Sie noch einmal kräftig», und ich tat, was möglich war.

Ich erwachte durch meine eigene Stimme. Ich sagte immer wieder: «Das ist mein Kind, das schreit!» – ich sagte es ununterbrochen, und dann hörte ich schließlich die Stimme der Hebamme, die mir antwortete: «Ja, Frau Lehmann, das ist Ihr Kind.»

Merkwürdig, daß ich nicht – wie 92 Prozent aller Mütter – fragte: «Ist es gesund?», sondern: «Ist es ein Bub oder ein Mädchen?» Da hob die Schwester Dagmar hoch und zeigte sie mir, und ich schloß die Augen. Noch nie zuvor hatte ich ein solches Gesicht gesehen! Es mag herzlos klingen, aber ich dachte immer nur: «Das ist nicht mein Kind, und wenn es mein Kind ist, so wird es morgen anders aussehen. Ich sehe es nicht richtig.» Aber ich öffnete die Augen nicht mehr. Ich hörte die Ärzte und Hebammen leise flüstern. Heute kann ich es nicht glauben: Ich kam immer noch nicht auf den Gedanken, daß Daxi krank sein könnte, anders sein könnte als andere Kinder. Irgend etwas in mir schützte mich vor dem Erkennen.

Und dann hörte ich die Hebamme sagen, die sicher die ganze Zeit auf meine Frage gewartet hatte: «Es hat alle Glieder, das Herz schlägt gut, und das Schreien klingt gesund.»

Sie und alle anderen – außer mir – wußten schon, daß vor zehn Minuten ein mongoloides Kind auf die Welt gekommen war, aber niemand hatte den Mut, es mir zu sagen. Dann ließ man mich allein. Später erfuhr ich, daß man anderen Müttern das Kind in Sichtweite stellte; Dagmars Bett stand am anderen Ende des Zimmers. Ich hörte nur ihr Schmatzen. Ich war unendlich müde.

Früh wurde ich in mein Zimmer gebracht. Kurze Zeit später

legte man mir Dagmar in den Arm. Vielleicht wollte man, daß ich selber darauf komme. Ich sah mein Kind an: Es hatte kaum eine Nase, tief herabhängende Mundwinkel, merkwürdig verklebte Augen und abstehende, unregelmäßige Haare über einer hohen, runden Stirn. (Ich kann heute so darüber schreiben, denn jetzt ist Dagmar für mich ein zauberhaftes, goldiges Mädchen mit lustigen Augen, schönem Haar und einer Stupsnase).

Aber damals war ich wie benommen. Ich appellierte an mein «Muttergefühl», aber ich brachte es tatsächlich nicht über mich, dieses Gesicht zu küssen. Ich mußte sogar meine Augen abwenden und betrachtete lange, lange die niedlichen kleinen Finger, und ich kann mich noch heute an das Muster des Babyjäckchens erinnern. Endlich holte man die Kleine, und ich versuchte zu schlafen.

Gegen Mittag kam meine Familie. Ich war lustig und gut aufgelegt. Was machte ich mir überhaupt Sorgen? Unser Kind würde genauso hübsch werden wie wir. Trotzdem rief ich meinem Mann zu: «Schön ist sie nicht. Aber sie hat eine sehr hohe Stirn. Intelligenz hat ihren Preis!» Wir lachten alle, und dann durften wir zur «Scheibe» gehen.

Wieder war ich wie benommen. Als mein Mann und meine Schwester sich umdrehten, sah ich ihre Gesichter. Man kann es nicht erklären, aber es war niederschmetternd. Kurze Zeit später war ich wieder allein. Erst später erfuhr ich, daß mein Mann stundenlang durch die Straßen lief und meine Schwester meine Mutter anrief, die gerade bei meiner Tante zu Besuch war.

Meine Mutter war fünf Stunden später in der Klinik. Wie sie es schaffte, so schnell von Coburg herzukommen, weiß ich nicht. Ich wußte auch nichts von dem Telefongespräch und fand es nur merkwürdig, daß meine Mutter pausenlos und voller Beunruhigung fragte, wann sie das Kind sehen könnte.

Und dann stand ich wieder vor dieser «Scheibe». Und ich sah nur die Leute an, nicht die Babys und nicht meine Mutter. Und plötzlich wußte ich, daß sie jetzt meine Dagmar sahen. Sie starrten wie fasziniert auf mein Kind, das Lächeln auf den Gesichtern gefror. Ich blickte kurz auf. Ja, da war sie, meine Kleine. Die eigenartig hohe und runde Stirn, die merkwürdigen Augen, der hängende Mund und der abstehende Haarkranz. Und plötzlich erwachte in mir das erste Gefühl für dieses Kind. Ein unbestimmtes Mitleid. Ich wollte sie vor den Blicken dieser Leute schützen. Ich wollte sie an mich reißen und weglaufen.

Dagmar war – medizinisch gesehen – ein schwerer Fall (ich kann nicht anders, ich muß in der Vergangenheit schreiben): Sie hatte nicht einmal einen Saugreflex, und das Füttern war eine Qual für uns beide. Ich hielt ihre Nase zu, sie öffnete den Mund, ich goß ein Löffelchen Milch hinein, sie verschluckte sich, aber einen Teil schluckte sie auch – so überlebte sie.

Mit dreieinhalb Jahren machte sie ihren ersten Schritt, aber richtig alleine laufen konnte sie erst mit viereinhalb oder fünf Jahren (je nachdem, was man als Laufen gelten läßt). Und sauber? Das wurde sie erst mit sieben, aber nicht zuverlässig.

Und immer noch hielt sich in meinem Hinterkopf die Hoffnung, sie intellektuell bilden, sie «normal» machen zu können.

So hatte mich die Verzweiflung noch recht im Griff, als ich mit Dagmar als Schulanfängerin vor vierzehn Jahren an der Eröffnung einer Sonderschule auf anthroposophischer Basis teilnahm. Damals wußte ich noch nicht, daß in diesem Moment ein wichtiges Kapitel begann, unendlich wichtig und unendlich schön – für sie, die Kleine, die da mit hektischen Flecken auf den Wangen neben mir stand, und für mich.

Dagmar akzeptierte diese Schule auf Anhieb. Mit ihrem Gespür für Harmonie und Geborgenheit fühlte sie sich hier angenommen, und mit ihrem Instinkt für Wärme und echte Autorität stürzte sie sich glücklich auf ihre Lehrerin. Ferientage waren fast Strafe.

In langen – anfangs verzweifelten – Telefongesprächen mit Dagmars Lehrerin lernte ich den Umgang mit meinem Kind. Ich lernte, wie ich sie «programmieren» mußte, lernte, daß ihre «Sturheit» nur ihre Ohnmacht ausdrückte, ihren Willen nach ihrer Art Leben durchzusetzen.

Und wie stark war dieser Wille: Trotz ihres schweren Herzfehlers hat sie fünf Lungenentzündungen, bei denen sie blau wie eine Nivea-Dose in ihrem Bettchen lag, überlebt. Irgendwann in diesen Jahren ist es passiert, daß das Intellektuelle unwichtiger geworden war – daran waren auch die liebevoll geschriebenen Zeugnisse schuld. Als Dagmar im vierten oder fünften Schuljahr laut Zeugnis im Rechnen die Zahlen 1, 4 und 8 erkennt, haben wir fröhlich gelacht, und es hat mich vergessen lassen, daß ich noch ein paar Jahre vorher bei einer solchen Beurteilung sicher zusammengebrochen wäre.

Doch was ist das auch gegen das, was sie für ihr Leben gelernt hat. Sie kann ihre Stimmungen beherrschen, sie besitzt die Ausdauer, bei einer Sache zu bleiben, sie weiß, wie wichtig es ist, sich einfügen zu können, liebenswert zu sein.

Und überall stehen und hängen Arbeiten von ihr. Auch ein Meisterwerk, das niemandem sonst in unserer Familie gelänge: eine riesige Obstschale aus Holz, gefertigt für einen Lehrer, auf den sie die ganze Liebe eines Mädchens geworfen hat. Ich glaube, es war ganz schön schwierig für ihn, ihr die Grenzen einer «ersten Liebe» zu zeigen.

Bis heute leben wir in Gedanken im Zyklus dieser Schule. Bald kommt das Erntedankfest mit der Bitte um Obst und Blumen, bald der Martinstag mit den kunstvollen weißen Gänsen, gefertigt aus Servietten und Äpfeln. Bald das so feierliche Adventsgärtlein.

Seit September 1985 arbeitet Dagmar in einer Werkstatt für Behinderte. Sie wurde von der Gruppe aufgenommen, und sie hat die Gruppe angenommen. Sie hat sich ihren Vorderplatz im Bus erkämpft, und sie versucht, anthroposophische Elemente, die sie aus ihrer Schulzeit kennt, in das Werkstattleben einzubringen. Nach etwa einer Woche packte sie zwei Flaschen Überkinger und ein paar Kekse ein, um mit ihrer Gruppe zu «feiern». Ich war ganz verblüfft und gerührt und habe sofort Kuchen gebacken und Kerzen, Limo und Servietten besorgt, und Dagmar konnte so ihren «Einstand geben», zur Überraschung der Gruppe.

Ab und zu nimmt sie ihre Flöte mit, um in der Pause zu spielen. Und wer sie kennt, weiß, daß sie es auch wirklich tut.

Als ich sie für die Dermatologische abmeldete – wegen einer hartnäckigen Hautallergie Dagmars müssen wir immer wieder hin –, sagte mir ihr Chef, sie sei beliebt in der Gruppe und nähme ihre Arbeit sehr ernst. Das bekam ich auch sofort zu spüren. Als ich ihr nach dem Arztbesuch vorschlug, mit ihr auf der Wies'n noch eine Dampfnudel zu essen, sagte sie:

«Geht nicht! Muß arbeiten! Chef wartet auf mich!»

Als ich erfuhr, daß Dagmar mongoloid ist, damals in diesen dunklen Wintertagen, wußte ich, daß sich unser Leben ändern würde. Aber nie hätte ich gedacht, daß dieses Kind wie ein Stern zwischen uns fallen würde, daß es unseren Horizont erweitern, unsere Maßstäbe verändern würde.

Diese Zeilen – vor nun bald zwei Jahren in der *Süddeutschen Zeitung* veröffentlicht – waren der Auslöser für dieses Buch.

Die chronologische Entwicklung von Dagmar ist in diesem Buch nur angedeutet. Unbewußt erst – aber als ich sie aufschlüsseln wollte, wußte ich, daß ich ihr mit der Andeutung den Platz zugewiesen hatte, der ihr eigentlich immer zugestanden hätte.

Denn jahrelang war Dagmars Entwicklung das Peinigendste und Wichtigste in meinem Leben gewesen – ich wollte so lange nicht begreifen, daß ihr Werdegang durch ihren Chromosomensatz bereits in sich festgelegt war. Ich wußte nicht, daß ich nur Nuancen ihres Intellekts lenken konnte, aber ich wußte auch nicht, daß ich alle Möglichkeiten dieser Welt in Händen hatte, ihr entweder die Basis für ein Leben zu geben, in dem sie all ihren Zauber zum Tragen bringen konnte, oder ihr Leben – und damit auch meines – in eine Sackgasse der Frustration und Überforderung zu lenken.

War es unser beider Glück, war es meine Intuition, oder war es gar Dagmars alleiniger hartnäckiger Wille, daß sie sich trotz meiner anfänglichen ständigen Suche nach ihrer «Normalität» einfach auf den Weg zu Heiterkeit und Lebensfreude machte?

So ist dieses Buch keine Aneinanderreihung pädagogischer Meisterleistungen, es quillt nicht über von Entwicklungssprüngen, basierend auf Geduld und Einfühlungsvermögen, umfaßt «nur» die Erinnerungen an dreiundzwanzig Jahre, die von Jahr zu Jahr schöner, heller, selbstverständlicher und klarer wurden – nicht, weil unser Leben eine Perlenkette aneinandergereihter schöner Tage war, sondern weil dort, wo die rechte Liebe ist, das Schöne, das Heitere, das Positive in Erinnerung bleibt. Denn das habe ich gelernt: daß die Liebe das Wichtigste ist, denn wenn sie uns verläßt, weil wir sie verlassen wollen, sehen wir in einen großen Zerrspiegel: Das Liebenswerte wird zur Fratze, das Zauberhafte entstellt.

Und letztlich ist es das Buch über die Leistung eines zauberhaften, kleinen Menschen, der seiner recht festgefahrenen Umwelt über so manches die Augen geöffnet hat. Und sicherlich ist diese Leistung um so vieles größer als meine.

Ein Leben entsteht

Mein Blick geht vom Taschenkalender zu ihm. Meine Augen halten die seinen fest:
«Ich glaube, diesmal bekommen wir wirklich ein Kind!» – «Ach was, das ist doch gar nicht möglich!»
Aber hinter diesen flachsigen Worten ist eine verlegene, schelmische Unsicherheit spürbar, ein verschämtes Sichbeugen vor etwas ganz Natürlichem. Ein Kind zeugen, ein Kind erwarten. Ein Kind!
Ein Leben würde aus unserer Liebe entstehen, ein sichtbarer Beweis dafür, daß wir zusammengehören. Unser Kind!
Neun Monate Schwangerschaft – neun Monate nicht allein sein müssen, sich nicht allein fühlen, verantwortlich sein für zwei, Zusammengehörigkeit. Ein «Ich» wird zum «Wir». Die stete Gegenwart des werdenden Lebens in mir.
Unendliche Brechkrämpfe; aber das wird sicher bald besser, nicht wahr? Natürlich! Aber es wird nicht besser. Bis zum letzten Tag nicht.
Längst ist das Kind in unseren Gesprächen und in meinen Gedanken nicht mehr namenlos. Und einmal mit Namen benannt, wird es zu einer Realität, die nach Vorstellung sucht.
Wie sieht es aus? Was wird es einmal machen? Wie wird seine Art sein? Wird es ein Bub sein oder ein Mädchen? Welche Haarfarbe wird es haben, welche Augen?
Liebevoll staple ich Hemdchen, Jäckchen, Windeln. Nachdenk-

lich lege ich sie vor mich hin, und ich versuche, mir mein Kind vorzustellen.

Ich beziehe das Bettchen, ich umhülle es mit einer Plane, und voller Staunen denke ich daran, daß dieses Kind, das noch in meinem Bauch lebt, bald zwischen diesen weißen Spitzendecken liegen wird.

Aber auch Angst habe ich.

Dann trete ich auf den Balkon, atme tief durch und blicke auf die vielen Menschen:

Sie alle sind so zur Welt gekommen.

Und so vieles müssen wir noch bedenken.

Wie soll es finanziell weitergehen? Wenn alles gut lief, würde mein Mann noch zwei Semester bis zu seinem Betriebswirtschafts-Examen brauchen, ein Jahr also. Sein Studium wäre damit beendet, vielleicht könnte ich meines dann fortsetzen. Denn ich hatte meine Ausbildung an der Kunstschule unterbrochen, um Miet- und Stromzahlungen zu garantieren. Auf alle Fälle müßte ich erst noch weiterarbeiten.

Wie werden wir das machen? – Ach, das wird schon alles irgendwie gehen.

Weihnachten rückt näher. Nächstes Jahr werden wir mit unserem Kind feiern. Wird es schon laufen können?

«Gefällt dir der Name Tatjana?»

«Ja, sehr gut!»

«Und wie soll es heißen, wenn es ein Bub wird?»

«Vielleicht Jens – oder Holger?»

Nordische Namen sind gerade sehr in Mode.

Weihnachtsbaum kaufen – Oberhemden bügeln – Koffer pakken, alles in Ordnung, alles fertig.

Und dann plötzlich nachts die ersten Wehen. Aufstehen, aufgeregt die Haare waschen, anziehen, auf die Uhr schauen: alle zwölf Minuten eine Wehe. Dann laufe ich ins Schlafzimmer. «Du!» sage ich liebevoll zu meinem Mann und wecke ihn. «Wach auf! Ich habe Wehen – unser Kind kommt!»

In diesem Moment gehöre ich noch zu dem großen Kreis von Müttern, die ihr Kind erwarten. In wenigen Stunden werde ich eine Außenseiterin sein. In meinem Alter ist die Chance, ein mongoloides Kind zu bekommen, eins zu eintausendsechshundert. Ich werde dazugehören.

Der Beginn unseres Weges

Bis heute ist mir unklar, wie mein Unterbewußtsein all die Signale abschmetterte, die es erhielt, um mich nach Dagmars Geburt für drei Wochen vor der Wahrheit zu schützen.

Dies ist immer noch eine Zeit in meinem Leben, über der ein Nebel liegt. Eine fremde Welt, eine Moorlandschaft.

Symptomatisch ist schon die Art, wie ich dieses Kapitel geschrieben habe. Fein säuberlich waren bereits viele Episoden in einem blauen Ordner abgeheftet.

Ganz vorn lag ein einzelnes Blatt, und mit schwungvoller Schrift hatte ich darauf geschrieben: «Der Beginn unseres Weges». Und damit verließ mich der Schwung, ein dicker Kloß saß in meinem Hals. Minutenlang überlegte ich, dann stand ich auf, verdrängte wieder alles – und schrieb ein anderes Kapitel. Über Dagmars Lesekarriere oder über Ferienerlebnisse. Über alles mögliche.

Und immer wieder, wenn ich auf dieses «Vakuum» im Ordner und in mir stieß, waren dieses Unbehagen da und dieser Druck im Hals.

Später überblätterte ich die Seite einfach, und irgendwann wußte ich, daß sich dieses Kapitel von selber ergeben würde, vielleicht erst am Schluß, vielleicht zwischendrin. Ich habe es zwischendrin geschrieben. Mit all dem Zauber, mit dem Dagmar mich während meiner Erinnerungen umgeben hatte, war es mir möglich, in das Moor hineinzugehen, und als ich es wieder verlassen hatte, war es immer noch ein Moor, aber ich hatte den Weg wieder gesehen, den ich damals gegangen war. Und es war mir bewußt geworden, daß Dagmar das Flämmlein gewesen war, das mich geleitet hatte. Und nie hatte sie mich in die Irre geführt. Und trotzdem weiß ich nicht, wie ich den Beginn schildern soll. Wie in einem Film läuft folgende Szene vor mir ab:

Heiliger Abend. Eine junge Frau, fast noch ein Mädchen, betritt mit einem neugeborenen Kind das Weihnachtszimmer. Am Eßtisch sitzen ihre Familie, ihr Mann, die Familie ihres Mannes, und auf allen Gesichtern steht Verzweiflung, nur die junge Frau lacht. Sie hält das Baby den ihr so nahestehenden Menschen entgegen und sagt:

«Was ist heute eigentlich los mit euch? Seid doch glücklich! Wir haben doch das schönste Geschenk erhalten – ein gesundes Kind!»

Die Sekunden danach sind wie zähe Tropfen. Nie mehr werde ich die Erinnerung daran abwaschen können. Es herrscht eine unheimliche Stille, nur die Kerzen knistern am Baum, als hätten sie eine Botschaft zu verkünden. Alle halten den Atem an, die Gesichter lösen sich auf und werden gleich darauf wieder zu starren Masken. Auch die junge Frau und das kleine Kind sind atemlos still. Ein schwarzer Engel geht durchs Zimmer.

«Nein!» würde nun jeder Regisseur schreien, der etwas auf sich hält. «Das ist zuviel: Heiliger Abend, unheilbar krankes Kind, ahnungslose Mutter, warmer Kerzenschimmer, ‹Seid doch glücklich!› Das nimmt uns niemand ab. Das ist ja reine Schmiere!»

Aber bei uns war das die Realität.

Und was muß in diesen Menschen am Tisch vorgegangen sein, die doch schon seit Dagmars Geburt, bzw. kurz danach, alles wußten, die sich in ihrer Verzweiflung, der vermeintlichen Ausweglosigkeit der Lage schon tiefe Wunden geschlagen hatten, die nie mehr vernarben sollten.

Ihre Situation war furchtbar, aber auf das Schlimmste mußten sie noch warten: Wie würde ich reagieren, wie würde ich es annehmen, ertragen. Denn noch war meine vom Arzt festgesetzte

«Schonzeit» nicht abgelaufen. Und sie mußten Haltung bewahren, Masken tragen. Manchmal schafften sie es ganz gut und manchmal nicht. Eine Zeit der Mißverständnisse, des Zorns, der gegenseitigen Verletzungen entstand, in der ich meine aus Unwissenheit resultierende Wut in die falsche Richtung lenkte.

Mein Mann hatte es als erster erfahren. Als er nach seinem ersten Besuch mein Krankenzimmer verließ, wartete eine Schwester vor der Tür auf ihn. Sie machte Andeutungen, aber er mußte noch Stunden warten, angefüllt mit schlimmsten Erwartungen, die sich dann auch erfüllten. Der Arzt sagte es ihm auf brutale Art, aber viele Menschen werden in der Hilflosigkeit rauh und grob.

Aus einem Gespräch mit dem Frauenarzt erfuhr er dann, daß ich frühestens zehn Tage nach der Geburt «informiert» werden dürfe. Und um sicherzustellen, daß ich wirklich ahnungslos durch diese zehn Tage komme, entschloß er sich, niemandem etwas zu sagen. Aber sein Herz zersprang, und so weihte er wenigstens unseren Schwager ein, die ersten Kontakte zu einem Kinderarzt wurden aufgenommen, die ersten Informationen eingeholt. Aber die Familien wußten noch nichts.

Doch als meine Mutter das Kind zum ersten Mal sah, da erkannte auch sie das «Krankheitsbild»; unter einem Vorwand verließ sie mein Zimmer und verlangte, sofort einen Arzt zu sprechen. Sie hatte mehr Glück als mein Mann, sie wurde mit meinem Frauenarzt verbunden; er sagte es ihr wesentlich humaner. Aber das Ergebnis war für sie natürlich genauso verheerend. Und der erste Weg meiner Mutter nach diesem Gespräch hatte zu meinem Mann geführt, der gerade seine ahnungslose Mutter, die den Heiligen Abend mit uns verbringen sollte, vom Bahnhof abgeholt hatte.

So war ich noch glücklich und unbefangen, als ich am Mittag des 24. Dezember nach Hause entlassen wurde. Ich verachtete unsere Mütter, die scheinbar nicht über genügend Herz verfügten, um einen Weg zueinanderzufinden – und wußte nicht, daß ihre Haltung meisterlich war: In ihrer kopflosen Verzweiflung hatten sie grausame und sinnlose Debatten darüber geführt, welche Familie an dieser Tragödie «schuld» sei. Und trotz dieser gegenseitigen Verletzungen saßen sie nun gemeinsam an einem Tisch und versuchten sich in lockerem Geplauder.

Ich war wirklich ahnungslos, zumindest machte ich es mir vor. Unendlich viele Signale hatte ich aus meiner Umwelt erhalten: unzählige «Freudsche Versprecher» (nach Jahren habe ich sie noch im Ohr), mitleidige Blicke der Schwestern und Ärzte, Tränen, Fragen, eigenes Unbehagen, veränderte vertraute Menschen; und ich bin fast überzeugt, daß ich vom ersten Moment an alles wußte, aber es nicht wissen wollte. Mein Arzt hatte mir eine Schonzeit eingeräumt – und ich mir selber auch.

Über dieses «Wunder» meines Körpers und meiner Psyche nachdenkend, habe ich die Minuten nach der Geburt wieder und wieder zerlegt:

Es ist zehn Minuten vor Mitternacht. Ich erwache aus der Narkose, ich sehe die große weiße Uhr an der Wand, und ich höre ein Kind weinen. Mir wird bewußt: Es ist mein Kind. Und ich höre die Ärzte und die Hebammen flüstern.

«Ist es ein Bub oder ein Mädchen?» frage ich, und die Hebamme hält kurz ein neugeborenes Kind hoch. Ich sehe das Gesicht eines Kindes, irgend etwas zerspringt in meinem Kopf, ich schließe die Augen, und es ist mir recht, daß man mein Kind weitab von mir versorgt; man zeigt es mir nicht mehr, man legt es in ein Bettchen an der anderen Wand.

Irgendwann höre ich die Frage des Arztes an die Hebamme, wann die Geburt war, und die Hebamme antwortet: «Zwölf Uhr zehn!» Kurz will ich protestieren, denn nun ist mein Kind offiziell statt am 18. erst am 19. Dezember geboren. Aber irgendwie ist es mir nicht wichtig, ich drehe den Kopf zur Seite, und fast glaube ich, den Druck in meinem Hals zu spüren, diesen schmerzhaften Kloß, und ich glaube, es war das erste Mal.

Wer mich kennt, wird es bestätigen. Das war nicht ich: Ich habe nichts mehr gefragt – ich wollte nichts mehr wissen – ich habe meine Augen geschlossen, und es war mir recht, daß ich mein Kind nicht sah. Diesen Moment hatte ich seit Monaten ersehnt, voller Glück hatte ich mich seit Monaten auf mein Kind vorbereitet. Meine Reaktion ist absolut unverständlich, und so komme ich zu dem Schluß, daß ich wußte, was los war; in dem ersten Moment, als ich meine Dagmar sah, wußte ich alles.

Und vielleicht kann ich mich deswegen nicht in diese Zeit hineinversetzen, weil sie nämlich voller Täuschungen und sinnlosen Selbstbetrugs war, unangemessen einer Situation, der ich sowieso nicht ausweichen und vor der ich auch nicht weglaufen konnte.

Aber vielleicht war diese «Schonzeit» wichtig, denn am Abend vor dem Tag, an dem ich «es» erfahren sollte, entschied sich mein Körper dagegen – ich bekam eine Kolik.

Ein eiserner Ring lag um meine Brust, der sich immer enger zusammenzog, unendlicher Schmerz ließ meinen Körper sich aufbäumen, und in Verzweiflung und Pein krallte ich mich am Kopfende meines Bettes fest. Voller Panik holte mein Mann meine Tante, die Ärztin war. Nach Dagmars Geburt war sie nach München gekommen, ungläubig – bis sie Dagmar gesehen hatte. Nun schlief sie bei meinen Eltern, und sie wollte noch bis morgen bleiben, um mir nach der «Wahrheit» mit Informationen und für Gespräche zur Verfügung zu stehen.

Ewig dauerte es, bis ich ihr mitleidiges Gesicht über mir fühlte, ich spürte ihre kühlen Finger, die über Rippenbogen und Rücken glitten, ich versuchte, ihre Fragen zu beantworten. Dann liefen mein Mann und sie wieder aus dem Zimmer, ich hörte noch irgendwie das Wort «Gallenkolik» und wunderte mich, daß eine Kolik um so vieles schmerzhafter war als eine Geburt.

Und während mein Mann und meine Tante in einer Apotheke Morphium und eine Spritze besorgten, wand ich mich in meinem Bett, die Sekunden wurden zu Minuten, Schweiß lief mir aus den Haaren. Endlose zwanzig Minuten wurde die Spritze ausgekocht, und während dieser Zeit beteten wir alle gemeinsam, daß die

Spritze nicht zerbreche. Denn Einwegspritzen gab es vor dreiundzwanzig Jahren noch nicht.

Als die Nadel sich in meine Vene schob, zog sich der Schmerz zurück, weil mein Empfinden sich zurückzog. Stundenlang noch spürte ich die Kontraktionen der Muskeln, die Wellen des nicht mehr spürbaren Schmerzes, und ich betete in müder, träger Mutlosigkeit, daß die Wirkung der Spritze ewig anhalten möge, denn ich hatte das Gefühl, daß dieser Kampf in meinem Körper nie enden würde. Aber am Morgen ebbten die Wellen ab, ich fiel in tiefen Schlaf, und als ich erwachte, war ich in solcher Panik vor einer neuen Kolik, daß meine Tante beschloß, noch zwei Tage zu bleiben.

Um den Preis einer Kolik hatte sich mein Unterbewußtsein nun eine weitere Frist von zehn Tagen erkauft.

Doch dann war endgültig der Tag gekommen. Dagmar war genau drei Wochen alt. Es war der Tag, an dem ich in einen Abgrund gestürzt wurde. So sehr ich auch versuche, es anders zu beschreiben, kein anderer Ausdruck kann bildlicher darstellen, wie ich es empfand.

Dagmar hatte Schnupfen. Dr. W., Oberarzt in einer Münchner Klinik – ich wußte nicht, daß mein Mann bereits seit Dagmars Geburt mit ihm Kontakt hatte –, kam, und ich führte ihn ins Schlafzimmer, wo Dagmar in ihrem Spitzenbettchen lag. Mein Mann und meine Mutter blieben mit angehaltenem Atem im Wohnzimmer zurück. Was mag in ihnen vorgegangen sein? Sie wußten, nun würde meine kleine Welt zerschlagen.

Ich trat an Dagmars Bettchen und zog die Decke etwas weg, ich wollte mich umdrehen, da hörte ich die Worte:

«Diese Kinder sind sehr infektanfällig!»

Ich will nicht wahrhaben, trete vom Abgrund zurück, drehe mich um, will aufhalten, sehe ihn an. Ich sehe in ein verzweifeltes Gesicht, forschende Augen, die prüfen, wie ich reagiere. Mein Gesicht ist noch unbefangen, zuversichtlich, jung, unverletzt. Nie mehr wird es so sein. Für Sekunden noch bin ich ein Kind des Glücks, kann es zumindest glauben.

Da bewegt sich sein Mund, ich höre die Stimme, und sie sagt: «Ihnen ist sicher schon die Schrägstellung der Augen aufgefallen . . .», der Mund bewegt sich weiter – aber ich höre nichts mehr, ein Strudel zieht an mir, Entsetzen bröckelt Materie von mir ab, sickert in mein Bewußtsein. Einmal in meinem Leben habe ich ein mongoloides Kind gesehen, nur einmal – und plötzlich weiß ich: Dagmar ist mongoloid.

Nun hilft mir auch meine Schutzmauer nichts mehr. Dieses Wort kann ich – einmal gedacht – nicht mehr zurücknehmen. Mein Unterbewußtsein muß vor diesem Wort kapitulieren und läßt mich allein.

Ich sitze auf der Bettkante, wie aus einer anderen Welt dringt die monotone Stimme zu mir herüber: musisch, bringt Freude, sehr anfällig, ungeheure Förderungsfähigkeit, Lebensfreude. Aber all das sagt mir noch nichts.

Ich glaube, Tränen sind die zweite Stufe der Trauer, in der ersten Hölle sind uns Tränen verwehrt. Der Körper antwortet mit Gleichgültigkeit, fast Euphorie, Unerträgliches muß zum Erträglichen reduziert werden.

Ich decke Dagmar zu, wir gehen ins Wohnzimmer, ich sehe auf den Boden, bemerke deswegen nicht die Blicke, die die anderen wechseln, ich teile mit: «Unser Kind ist behindert. Es wird anders sein, anders als andere!» Das Wort «mongoloid» kann ich noch nicht aussprechen.

Dr. W. nimmt bedrückt Mantel und Hut, er legt ein Schnupfenspray auf den Tisch. Dann geht er.

Was tut man «nachher», nach furchtbaren Verlusten? Wenn man einen geliebten Menschen verloren hat, versinkt man in Erinnerungen. Ich aber habe meine Zukunft verloren, ich habe keine Erinnerungen an meine Zukunft.

Und plötzlich habe ich das Gefühl, verrückt zu werden. Weder meine Mutter noch mein Mann teilen das Entsetzen mit mir. Ihre Gesichter sind besorgt, ja, aber nicht zerstört wie meines.

Ich muß raus, ich will weg, ich kann die Blicke meiner Mutter nicht länger ertragen, ich fange an zu schreien, wenn mein Vater mich noch einmal so ansieht, denn plötzlich ist auch mein Vater da. Mein Mann und ich ziehen unsere Mäntel an, wir fahren im alten DKW durch Schwabing, schweigend, wortlos, stumm. Und Gipfel der Geschmacklosigkeit: Wir gehen ins Kino. Diese Flucht in die Alltagssituation ist die Flucht vor der Walze. Aber sie kommt trotzdem.

Nachts liege ich wach und buchstabiere das bis dahin in meinem Leben nie benutzte Wort: mongoloid.

Ich buchstabiere es wieder und wieder und versuche es umgekehrt zu lesen: diogo..., nein, diolognoi..., nein, dioglonom, ich schaffe es nicht, ich ärgere mich, daß ich es nicht schaffe, und ich merke nicht, daß ich die psychische Belastung nur deswegen überwinde, weil ich über Buchstaben stolpere.

Mein Mann schläft tief und fest und stört mit seinen Atemzügen mein Buchstabieren. Ich beginne, ihn zu verachten, ich weiß ja noch nicht, daß er seit drei Wochen zum ersten Mal wieder richtig schläft, beruhigt, daß ich es endlich weiß.

Morgens bin ich verschlossen, meine Schalen habe ich zugeklappt wie eine Auster, denn niemand soll mich mehr verletzen. Und er fragt mich nicht, läßt mich in Ruhe, denkt, es ist der Schock. Wochenlang leben wir mit diesem Mißverständnis, und erst dann erfahre ich durch Zufall, daß ich die letzte war, die mit der Wahrheit konfrontiert wurde. Und noch einmal werden Wochen vergehen, bis ich mir eingestehen kann, daß ich es ja auch schon von Anfang an wußte. Aber ganz sicher kann ich nicht sein, denn da ist immer noch viel Nebel.

Nebel und Unklarheiten, aber das sichere Gefühl der Bodenlosigkeit, in die wir gefallen waren. Die reale Erinnerung an den verzweifelten Kampf gegen den Treibsand unter unseren Füßen, ein Kampf, mit dem wir den Inhalt unseres Lebens und unsere Zukunft retten wollten. Die vorangegangenen neun Monate hatten mit ihren warmen Gefühlen und freudigen Erwartungen, mit ihren stolzen Hoffnungen und Vorstellungen eine eigene Welt entstehen lassen, und diese von zwei glücklichen jungen Menschen geschaffene Welt gab es nun nicht mehr, wie ein Traum hatte sie sich in nichts aufgelöst, und in der zurückgebliebenen Dunkelheit suchten wir nach einem Licht. Wenn ich mich in die Erinnerungen an diese Tage fallenlasse, pocht noch heute mein Herz im Hals, obwohl es nicht mehr nötig ist, denn Leben und Zukunft haben wir wiedergefunden.

Und fast symbolisch haben wir dieses neue Leben mit der Umbenennung unserer Tochter begonnen. Dagmar sollte ursprünglich nur Tatjana heißen. Dieser damals sehr seltene Name – der meiner Liebe zum Ballett entsprungen war (und der dem Standesbeamten ein Heben der rechten Augenbraue entlockte – russisch gleich kommunistisch – und einen fragenden Blick), erschien mir plötzlich unpassend. Und mit etwas Instinkt, den zuweilen auch ich besitze, wählte ich nachträglich einen Namen, der mir schon immer den Eindruck von etwas Liebenswertem vermittelt hatte: DAGMAR. So heißt meine Tatjana nun DAGMAR TATJANA, und sie ist sehr stolz darauf.

Jahre später hat mir eine Schwedin, der ich von Dagmar erzählt hatte, gesagt, daß der Name DAGMAR in Schweden für «der leuchtende, helle Tag» steht. Und genau das ist der richtige Name für sie, auch wenn manchmal über ihr Gesicht dicke Gewitterwolken ziehen.

Mongolismus:

Nach jener Nacht des verzweifelten Buchstabierens will ich mehr wissen, die Buchstabenfolge genügt mir nicht mehr.

Ich greife zu Lexika:

Mongolismus – mongoloide Idiotie – Schlitzaugenbildung – Sattelnase – Degenerationszeichen – körperliche Anomalie – zu große Zunge – schwerste Intelligenzdefekte – Sattelnase – Idiotie – Mongolenfalte – Überbeweglichkeit der Gelenke – Idiotie.

Ich greife zu Büchern der Fachliteratur:

Morbus-Down-Syndrom – wegen der Mongolenfalte über dem
Auge und der abgeflachten Nasenwurzel auch Mongolismus
genannt – frühe Sterblichkeit der Individuen – Trisomie –
Teilungsfehler der Chromosomen – meist Zufall, selten erblich
– veränderter Chromosomensatz – fehlerhafte genetische In-
formation – überzähliges Chromosom 21 – häufig Herzfehler –
Infektanfälligkeit – frühe Sterblichkeit der Individuen – Über-
streckbarkeit der Gelenke – frühe Sterblichkeit der Individuen.

Ich trete an Dagmars Bett. Sie ist ein kleines Mädchen, zart und
zerbrechlich. Ich nehme eines der kleinen Händchen, die ich von
Anfang an geliebt habe, und schließe die Augen. Wo ist ein Satz
voller Hoffnung, an den ich mich klammern könnte? Es gibt ihn
nicht. Worte kreisen durch meinen Kopf:

Mongoloide Idiotie – Mißbildung – zu große Zunge – Mongolenfalte – körperliche Anomalie – Schwachsinn – frühe Sterblichkeit der Individuen – Idiotie!

. . . lieber Gott, hilf uns!
Heute haben diese Worte keine Bedeutung mehr für mich. Sie
haben nichts mehr mit Dagmar zu tun. Ich habe diese Worte nicht
verdrängt, im Gegenteil, ich habe mich viel zu lange mit ihnen
auseinandergesetzt.
Sie klingen unmenschlich – und sie sind es.
Dagmar hält dagegen – sie ist ein liebenswerter, bezaubernder
Mensch.
Aber selbst heute kann ich mich noch unter einem Satz winden
wie: «. . . die gekrümmten kleinen Finger an den tatzenförmigen
Händen», wo doch gerade ihre Hände . . ., ach, was soll's. Ich
brauche Dagmar nicht gegen die Worte der Lexika zu verteidigen.
Und oft denke ich an Dr. W., der mir vor dreiundzwanzig

Jahren «die Wahrheit» sagte. Denn mehr und mehr konnte ich feststellen, daß er mir wirklich die Wahrheit gesagt hatte, ich hätte sie nicht in Büchern suchen sollen.

Als Dagmar zwei Monate alt war – ich hatte sie im Arm, und wie so oft war ich niedergeschlagen, und Tränen tropften auf ihren Kopf –, da sagte er:

«Ich weiß, Sie können es mir noch nicht glauben, aber irgendwann in den nächsten Jahren kommt der Moment, wo Sie erkennen werden, wie wunderschön das Leben mit so einem Kind ist und wieviel Reichtum es Ihnen geben wird. Und es ist kein Trost – es ist mein Erfahrungssatz!»

Und damit dieser Satz nicht verlorengeht, denn Dr. W. ist sonst sehr sachlich und verfügt über keine blumige Sprache, sei er hiermit weitergegeben. Er wurde ihm von meiner Dagmar entlockt.

Und er ist die reine Wahrheit.

Die «Frühförderung» – Laudatio für eine Omi

Und noch in einem anderen Punkt hatte Dr. W. die Wahrheit gesagt: Dagmar war tatsächlich sehr infektanfällig – Schnupfen und Husten lösten einander ab. Dr. W. stand jeden zweiten Abend nach seinem Dienst müde vor unserer Tür. Auf seine Kosten hatte er sogar Frischzellenspritzen besorgt. Aber diese Therapie mußten wir bald abbrechen, denn bei einer Bronchitis wurde erkennbar, daß Dagmar einen eklatanten Herzfehler hat. Blau lag sie in ihrem Bettchen, und Dr. W. schickte uns zu einem Kardiologen in ein großes Krankenhaus. Danach wußten wir: Dagmar hat eine schwere Anomalie des Herzens. Dieser neuerliche Schlag hatte jedoch zur Folge, daß in mir Bewunderung für dieses Kind an die Stelle von Mitleid trat.

Dieser Wandel war ungeheuer wichtig. Dagmar war für mich nun kein atmendes, willenloses Bündelchen mehr, das dahinvegetierte, ich begann, in ihr das zu sehen, was sie wirklich war: einen Menschen voller Willen zum Leben.

Ich fing an, Fachliteratur zu studieren, lieh mir Bücher von Dr. W. und aus Bibliotheken, begann, mich über Förderungsmöglichkeiten zu informieren. Der Verein «Lebenshilfe e. V. München» steckte noch in den Kinderschuhen, und die Eltern, die den Verein gegründet hatten, waren ebenfalls noch ohne jede Erfahrung, ohne jede offizielle Unterstützung und mit ihren eigenen Problemen voll ausgelastet. 1963 war eben alles noch ganz anders.

Unser Kind wurde mitten in den Beginn einer «Revolution»

hineingeboren, der Revolution der Erkenntnis, daß eben auch Behinderte geboren werden. Zu lange hatten Hitlers Schatten nachgewirkt.

Aber eine Neuorientierung beginnt stets mit Engpässen, ist mühsam, verlangt viel Eigeninitiative und Einfallsreichtum. Aber was ist in dieser Zeit nicht alles geschehen: Überall wurden Lebenshilfe-Vereine gegründet; drei Jahre später entstand die Aktion Sorgenkind; die für uns so wichtige Friedel-Eder-Schule wurde durch Initiative einer einzigen Mutter und eines Arztes gegründet. Und in einem Zimmerchen des Max-Planck-Instituts wuchsen in einem alten Küchen-Kühlschrank die ersten Blutkulturen zur so wichtigen Chromosomen-Auszählung: War das Morbus-Down-Syndrom Zufall gewesen oder in einer der Familien erblich?

Eine Generation war herangewachsen, die zu ihren Kindern stand, die ihr eigenes und das Los der Kinder verbessern wollte. Viele Eltern waren – wie auch wir – nur Mitläufer, aber selbst im «Mitlaufen» arbeiteten wir für den neuen Geist: Die Öffentlichkeit wurde mit der Behinderung konfrontiert. Die Zeit des Versteckens, der Scham, der Schande war vorbei. Es wird nie eine Gleichstellung geben, das ist klar. Und wird nicht gerade der unsichere, intolerante und damit in sich gefangene Mensch immer auf einer exakten Abgrenzung bestehen? So will er nicht einmal mit der Behinderung konfrontiert werden – instinktiv ist er sich der Nähe zu sehr bewußt.

Aus Büchern, Gesprächen, Informationen erarbeitete ich mir dann mein eigenes und sicherlich subjektives «Frühförderungsprogramm» für Dagmar.

Regel Nummer eins stand über allem: Kinder wie Dagmar hatten zu jeder Zeit gefördert zu werden. Selbst Schlafunterbrechungen wurden gerechtfertigt durch eine sinnvolle Gymnastik für die überstreckten Bänder und Muskeln. Ständige Ansprache war nötig, ständige Anregung von großem Vorteil. Mit sechs Monaten muß das Kind hingesetzt, mit zwölf Monaten hingestellt

(Laufschule) werden, um eine normale Entwicklung wenigstens teilweise zu ermöglichen. Durch ständiges Zeigen von Gegenständen und Benennen derselben sowie Zählen bei jedem Vorgang, sollten sich bei Dagmar Dinge einprägen, die sie letztlich auf den Weg der Normalität führen sollten.

Gott sei Dank hat Dagmar eine Oma (auf S. 34 sind beide im Bild zu sehen), die das Vierundzwanzigstunden-Trainingsprogramm so mißverstehen wollte, daß sie es in vierundzwanzig Stunden Kuscheln, Lachen und Wiegen umfunktionierte.

Als ich meiner Mutter – die jeden Morgen in der Wohnungstür stand und fragte «Stör ich?», während sie bereits ihren Mantel auf den Bügel hängte – erklärte, daß Dagmar ab sofort stündlich beturnt, angesprochen und zum Greifen angeregt werden müsse, war sie begeistert. Das Sofa im Wohnzimmer verwandelten wir in Dagmars «Tagesbett», um sie immer «zum Fördern griffbereit» zu haben. Diese Maßnahme stellte sich als völlig unnötig heraus, denn die nächsten sechs Monate verbrachte Dagmar fast ausschließlich in Omas Armen.

Meine Mama! Dagmar war ihr erstes Enkelkind, und ihre eigenen Kinder hatte sie nie selber versorgen dürfen. Meine Schwester und ich waren von Säuglingsschwestern, Kindermädchen und Erzieherinnen aufgezogen worden, und wir waren ihr stets nur für Minuten wohlriechend und sauber in den Arm gelegt worden.

Nun war eine Barriere ohnegleichen gefallen! Ermutigt von meinem Vierundzwanzigstunden-Programm stürzte sich meine Mutter nach 54 Jahren unterdrücktem und nie ausgelebtem «Brutverhalten» auf ihr Enkelkind, und ich darf allen Ernstes behaupten: Dagmars Frühförderung hieß OMI.

Bei vielen Gelegenheiten stellte ich dann fest, daß meine Mutter die Duse oder die Bergman in den Schatten stellte, wenn sie uns in der Küche mit umflortem Blick mitteilte, daß dieses Leben fast unerträglich sei, wenn sie mit ansehen müsse, wie ich – ihr Kind –

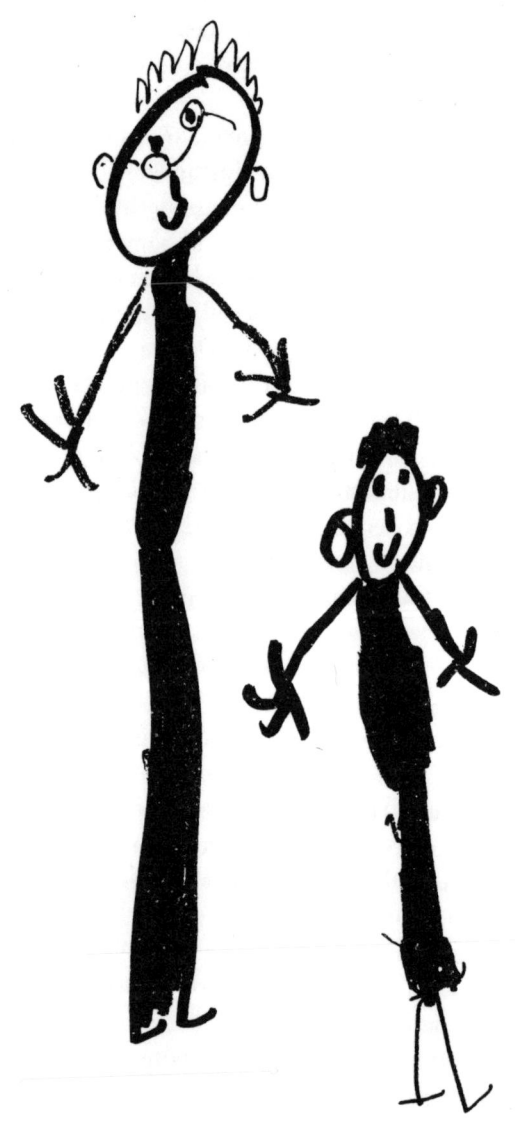

vom Schicksal benachteiligt sei. Mit einem harten Aufschluchzen verließ sie die Küche, und wir zitterten vor Verzweiflung – um Sekunden später perlendes Lachen aus dem Nebenzimmer zu hören. Fahl im Gesicht, schlichen wir zum Wohnzimmer, wo Omi, für Dagmar unsichtbar, auf dem Boden lag, um dann plötzlich vor dem Sofa hochzuschnellen. Und Dagi mußte so lachen, daß sie in hohem Bogen pieselte (denn meine Mutter hatte von den Erzieherinnen auch gelernt, daß «Luft an den Körper müsse», und sobald es die Temperatur erlaubte, wurde Dagmar aus ihrem Gummihöschen gehoben, was unseren Wäschebedarf ins Gigantische steigerte). Dann verschwand Omi wieder am Boden, und Dagi blickte erwartungsvoll und strampelte vor Vergnügen, bis Omi wieder auftauchte.

Mein Trainingsprogramm war dagegen natürlich eine ziemlich zähe Sache. Mit Ernst und Würde zählte ich bei den Übungen deutlich vor mich hin: eins – zwei – drei – vier und eins – zwei – drei – vier, und während ich an ihren Beinchen arbeitete, nahm Dagmar gelassen ihren Daumen in den Mund, drehte den Kopf zur Seite und schloß die Augen. Sehr früh lernte sie auf diese Art und Weise, Qualität zu erkennen. Und sehr früh lernte sie auch, uns das zu zeigen.

Oft lag ich noch im Bett – mein Wecker zeigte 7 Uhr – und hörte, wie sich der Schlüssel in der Wohnungstür drehte. Dann sah ich den Hut meiner Mutter auftauchen, dieses unverwechselbare scheußlich-schöne Kleidungsstück, sah, wie zwei Arme nach meiner schlafenden Dagmar griffen, die neben mir in ihrem Bettchen lag. Dann verschwanden die zwei, vorsichtig wurde die Tür geschlossen, und schon hörte ich Dagmars Perllachen und Omis Stimme: «Engel, geliebter, was hast du denn heut nacht gemacht?» Beruhigt drehte ich mich noch mal auf die andere Seite, und wenn ich nach einer Stunde ins Wohnzimmer kam, lag Dagi friedlich in Omis Arm und schlief, und Omi las die *Abendzeitung* und stöhnte über das furchtbare Los der armen Soraya.

Unendlich oft schaukelte sie Daxi in ihren Armen, und ich hörte

35

Worte von ihr, die ich noch nie vernommen hatte: Kuschunele – Hununele, mein Kuschunele, Hununele. Weicher, warmer Klang.

«Was heißt das?» fragte ich dann wohl, aber sie wußte es auch nicht. Von einer polnischen Kinderfrau hatte sie es gehört. Und ich muß sie angesehen haben, als ob sie von einem anderen Stern gekommen sei.

Und Kuschunele fährt ihr mit seinen kleinen Händchen ins Gesicht, faßt es ab und gluckst vor Glück.

Um so eklatanter war der Bruch, wenn sie sich mit anderen über Dagmar unterhielt. Mit tränenerstickter, hoher Stimme sprach sie von dem grausamen Schicksal, daß uns alle getroffen hatte, und brachte es so fertig, die völlig verstörten Menschen zur Tür hinauszuschieben. Dann ging sie summend in die Küche, um für sich und Dagmar eine Spezial-Quarkspeise zuzubereiten.

Diese Theatralik hat Dagmar absolut geerbt. Und um ehrlich zu sein: Sie macht sogar einen Teil ihres Zaubers aus.

Auf meinem Trainingsprogramm stand, daß Dagmar im Alter von etwa sechs Monaten zu sitzen habe. Trotz Omis heftigem Protest kauften wir also einen hohen, freischwingenden Stuhl mit hellblauem Plastiksitz und kleinem Tischchen davor. Nun hatte Omi die Arme frei, und Dagmar hing im Stuhl. Dagmar schien zu ahnen, wer der Urheber dieses neuen Zustands war, denn während sie mit Omi lange, liebevolle Blicke tauschte, war ich nun abwechselnd zwei vorwurfsvollen Augenpaaren ausgesetzt.

Außerdem fand sie es sehr langweilig, uns beim Fensterputzen und Wäschesortieren zuzusehen, und nachdem sie Besseres gewohnt war, legte sie einfach ihr Köpfchen auf den kleinen Tisch vor sich und schlief ein. Sanft wollte sie mich in das Aufgeben des Sitzprogramms zwingen. Fast hatte sie mich soweit, da konnte ich immer öfter feststellen, daß meine Mutter nun häufig im Sessel saß – Dagis Stühlchen genau vor sich. Endlich hatte meine Mutter ein Visavis gefunden, das so recht nach ihrem Herzen war. Und der Zauber dieser Gemeinsamkeit, aus der ich mir sehr ausgeschlossen vorkam, hat sich bis heute erhalten.

Dagmar und Oma hielten nun lange Plauschstunden. Omi las ihr aus der Zeitung vor, und Dagi spielte mit den raschelnden Blättern. Die Briefe, die meine Mutter an ihre Schwester in Amerika schrieb, wurden auf Dagis Tischchen geschrieben; und wenn Dagi die dünnen Luftpostblätter mit ihren Händchen, die wie kleine Sterne aussahen, zerknitterte, machte Omi auf den Brief einen Pfeil in diese Richtung und schrieb beglückt dazu: «Das hat der kleine Goldengel gemacht.»

Und Dagmar erlernte während dieser Plauschstunden ihr ganzes Repertoire von «Winke-Winke» über «Handi-Bussi», «Bitte-Bitte» bis «Horch!». Heute noch klingen in meinen Ohren die endlosen ermunternden Fragen meiner Mutter: «Und wo schmeckt es gut?» und «Wie hoch fliegen die Enten?»

Wie kindisch waren mir diese Sätze im Bewußtsein meiner «aufgeklärten» Generation erschienen – und welche Lebensfreude und welche nicht meßbaren Erfolge haben sie letztlich gebracht!

Denn Dagmar – mit ihrer pantomimischen Begabung – liebte diese Spiele über alles. Glücklich ließ sie sich in den Schwingstuhl setzen, rund waren die Augen, und schon bei der ersten Frage: «Wie macht man Winke-Winke?» spulte sie ihr gesamtes Repertoire ab. Erst bogen wir uns – und später all unsere Freunde – vor Lachen, wenn Dagmar wie ein reizender kleiner Clown mit strahlenden Augen und roten Backen ihre Künste vorführte.

Bei all diesem Treiben kam ich mir fast ein wenig überflüssig vor, und weil Omi auch noch viele Dinge im Haushalt erledigte, beschlossen wir nach einiger Zeit, daß ich wieder halbtags arbeiten könnte, denn die finanziellen Probleme begannen uns langsam über den Kopf zu wachsen. Aber immer, wenn ich das Haus verließ, hatte ich das Gefühl, daß Omi mir nur zugeredet hatte, um mit Dagmar allein sein zu können. Und Dagmars Anblick verstärkte meinen Verdacht. (Das hat sich übrigens bis heute nicht geändert. Nur haben beide jede Form fallenlassen. Ungeniert reiben sie sich schon die Hände, wenn mein Mann und ich erst in die Mäntel schlüpfen. Aber es ist ein schönes Gefühl.)

So verging ein Tag nach dem anderen. Im Herbst bestand mein Mann sein Examen. Auch er hatte längst sein Herz bei Dagmar abgegeben, und ein gemeinsamer Nenner verband nun Omi und Papi, die sich vorher so recht von Herzen abgelehnt hatten. Fast war so etwas wie ein heiteres kleines Glück entstanden. Der alles glättende Alltag hatte jeden von uns auf seinen Platz gewiesen. Dann rückte die Vorweihnachtszeit näher.

Beim Wühlen auf dem Speicher fiel ein kleiner hopsender Nikolaus, den ich vor einem Jahr für mein noch nicht geborenes Baby gekauft hatte, aus einer Schachtel; und für einen Moment sah ich das Kind, das ich mir bis zu Dagmars Geburt immer vorgestellt hatte. Wie in einem Film hopste der Weihnachtsmann ein paarmal auf dem Boden herum, schlug seine Hände zusammen, an denen Messingrasseln befestigt waren.

Weinend lehnte ich mich an die Wand. Da war das Loch wieder, das abgrundtiefe Loch. Ich mußte achtgeben vor diesem Loch, ich mußte es wahrnehmen, aber ich durfte nicht hineinrutschen. Aber ein dunkles Gefühl blieb.

Es täuschte mich nicht. Kurz danach bekam Dagmar ihre erste Lungenentzündung, wenig später die zweite.

Furchtbare Erinnerungen sitzen tief in mir – mühselig abgedeckt: Wie Mosaikbruchstücke sehe ich vor mir das Sauerstoffzelt im Krankenhaus, diesen kleinen liebenswerten Menschen, der um jeden Atemzug kämpft, das kranke Herz, das unter dem Hemdchen rast. Ich höre den rasselnden Atem, das quälende Husten, ich sehe die halbgeschlossenen Augen, das blaue Gesichtchen, die blauen Hände.

Bei der zweiten Lungenentzündung bekommen wir sie nach Hause – noch kein Jahr ist sie alt und der «Fall» fast abgeschlossen, die Akte fast zugeschlagen.

Wir sind wie von Sinnen, mit der Verzweiflung ist unsere Liebe ins Unendliche gewachsen – und seit diesem Moment ist Dagmar für uns unsere herzkranke Tochter, die geistige Behinderung ist sekundär geworden. So brachte ein Schock oft die Dinge ins rechte Lot.

Meine Arbeit habe ich längst wieder aufgegeben. Von einem Tag zum anderen muß ich zu Hause bleiben. Und mein Chef – laut, ungeduldig, cholerisch, besteht er doch nur aus Herz und Seele. Ich brauche ihm mein Hin und Her gar nicht zu erklären. Er bringt mich an die Tür, streicht mir über den Kopf, ruft mir nach: «Wenn Sie können – kommen Sie einfach wieder!» Ich nicke, winke zurück, und auf dem Weg zur Treppe weiß ich, daß ich nie wieder kommen werde. Und plötzlich weiß ich auch, daß ich nie wieder in meinem Leben meine Kunstschule betreten werde. Aber das alles ist jetzt nicht wichtig.

Und Dagmar schafft auch diese zweite Lungenentzündung. Aber danach bleibt sie schwach, krank, hinfällig. Ein Besuch beim Kardiologen gibt mir «Gewißheit»: Ihre Lebensspanne ist nur kurz bemessen. Er zeigt mir die Röntgenaufnahme des riesigen Herzens. Ich erschrecke, werde aufgeklärt. Das Herz ist ein Muskel, er ist beansprucht bis an die Grenzen seiner Belastbarkeit, bald wird er den ganzen Brustraum füllen. Dann wird mir die Anomalie des Herzens erläutert. Kurz habe ich den Verdacht, daß man einen Herz-Katheter während ihres Krankenhausaufenthalts gemacht hat. Aber ich dränge alles weg. Was ich weiß, ist: Dagmar will leben, und wir müssen ihr dabei helfen.

So ziehen wir wegen ihr aus der lauten, schmutzigen Schleiß- heimer Straße in Schwabing aufs Land. Wir werden es nie bereuen. Es soll eine wunderschöne Zeit in unserem Leben werden.

Zurück bleibt Omi – zwar besucht sie uns oft, aber es ist nicht mehr wie früher. Odelzhausen ist so schwer zu erreichen. Doch im Dezember kommt wieder eine Aufgabe auf sie zu: Meine Schwester, ein paar Jahre älter als ich (und somit laut Statistik eher gefährdet, ein «mongoloides Kind» zu kriegen), erwartet ein

Baby... Aber alle unausgesprochenen, peinigenden Ängste und Befürchtungen werden von einem gesunden, goldigen Buben hinweggefegt, und fast schon eine Anekdote ist der Empfang, den Omi ihm bereitete.

Als höhere Tochter einer Generation herangewachsen, in der alles Körperliche absolut tabu war, hatten sich alle «nackten» Erfahrungen in ihrem Leben zunächst auf ihre zwei Schwestern beschränkt. Und als dieses Drei-Mäderl-Haus erneut nur mit Mädchen gesegnet worden war, waren eine Menge Fragen wieder unbeantwortet geblieben.

So sah sie mit strahlenden Augen dem ersten männlichen Sproß der Familie entgegen. Schon an der Haustür nahm Omi ihrem Schwiegersohn das Körbchen mit dem Enkel aus der Hand und trug es ins Kinderzimmer. Leise raschelte ihre sterilgekochte weiße Kittelschürze, als sie Wolframchen vorsichtig und – dank Dagmar – sehr geübt auf den Wickeltisch legte. Flink schlug sie die Windeln auseinander. Sodann griff sie in ihre rechte Schürzentasche, holte ihre Lesebrille hervor, setzte sie auf die Nase und beugte sich neugierig über das Knäblein. Interessiert bewegte sie die Beinchen, groß und rund waren ihre Augen, und befriedigt richtete sie sich schließlich auf: «Aha, so sieht das also aus!» Und nach einiger Zeit: «Ich finde das sehr unpraktisch!» Als sie die entsetzten Augen ihres Schwiegersohnes bemerkte, fügte sie noch hinzu: «Nun ja, wegen des Eincremens und so!»

Und wann wurde das Band zwischen Dagmar und Omi wiederaufgenommen? Fünf Jahre später, ganz mühelos und ohne Knitterstellen, denn da zogen wir zurück nach München.

Alle drei Enkelkinder – denn nach Wolfram kam noch meine Britta – sind nun groß. Zwei akzeptieren und eine genießt es: Dagmar ist die ganz große Liebe in Omis Leben geblieben.

Tina – eine Welt ohne uns

Schon kurz nach Dagmars Geburt war auch bei vielen unserer Freunde der Klapperstorch aktiv gewesen. Unzählige Karten mit rosa und blauen Schleifchen, witzig oder sachlich beschriftet, prachtvoll oder schlicht, landeten in unserem Briefkasten – und auf diese Weise hörten wir auch zum ersten Mal von Tina. Mein Mann und Tinas Vater kannten sich seit der Schulzeit, viele Abenteuer, Streiche und Erinnerungen verbanden sie. Wir Frauen hatten uns erst durch die Männer kennengelernt und dann wieder aus den Augen verloren, denn Tinas Eltern lebten in Hamburg.

Und launig stand auf der Karte, daß der junge Vater sich eigentlich einen Sohn gewünscht hatte, aber was nicht sei, könne ja noch werden, und in Zukunft werde er mehr Salz essen, damit beim nächsten Mal ein Henkel dran sei. Lachend betrachteten wir das beigelegte Foto: Es zeigte ein süßes kleines Baby mit verschlafenen Augen.

Dann hörten wir lange nichts mehr voneinander.

Ungefähr ein Jahr später fuhren wir nach Hamburg, um meine Schwiegermutter zu besuchen. Und im Freundeskreis meines Mannes begutachteten wir all die neuen Erdenbürger, und irgendwann fiel die Bemerkung, daß Tina wohl auch behindert sei, aber weder Ellen noch Eric, die Eltern, es merken oder wahrhaben wollten.

Dieses Terrain war mir vertraut. Scheu, Angst und Unsicherheit kamen in mir hoch, ein würgender Kloß verklebte wieder meinen Hals. An den weiteren Gesprächen nahm ich kaum teil, meine Gedanken gingen zu der Mutter des Kindes. Würde sie so kämpfen müssen wie ich? Verdrängte auch sie alles? Tief atmete ich durch, um den Druck im Hals loszuwerden, aber eigene Erinnerungen, viel zu frisch noch, überwältigten mich, hilflos spielte ich mit meinem Armband, fahrig zupfte ich an meinem Pullover herum. Was würde sie tun, wie würde sie damit fertig werden?

Aber als ich am nächsten Tag Tina sah, war ich beruhigt. Auf mich wirkte sie wie das normalste Kind der Welt. Mit ihren zwölf Monaten lutschte sie an einem hölzernen Flaschenöffner, den ihr niemand wegnehmen durfte, sie konnte sitzen, ja sogar stehen, angeklammert an den Tisch – aber sie stand. Sie war ein hübsches Kind, gut gewachsen, mit dunklen, weichen Haaren; in ihre Augen konnte ich nicht sehen, denn sie nahm keinen Blickkontakt mit mir auf, aber vielleicht war sie nur ein wenig scheu. Und als ihre Mutter eine Schale mit Plätzchen auf den Tisch stellte, griff sie sich gleich mehrere und aß sie.

Verglichen mit Dagmar erschien sie mir wie ein kleines Wunderkind. Und der Bemerkung der Mutter, daß Tina noch nie gelacht habe, maß ich weiter keine Bedeutung bei. Was sagte schon «Lachen». Dagmar lachte von früh bis spät, wenn ihr etwas gefiel. Für mich hieß Normalität sitzen, stehen, selberessen, all das konnte Dagmar mit ihren zwei Jahren noch nicht – und Tina demonstrierte es mir.

So kam es, daß ich unsere anderen Bekannten sehr schalt, daß sie in Tina ein behindertes Kind sahen. Schweigen breitete sich aus, und dann hörte ich die Stimme einer jungen Frau: «Und sie ist doch behindert. Ich weiß es, ihr werdet es sehen!» Traurig und aufgeregt zugleich klang diese Stimme, ich habe sie bis heute nicht vergessen.

Als die Ferientage vorbei waren, fuhren wir zurück nach Hause. Tina kam mir wieder aus dem Sinn, meine eigenen Probleme holten mich ein. Dagmar machte keinerlei Fortschritte, und trotzdem voller Hoffnung, «mogelte» ich in die Tagebücher, die ich über sie führte, Taten ein, die sie nur durch Zufall, oder richtiger «Unfall» vollbracht hatte, und wertete sie als Entwicklungssprünge.

Aber eines Tages rief Tinas Mutter mich an. Ohne meine fröhlichen Fragen zu beantworten, setzte sie zu einer Erklärung an, die sie mit so fester Stimme vortrug, daß man deutlich merkte, wie sehr sie sich vorgenommen hatte, sachlich zu bleiben, nicht zu weinen, sich nicht gehenzulassen. Und während sie sprach, zog ich scharf die Luft ein, ein heißer Wirbel fuhr durch meinen Kopf und lähmte mich, schwer hallten ihre Worte in meinem Bewußtsein wider, aber als sie geendet hatte, begriff ich:

Tina war schwer behindert. Tina war nicht fähig, irgendeinen Kontakt zu ihrer Umwelt herzustellen oder aufzunehmen. Taubheit war durch Test ausgeschlossen worden. Aber sonst war nichts ausgeschlossen worden. Keine Diagnose gab es, keine Prognose für die Zukunft, weder Hoffnung noch Verdammnis war ausgesprochen worden.

Und Ellen, eine junge Mutter wie ich, zerbrach fast an dieser Ungewißheit, an der Unsicherheit der Zukunft. Sie wollte keine falschen Diagnosen, aber ebensowenig wollte sie schonende Worte, nicht-greifbare Vermutungen. Sie wollte einfach wissen, was mit ihrem Kind los war.

Und sie wollte sich aussprechen, das war auch der Grund ihres Anrufs – «Weil du mich sicher verstehst!» –, und dann brach ihre Stimme, und sie begann zu weinen und legte auf.

Spontan wollte ich zurückrufen, ich nahm den Hörer auf, aber dann wählte ich – fast mechanisch – die Telefonnummer eines Experten. Jenes Arztes, der mir vor nicht allzu langer Zeit «die Wahrheit» gesagt hatte. Maßgeblich war er an der Entwicklung von Geräten zur Messung von Gehirnströmen beteiligt, und ich wußte, daß gerade er im Erkennen von dubiosen und unerklärlichen Krankheiten eine Koryphäe war.

Wenige Sätze nur waren notwendig, eine halbe Stunde später rief er zurück und gab mir zwei Termine für die kommende Woche durch. Ich rief Ellen an, nannte ihr Tage und Uhrzeiten, meine Stimme war hektisch, sachlich, kühl. Dahinter wollte ich meine Unsicherheit, meine Emotionen, mein Mitgefühl verbergen. Und Ellen nahm mein Angebot, die Termine, meine Stimme an. Wie ein Anker erschien ihr das alles wohl, und dankbar klammerte sie sich daran.

Als Ellen nach einer Woche mit Tina ankam, war es schwer für mich zu glauben, daß Tina behindert sein sollte. Nur Szenen habe ich noch im Kopf. Irgendein Spielzeug hatte sie, so wie damals den Flaschenöffner, und wenn man es ihr wegnahm und woanders hinlegte, dann schrie sie laut, ohne den Versuch zu machen, es sich zu holen. Aber für mich war das kein Zeichen von Behinderung. Dagmar hätte es sich vielleicht geholt, aber sie lief ja immer noch nicht, sie war fast ein Jahr älter als Tina, und hilflos saß sie in ihrem blauen Stühlchen. Wieder sah ich nur das Laufen, das Stehen. Natürlich bemerkte ich, daß Tina seltsam fixiert war. Alle Getränke mußten zum Beispiel wie Milch aussehen, bevor sie sie akzeptierte, der Geschmack war ihr egal. Und auf dem Schoß ihrer Mutter sitzend, fiel sie in einen rhythmischen Singsang und wiegte dazu ihren Oberkörper hin und her.

Hübsch war sie, fast schön, zerbrechlich und geheimnisvoll, und sie wandte sich von uns ab, als ob wir ihr unerträglich seien in unserer Lautheit, in unserem Miteinander. Ihr Schutz waren Bewegung und Ton, Schutz vor diesem Leben. Mein Blick ging zu Dagmar. Sie patschte laut mit ihren Händchen auf ihren kleinen Tisch, und jedesmal hüpfte die Tasse ein wenig in die Höhe. Mit ihren vor Freude roten Backen – denn sie liebte schon damals Besuche über alles – sah sie neben Tina aus wie ein kleiner, lauter und verspielter Clown neben einer Feenkönigin.

Am nächsten Morgen verließ Ellen mit Tina schon sehr früh das Haus, Stunden später kehrten beide erschöpft zurück. Am nächsten Tag mußten sie noch einmal ins Institut. Wieder blieben sie fast den ganzen Tag weg, und ich stand auf dem Balkon und wartete auf Ellens Auto.

Aber als sie kam, konnte sie nicht viel sagen, kurz nur berichtete sie mir von ihren Kontakten mit Ärzten und Psychologen; bei den Untersuchungen war sie teilweise gar nicht dabeigewesen. Stundenlang hatte sie in anderen Räumen auf Tina gewartet, und nie hatte Tina sie vermißt oder gar nach ihr geweint; das wiederholte sie mehrmals, weil es ihr so naheging. Dann wurde sie still, ihr ganzes Denken floß schon hin zum nächsten Tag, ihrem ersten Termin bei Dr. W.

Um ihr das Reden zu ersparen, machte ich den Fernseher an, laut schallte die Stimme des Ansagers durch den Raum, die Gardinen bauschten sich vor den offenen Balkontüren, draußen wurde es dunkel. Kirchenglocken läuteten, friedliche Atmosphäre täuschte über unsere innere Zerrissenheit hinweg. Ellens Blick ging aus dem Fenster hoch zum Nachthimmel, ihr schönes Gesicht, sonst immer kühl wie ein Meereswind, war aufgebrochen und zeigte ihre Sorgen, ihre verzweifelten Überlegungen. Und plötzlich wußte ich, daß alle recht hatten, daß alle Prognosen stimmten. Tina war schwer behindert. Wie eine Faust schlug mir diese Erkenntnis in den Magen, sie fiel mich an, nahm mir die Luft. Abrupt stand ich auf, löste unsere kleine Gemeinschaft auf. Aber auch im Bett fand ich keine Ruhe. Zu nah noch war mir die Erinnerung an jene Januartage, als ich «es» erfahren hatte, und im Halbschlaf tauchte Versunkenes vor mir auf, Schweiß lief aus meinen Haaren, mein Herz schlug wild.

Als Ellen am nächsten Mittag von Dr. W. kam, lief ich hinunter, um ihr und Tina aus dem Auto zu helfen. Ellens Kopf war gesenkt, und als sie ihn kurz in meine Richtung hob, sah ich, daß sie lange geweint haben mußte. Ich wollte ihr Tina abnehmen, aber sie drückte ihr Kind an sich, grub ihr Gesicht in seine Haare, und Schluchzen schüttelte sie. «So schlimm habe ich es mir nicht vorgestellt!» «Was? Ihr Zustand oder daß du etwas weißt?»

«Beides!»

«Aber irgendeine Hoffnung gibt es doch?»

«Nein, keine mehr! Tina ist hochgradig autistisch. Dr. W. hat mich gefragt, ob ich etwas gegen Heime habe.»

Das machte mich betroffen. Ich kannte ihn als schärfsten Gegner von Heimen. Als ich es einmal wegen Dagmar angedeutet hatte, war er wütend aufgestanden, müde war er gewesen, aber vor allen Dingen wütend. Im Gehen hatte er gesagt:

«Dann brauche ich ja auch nicht mehr zu kommen!»

Aber am nächsten Abend war er wiedergekommen, und ich weiß, seine «Wut» war nur Hochachtung vor einem behinderten Leben gewesen; zu gut kennt er die Möglichkeiten, die man in ein Leben legen und somit auch wieder herausholen kann.

Aber das sagte ich Ellen erst viel später. Ich hatte nicht die Absicht, sie noch weiter in Treibsand zu stoßen.

Sonnendurchglänzt war dieser Abend. Aber das ist fast alles, was ich von ihm in Erinnerung habe. Jeder von uns saß mit eigenen Gedanken beschäftigt, so waren wir zusammen allein. Ellen telefonierte auch viel mit Hamburg, und immer hatte sie dabei Tina in ihren Armen, drückte sie an sich.

Eine Erinnerung habe ich auch noch an die Nacht. Weil ich nicht schlafen konnte, suchte ich Schlaftabletten, fand aber keine; da sah ich Licht in Ellens Zimmer und klopfte leise.

«Herein!» – Ihre Stimme war gefaßt wie immer. Als ich eintrat, saß sie auf dem Rand des Betts, hinter ihr lag Tina und schlief, die Lampe war ein wenig abgedunkelt, und Ellen hatte ein Notizbuch auf den Knien, in dem sie schrieb. Sie hob ihren Kopf und sah mich an. Ihr schönes Gesicht war offen und unverstellt. Fast hatte ich das Gefühl, eine besondere Zweisamkeit gestört zu haben, ihre Zweisamkeit mit ihrem Kind, ihren Abschied von dem bisher gesunderhofften Kind. In den zurückliegenden Stunden war alles zerbrochen, was sie an Hoffnungen aufgebaut hatte, ihre Argumente wider ihr Gefühl waren gegenstandslos geworden. Sie wußte «es» nun, und nichts auf der Welt konnte es ungeschehen machen.

Aber ich konnte nicht mit ihr darüber reden. Ich wußte, ich würde anfangen zu weinen und sie um ihre mühsam erkämpfte Fassung bringen. Ich suchte nach Erinnerungen an meine «erste Nacht». Auch mir war damals bewußt geworden, daß es für mein ganzes Leben nun ein Vorher und Nachher geben würde, auch ich hatte in der ersten Nacht nicht geweint; verzweifelt hatte ich versucht, mein Leben wiederzufinden. Um mich nicht zu verraten, sagte ich ganz banal: «Ich kann nicht schlafen und finde keine Schlaftabletten.»

Sie suchte in ihrer Handtasche, fand ein Röhrchen, eine einzelne Tablette, die letzte, glitt in ihre Hand. «Nein, behalt sie, du brauchst sie heute!» «Nimm sie ruhig, ich kann sowieso nicht schlafen, und das ist gut so.»

Zögernd nahm ich die Tablette, unschlüssig wartete ich und spürte, daß ich in dem Kreis stand, den sie in ihrer Verzweiflung um sich gezogen hatte. Ich trat zurück, leise sagte ich gute Nacht und glitt aus dem Zimmer.

Am nächsten Morgen fuhr Ellen mit Tina ab. Als ich sie zum Auto brachte, stand Ellen mit dem Rücken zu mir, und als ob ihr das Kraft gäbe, sagte sie: «Als ich kam, dachte ich, das Schlimmste im Leben sei die Ungewißheit – ich habe mich getäuscht!»

Dann warf sie sich zu mir herum, Tränen liefen über ihr Gesicht, sie drückte ihren Kopf gegen meinen Hals, und ihre Schultern zuckten. Lange standen wir so.

Dann fuhr sie weg, ich sah ihrem Auto nach, nachdenklich ging ich die Treppen hinauf. Als ich ins Eßzimmer kam, weckte ich aus Versehen Dagmar, sie war mit dem Kopf auf ihrem Tischlein eingeschlafen, und als sie mich sah, ging ein Strahlen über ihr Gesicht und sie streckte mir die Ärmchen entgegen. Ich nahm sie hoch und trat mit ihr ans Fenster. Kraftlos hingen ihre Beinchen herunter, und noch lange würde sie weder stehen noch laufen können. Aber plötzlich begriff ich, daß sie wußte, was Freude im Leben ist, vielleicht verstand ich zum ersten Mal und nur für Sekunden, daß sie an diesem Leben teilhaben wollte, daß sie mit uns leben, daß sie sich diese Welt erobern wollte, die Tina für immer verschlossen bleiben würde.

Denn Tina saß wie eine Zauberin in ihrer kleinen Welt gefangen. Vielleicht hatte sie ihr herrliche Lichter und Farben gegeben, sie mit Leben und Klängen erfüllt, aber sie konnte sie niemandem zeigen.

Tinas Eltern haben noch zwei gesunde Kinder bekommen. Ellen konnte sich erst zwei Jahre später entschließen, Tina in ein Heim zu geben. Für die Welt mag es so scheinen, als ob ihr Part besser sei als meiner. Aber sie und ich – wir wissen mehr.

Jahrelang hat sie noch gehofft. Jahrelang hat sie das Bild auf ihrem Nachttisch beschworen. Tausend Gedanken sind zu diesem Kind gegangen. Das Bild auf dem Nachttisch stimmt längst nicht mehr überein mit dem Mädchen, das Tina heute ist. Vielleicht steht das Bild auch nicht mehr da. Aber der Gedanke wird immer dasein: Da gibt es noch ein Kind von mir, das lebt!

Im Dachauer Hinterland

Wenn man die Überschrift liest, könnte man auf den Gedanken kommen, ich meinte etwas Hinterwäldlerisches, Zurückgebliebenes. Oh, nein – fünf Jahre Dachauer Hinterland, das waren fünf Jahre Entwicklung, Geborgenheit, Wärme – und weggezogen sind wir nur, weil Dagmar in die Vorschule mußte.

Richtig aufgeräumt und aufgehoben waren wir in dieser wichtigen Zeit unseres Lebens, denn Dagmar war ja noch so klein und so anfällig – deswegen waren wir ja aufs Land gezogen –, und als wir den Mietvertrag unterschrieben, haben wir uns nicht getraut zu sagen, daß wir mit einem behinderten Mädchen einziehen würden. Aber hier wurde alles anders, der Grundstein zu einem Leben «ohne Scham» wurde unter diesen warmherzigen, wenn oft auch derben, listigen Menschen gelegt. Hier wird nichts beschönigt, Salz wird in Wunden gestreut, und wenn man meint, vor Schmerz fast versinken zu müssen, sind Hände da, die hochziehen, und Worte, die nicht trösten, sondern alles zurechtrücken.

Ludwig Thoma hat hier gelebt und hat diese Menschen beschrieben, er konnte es besser als ich; ich will nur ausdrücken: In dieser warmen Derbheit fühlte ich mich wohl, und ich denke einfach gern an diese Zeit zurück.

Unvergleichliche Faschingsfeste. Und für mich – geprägt von Künstlerfesten im Haus der Kunst und im Regina – wurden sie zum Inbegriff des Faschings.

«Balla-Balla» ist gerade der Modetanz, und da kommt der Wirt ganz aufgeregt in den Festsaal im ersten Stock und schreit: «Schnell, spielts amal was andres. Die Decke in der Wurstküche schwingt so viel, mir brech'n glei durch.»

Oder der Pfarrer, der fürsorglich weggeführt wird, während die alten Frauen schimpfen: «Mei, ham's dem Herrn Hochwürden wieder an Schnaps ins Bier g'schütt, die Deifi, die damischen.»

Die Honoratioren (Pfarrer, Lehrer, Apotheker, Tierarzt und Arzt) sitzen an einem Extra-Tisch in der Ecke – erhöht!

Und die Kostüme! Die alten Bauern, die sich in der Arbeitskleidung oder Unterwäsche ihrer Mütter neckisch drehen. Dann am Faschingsdienstag fünf vor zwölf der Ruf des Wirts: «An letztn Schweinsbraten gibt's unten. An letztn bis Ostern.» (Und natürlich gibt's den nächsten schon am Aschermittwoch, aber nur verstohlen, doch am Donnerstag steht er bereits wieder offiziell auf der Karte.)

Und die flinken Blicke oben im Ballsaal: wer mit wem, und: Hab ich's doch glei g'sagt!

Ja, hier waren wir richtig aufgehoben, denn schon nach ein paar Tagen wußte es ein jeder: das Kind von den Lehmanns ... Aber am meisten störte alle der Name. DAXI – das hatten sie noch nie gehört, also hieß sie Taxi. Die aus der Stadt haben halt so komische Namen.

Dachauer Hinterland – liebliches, zauberhaftes, reiches Land. Jeden Morgen packte ich Dagmar in den Kinderwagen, und dann zogen wir los, es zu erkunden. Die befestigten Straßen mündeten in kiesige, ausgewaschene Wege, grobe Steine waren in die ausgefahrenen Rinnen gerollt, und ich habe drei Kinderwagen «verbraucht», bis wir wieder wegzogen.

Heute ist alles asphaltiert. Manchmal setze ich mich ins Auto und fahre in einen meiner Winkel. Dann steige ich aus und schließe die Augen. Ich sehe die Ameisen und Käfer über den Weg ziehen, dort vorn liegt ein Regenwurm, auf den ich nicht treten darf. Ich sehe das ausgefranste Stanniolpapier, das ein Vogel in sein Nest einbauen wird. Und wenn ich die Augen öffne, liegt das schwarze Band der Straße vor mir, leer und steril. Meine Idylle gibt es nicht mehr – aber Dagmar hat mich mitten darin gezeichnet (siehe S. 52).

Und wie habe ich sie genossen. Die Sonne und den Staub auf meiner Haut, das Flitzen und Surren der Insekten, die kleinen wespenähnlichen «Hubschrauber», die interessiert über Dagmars buntem Kopftuch stehenblieben, die neugierigen Kühe, die Vögel auf dem Weg. Wie nahe lassen sie mich kommen? Noch diesen Schritt? Die Amseln waren die mutigsten – aber vielleicht auch die dümmsten?

Ich liebte den Geruch aus Erde und Dung, den warmen Geruch der Kräuter, aber auch den Geruch des nassen Grases, des feuchten Bodens.

Immer vertrauter wurden mir Wälder und Wiesen. Wenn ich in ein Dorf kam, erhob sich machmal eine Bäuerin mühsam aus dem Gemüsebeet, kam zum Zaun: «Gell, is schon schwer, das Kreuz Gottes, aber i sag Eahna...», und dann erzählte sie mir ein Leben, ein Schicksal.

Unseren Namen wußte man kaum, wir waren Taxis Eltern, und Taxi öffnete alle Türen. Wir gehörten dazu, gehörten zum Kreis der Gottgeprüften. «Ein Guter hält's aus», hieß der Nenner, und wir bewährten uns mehr und mehr.

Als ich mit Britta schwanger wurde, riefen sie mir von überall zu: «Tun's nur fest schnaufen, bei derer Luft wird's g'sund, das Kleine.»

Und dann nach Brittas Geburt (wieder so ein komischer Name), als ich vom Rotkreuzkrankenhaus nach Hause zurückkam, da winkten sie aus den Fenstern und riefen: «Ist's g'sund?» – «Ja!» – «Mei, i hab so viel g'bet!»

Und am Nachmittag kamen sie. Sie wollten mein «Wunder» selbst in Augenschein nehmen, und es waren die schönsten Geschenke, die ich je bekam: Blumen und Erdbeeren aus den Gärten (denn es war Anfang Juni), Persil und Wegwerfwindeln, und für den Vater eine Salami («Damit er a Kraft kriegt für den

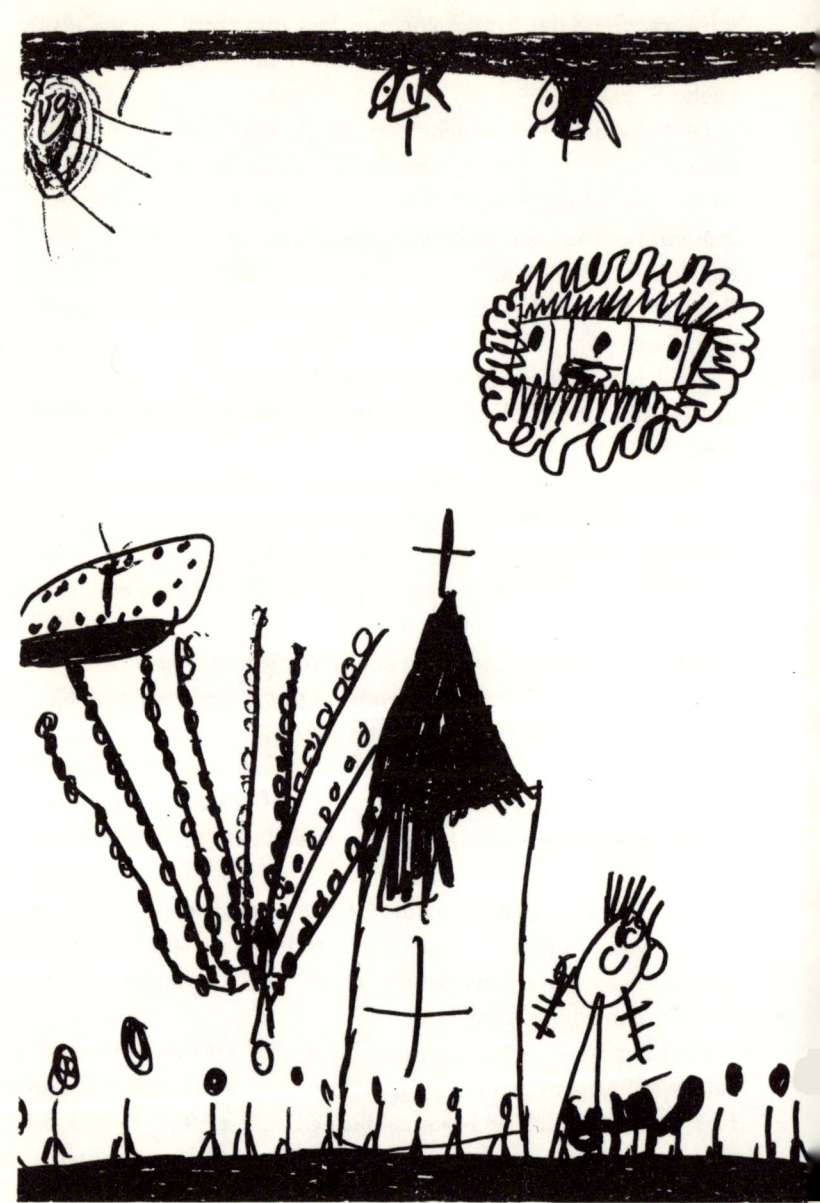

nächsten Buam!»). Aber das größte Geschenk war, wenn sie mich in den Arm nahmen und ungeschickt fest an sich drückten: «Mei, freut mich das, und Gottes Segen!»

Aber dann wird auch geschaut, ob ich die Taxi nicht vernachlässige, denn sie gehört dazu, zu uns, zum Dorf, zu Gott, denn er hat ja gewollt, daß sie so ist.

Und ganz eigene Informationen und Gedanken gewann eine alte Bäuerin im Gespräch mit meinem Mann, der mit Daxi im Kinderwagen etwas holte.

«Mei, das liebe Kinderl. – Ist das eigentlich ein Rauschkind?» fragte sie hoch und schnell.

«Nein, das entsteht gleich nach der Zeugung. Die Chromosomen teilen sich falsch, gleich...»

Aber sie ließ ihn gar nicht ausreden.

«Mei, oh, mei, Chromosomen! – Chromosomen? Ja, was ist denn des nachher für ein Rausch?»

Oft fahren wir auch heute noch ins Dachauer Hinterland. Dann sitzen wir in den alten Gasthöfen, und in Gedanken sehe ich Britta, wie sie hier auf den Holzbänken herumturnte, und Daxi wackelte unsicher hinter ihr her – und Tränen steigen mir in die Augen.

Viele Gäste kennen wir nicht mehr, aber manchmal kommt jemand an den Tisch: «Ja mei, Sie sind's! Und was macht die Taxi?»

Aber jetzt sind mir die Gedanken schon wieder davongelaufen.

Deine Schwester Britta

Meine zweite Tochter, Britta, wurde unter dem Sternzeichen des Zwillings im Jahre 1967 geboren. Sie kam fast drei Wochen zu spät auf die Welt (nach der dritten Einleitung), wog darum neun Pfund und verwirrte die Säuglingsstation damit, daß sie schon am ersten Tag ihres Lebens ihren Kopf hin- und herdrehte und interessiert allen Ärzten und Schwestern «nachschaute».

Sie war von Anfang an ein kleiner fertiger Mensch, wie ich ihn mir neun Monate lang, das heißt natürlich neun Monate und drei Wochen lang, gewünscht hatte. Wäre Britta anders geworden, als sie ist: Mein kleines Kartenhaus vom Traum einer glücklichen Familie wäre endgültig zusammengebrochen. Sie hat in mein Kartenhaus Betonpfeiler eingezogen!

Ich wußte, daß es schwer sein würde, etwas über sie zu schreiben. Seite um Seite habe ich gefüllt und wieder durchgestrichen, ich habe Sätze formuliert und wieder verworfen: So schwer ist es, Britta zu danken. Denn ein Dank muß es sein, für ihr «So-Sein» und nicht anders.

Als sie noch kleiner war, haben wir zwei oft nach dem Mittagessen am Tisch gesessen, und wenn es die Zeit erlaubte und eine behagliche Stimmung herrschte, so habe ich ihr erzählt, wie sie als Baby war, wie sie aussah, was sie alles gemacht hat – und atemlos hat sie mir zugehört, und nichts war ihr in diesem Moment wichtiger, als von ihrer Identität zu erfahren. Wieder und wieder mußte ich bestimmte Situationen schildern, und ich glaube, sie waren so wichtig für sie, weil sie ihren Stellenwert einschätzen wollte, den Platz, den ich ihr in meinem Leben zugewiesen hatte.

Als ich sie das erste Mal in meinem Arm hielt, mit ihrem runden Köpfchen, den Biberhaaren, den schon offenen, dunkelblauen, großen Augen, war ich von einem Stolz erfüllt, als hätte ich als erste Frau auf dieser Welt so eine Leistung vollbracht. Ein unwahrscheinliches Glücksgefühl hatte von mir Besitz ergriffen, tief atmete ich, um all die Seligkeit in mich hineinzutrinken, und wenn ich meine Augen schloß, so schwammen meine Wimpern in einem Kranz von Tränen. Und mit jener fast untrüglichen Sicherheit, die ich zuweilen habe, wußte ich, daß ich ein Kind im Arm hatte, wie ich es mir erträumt, erwünscht, erbeten hatte.

Und wie schwer hatte ich es mir gemacht, ein zweites Kind zu wollen.

Aber immer war da die furchtbare Angst gewesen, das zweite Kind könnte auch krank sein. Und dann stellten sich mir noch zwei Sätze in den Weg, an denen ich nicht vorbeikonnte, ja, an denen ich schließlich sogar Halt suchte, um meine Unsicherheit erklärlich zu machen.

Der erste Satz war der Rat, wegen Dagmar so bald wie möglich ein «neues Kind» zu bekommen; es sollte Dagmar in der Entwicklung mitziehen und fördern. Aber dieser Gedanke erschien mir sofort barbarisch. Von der Natur mit lebhafter Vorstellungskraft ausgestattet, sah ich ein Kind eine Last ziehen und schleppen, der es nicht gewachsen sein konnte. Heute weiß ich, dieses spontane Verneinen der Zweckmäßigkeit meines zweiten Kindes war richtig. Das Schicksal der Zweckmäßigkeit kann einen Menschen zerbrechen.

Der andere Satz war kurz und knapp: Ein gesundes Kind hat Anspruch auf eine gesunde Umgebung!

Damals hatte ich diesem Satz wenig entgegenzusetzen. Heute weiß ich es besser. Ich habe gesehen, daß viele Kinder sich in einer sogenannten «gesunden Umgebung» neurotisch, tieftraurig, unsicher entwickelt haben. Viele Argumente hätte ich heute. Damals hatte ich sie nicht. Ich wußte nur, daß ich Dagmar liebte und mich nicht von ihr trennen wollte.

Wie ein böser Fluch umkreisten mich die beiden Sätze, aber plötzlich hatte ich eine Blaue Blume in Händen: Den ersten Satz, den «guten Rat», entkräftete ich durch mein Versprechen, dich, mein Kind (ich war noch nicht einmal schwanger), nie mit deiner Schwester zu «behängen», und den zweiten, den «pädagogischen Imperativ», durch die Gewißheit, daß es «nur» eines besonderen Menschen bedürfe, um mit der Hypothek einer «besonderen Familie» wachsen und gedeihen zu können.

Die «Verhütungspille» unserer Generation hieß «Knaus-Ogino». Viele glückliche Muß-Ehen sind auf die Zuverlässigkeit dieser Methode zurückzuführen.

So bastelten wir fromm, die fruchtbaren Tage nutzend, und voller Verzweiflung merkte ich alle vier Wochen, daß überhaupt noch nichts im Anmarsch war. Meine Erwartung verebbte im Laufe eines Jahres, ich stellte meine Überlegungen und Vorbereitungen ein und nahm es schließlich als Wink des Schicksals. Ich wollte nun kein Kind mehr, ich war siebenundzwanzig Jahre alt, Dagmar wog schon schwer und lief immer noch nicht – es gab eine Menge Gründe. Enttäuscht und traurig waren wir schon, und so geschah es, daß wir uns in unserer Trauer im ehelichen Bett zu nahe kamen – natürlich nur an den unfruchtbaren Tagen. Aber auf Knaus-Ogino ist Verlaß: Ich wurde sofort schwanger.

Dank der Tatsache, daß wir praktisch nur einen Monat lang die Vorfreude auf ein Baby aufgegeben hatten, waren wir rundum glücklich. Aber gleich danach meldete sich wieder die verdrängte furchtbare Angst vor einem zweiten behinderten Kind. Wie auch mein Verstand sich wehren mochte, mein Körper war unbeeinflußbar: fürchterliche Übelkeit, Brechkrämpfe waren das Fazit. Einweisung in die Klinik und künstliche Ernährung folgten. Im Krankenhaus schloß ich dann Frieden mit meinem Körper. Nach einer Woche hatte ich eine solche Aversion gegen die Infusionsnadeln entwickelt, daß ich energisch nach Essen verlangte. Vor meinem Arzt und den versammelten Schwestern aß ich einen riesigen Teller leer – und brach nicht. Zwei, drei Tage wollte man mich noch auf Schonkost setzen, aber zwischendrin schlüpfte ich zum Kiosk und stopfte mich mit riesigen Mengen Obst und Schokolade voll, die einen normalen Menschen an den Rand einer Kolik gebracht hätten. Aber mir bekam alles hervorragend.

Wieder zu Hause, zog dann behagliche Zufriedenheit ein. Still und sanft reihten sich die Tage aneinander, und jeden Nachmittag streckte ich mich auf der Couch aus, legte meine Arme um meinen Bauch, und dann sprach ich mit diesem kleinen werdenden Menschen, ich wiederholte mein Versprechen, und ich bat Gott, mir ein Kind zu schenken, das stark und ungebrochen durch seine Kindheit und Jugend gehen könne. Aber ich mag es gar nicht aufschreiben, zu abergläubisch bin ich, daß die Blaue Blume ihren Zauber verliert.

Am 19. Dezember wurde Dagmar drei Jahre alt. Ich zündete drei Kerzlein an, ich war plötzlich ganz verzweifelt. Dagmar konnte immer noch nicht stehen, und alles schien mir grau und schwarz. Weinend lief ich den ganzen Morgen durch die Gegend, ungerecht und böse war ich zu Dagmar, und mittags warf ich mich auf die Couch und versuchte, meinen Gedanken und Erinnerungen zu entfliehen. Und das erste Mal «sprach» dieses kleine Wesen zu mir. Zaghaft stieß es gegen meine Bauchdecke, wieder und wieder, und ich hielt den Atem an. Vorsichtig legte ich meine Hand auf die Stelle, Schmerz und Verzweiflung flossen von mir ab. Ich weiß, man kann es medizinisch erklären: Die Mutter war erregt, das Kind war erregt, die Mutter hypersensibel. Aber man kann es auch als ein Wunder sehen: Ich wußte nun, alles wird gut. Meine Tränen der Verzweiflung wurden zu Tränen der Erleichterung, sie haben zwar die gleiche chemische Zusammensetzung, aber ich schwöre Ihnen: Sie schmecken anders.

Ich weiß nicht, wie du später mit Dagmars Behinderung fertig geworden bist, aber während deiner Kindheit war sie keine

Hypothek. Und es war nicht mein umsichtiges Walten. Es war eine Menge Glück – und euer beider Persönlichkeit.

Von Anfang an hast du in Dagmar das liebenswerteste Familienmitglied deines Clans gesehen. Und während du uns mit kritischen dunkelblauen Augen betrachtetest und einem Freund von uns die Aussage entlocktest: Die geht zum Lachen aber erst in den Keller!, zerbarst dein Gesicht vor Fröhlichkeit, wenn Dagmar zu deinem Bettchen robbte, sich mühsam hochzog und dich streichelte.

Und während du schliefst, saß Dagmar stundenlang vor deiner Tür, wartete auf dein Erwachen, auf einen Ton von dir, und wenn wir vorbeigingen, legte sie einen Finger an die Lippen und sagte: «Pscht! Bebe schläft!»

Als du ungefähr ein Jahr alt warst (dein erstes Wort war natürlich Daxi) und Dagi viereinhalb, da tobtet ihr glucksend im Laufstall herum, und wenn ich froh ins Zimmer kam, um an eurer Freude teilzunehmen, wurdet ihr still und wartetet, bis ich das Zimmer wieder verließ oder mich in einen Sessel setzte und mich nicht um euch «kümmerte».

Als du vor kurzem für deinen Bio-Leistungskurs lerntest und ich wieder mal auf deine Liebe zu Dagmar zu sprechen kam (denn du hörst mir immer noch gern zu, wenn ich von dieser Zeit erzähle), sagtest du ganz spontan: «Vielleicht wurde ich von ihr geprägt!» Wieder einmal hattest du Dagmar intuitiv verstanden. Dagmar hatte immer Zeit für dich, sie war immer fröhlich und glücklich in deiner Nähe, sie lief dir nie weg, sie nahm dir nichts weg. Sie liebte dich!

Deine Entwicklung war atemberaubend, vor allen Dingen für mich. Wie ein Wunder erschienen mir deine Fortschritte. Als ich dich zum Greifen animieren wollte, mußte ich feststellen, daß du schon die nächste «Stufe» erreicht hattest: Du griffst nach dem Klötzchen und warfst es sofort aus dem Bett (und Dagmar hob es auf und brachte es dir wieder). Glücklich trug ich «deine Daten» in ein Buch ein. Mit neun Monaten konntest du stehen, und deine Beine bogen sich rund wie ein Reifen. Die Therapie dagegen hieß:

Raus aus dem Laufstall – Britta darf noch nicht stehen. Das war ein Freibrief, denn nun zogt ihr wie ein Vernichtungstrupp durch die Wohnung, du wie ein kleiner Dackel auf den Knien, Dagmar im Schneidersitz hinter dir her. Ihr ward nun in einem Stadium angekommen, daß ich glaubte, Zwillinge zu haben. Tausend Hände hätte ich gebraucht, nur zwei hatte ich – und viele Tränen, denn ich war ständig erschöpft.

Alles machtest du anders als in Büchern beschrieben. Stand da der rührende Satz: «Und in diesem Alter beginnt unser Kind mit seinen ersten Gehübungen. Zaghaft wird es von Mama zu Papa tapsen, sich stolz in die auffangbereiten Arme werfen», so war dein Weg ganz anders: Du machtest nie Gehübungen, ich animierte dich ja auch nicht, wegen der runden Beine.

So saß ich eines Tages im Sessel und las Zeitung – und plötzlich gingst du an mir vorbei, mit einem Ball in den Armen. Du gingst auch nicht in meine Richtung, sondern zur Balkontür, und dort ließest du dich ganz selbstverständlich auf den Po fallen. Du hattest nie geübt, und du warst auch nicht stolz. Du konntest eben einfach laufen. So hast du stets in deinem Leben gehandelt. Im nachhinein ist alles so logisch.

Zurück blieb Dagmar – verzweifelt und verstört. Ihr Baby konnte ihr weglaufen. Eine furchtbare Zeit begann für sie. Ihre ersten wackligen Schritte waren nicht dasselbe, das spürte sie. Zwar kamst du immer gleich zu ihr zurück – aber oft saß sie zusammengesunken und unglücklich am Boden. Sie robbte dir auch nicht mehr nach – ihre Heiterkeit und Fröhlichkeit waren dahin.

Kurz danach wurde sie wieder schwer krank: Es war ihre dritte Lungenentzündung, und sie mußte ins Krankenhaus. Nur einmal in der Woche durften wir sie besuchen. Zum ersten Mal in unserem Leben waren wir zwei allein, und Dagmar fehlte uns sehr. Oft liefst du zu Dagmars Bett und suchtest unter den Kissen nach irgend etwas, oft wolltest du in ihrem Bett schlafen. Es war die letzte Zeit in deinem Leben, daß du die «Jüngere» warst, denn als Dagmar schwach und verstört aus dem Krankenhaus kam, fand für euch beide der Rollenwechsel statt. Ab diesem Moment warst du ihre «große Schwester» – noch nicht einmal zwei Jahre alt.

Ich wollte dir diese «Verpflichtung» abnehmen, dieses Wissen verhindern, aber dann merkte ich, daß ein weiterer Wunsch von mir – dessen Erfüllung ich mir allerdings ganz anders gedacht hatte – Wirklichkeit wurde: Unbeeinflußbar tatst und tust du, was du für richtig hältst. Obwohl du noch nicht viel sprechen konntest (ich war eine stille Mutter geworden, sprachlos fast, und dabei hättest du doch ein Recht gehabt auf meine Sprache, aber sie war mir irgendwo abhanden gekommen, ich hatte sie verloren; und um es nicht merken zu müssen, sangen wir viel), wurdest du nun Dagmars Dolmetscher. Wenn Dagmar verzweifelt weinte, konntest nur du mir sagen, warum. Und manchmal rufe ich dich noch heute an, wo immer du bist, und Dagmar schluchzt ihren Schmerz ins Telefon, und du erklärst deinen begriffsstutzigen Eltern die Sachlage.

Trotz des Rollenwechsels: Die Liebe zwischen euch war geblieben. Öfters gingst du nun zu einer Freundin spielen; ich ließ Dagmar nicht mitgehen. Es war mein Versprechen an dich, von dem du nichts wußtest. Am Anfang mußte ich mir viel einfallen lassen, damit du allein gingst – im nachhinein weiß ich, daß dieser Weg der richtige war.

Auch alles andere machtest du auf deine ganz spezielle Art. Vor allem fragtest du nie: «WARUM?» – dieses Wunderwort, mit dem andere Kinder sich all ihr Wissen holen, gehörte nicht zu deinem Sprachschatz. Als ich dich dazu animieren wollte und fragte: «Warum ist diese Kochplatte heiß?» – sahst du mich mit einem unvergleichlichen Blick an und erwidertest knapp: «Du hast sie gerade angedreht.» Und daraufhin unterließ ich ähnliche Versuche. Als du älter warst, fragte ich dich nach dem Grund. Deine Antwort war entwaffnend: «Ich überlege mir etwas. Manchmal stimmt es, manchmal nicht. Dann muß ich neu überlegen.» – «Und warum fragst du nicht?» – «Es ist doch viel schöner, sich etwas auszudenken.»

Dagmar rutschte immer tiefer in eine schwierige Situation. Sie hatte mittlerweile jeden Versuch aufgegeben, dir zu folgen. Und ich, in meiner Liebe zu euch beiden, lebte in seltsamer Zerrissenheit: in unendlichem Stolz auf dich – und wenn ich mich in diese Wolke von Glückseligkeit stürzen wollte, hielt mich eine dumpfe, schmerzende Trauer um Dagmars Begreifen ihrer Grenzen zurück.

Weißt du noch, wie verzweifelt sich Dagmar auf den Boden warf, als sie zum ersten Mal ihre Stimme vom Kassettenrecorder hörte? Wie ihr bewußt wurde, daß sie nie sprechen würde wie wir? Sie weinte und rief fassungslos: «Bin nicht ich – bin nicht ich!» Es war zum zweiten Mal (nach dem Laufen), daß sie merkte, daß sie anders war, anders als du – und in mir riß wieder eine Saite. In diesen Momenten habe ich unvorstellbar gelitten, ganze Welten, die ich mir nach und nach aufgebaut hatte, sind in Sekundenschnelle wieder zusammengestürzt. Die lustigen Lieder, Gedichte und Unterhaltungen, die wir für Omi in Hamburg zusammengestellt und aufgenommen hatten, gingen unter in Tränen und Dunkelheit.

Und wie mag dir zumute gewesen sein, als du merktest, wie zerstört ich war. Ich – die ich dich vor Dagmars «Hypothek» hatte schützen wollen und vergessen hatte, daß ich selber in meiner Verletzlichkeit unberechenbar war.

Heiß wird es mir, wenn ich an den Moment denke, als du von mir erfuhrst, daß Dagmar behindert ist. Ich hab ihn so verdrängt, daß ich nicht einmal mehr weiß, wie alt du warst.

Auf alle Fälle gingst du schon in die Schule, und ich dachte, du weißt es längst. Es war ein Herbsttag, und draußen wartete eine andere Mutter im Auto, um dich zur Schule mitzunehmen. Wir waren in Hetze, ich packte dein Pausenbrot ein, die Sonne schien schräg ins Dielenfenster, und da standst du mit einem Mützchen auf dem Kopf und zogst deine Jacke an.

«Was sagt denn die Claudia, daß deine Schwester behindert ist?» fragte ich fast beiläufig und knickte die Plastiktüte.

Dein Arm blieb in der Jacke stecken.

«Dagmar ist doch nicht behindert.»

Deine Augen sind groß, irritiert. Ein dicker Kloß verklebt meinen Hals.

«Du mußt doch wissen, daß Dagmar geistig behindert ist!» fahre ich dich fast unwirsch an. Oh, Gott, Kind, so habe ich es dir nie sagen wollen. Gerade du hättest ein Recht darauf gehabt, vorsichtig auf diesen Weg geschoben zu werden. Ich sehe in dein Gesicht. Es zerfällt in kleine Mosaiksteinchen. Ich rase zur Tür und rufe Frau L. zu: «Britta kommt gleich!» – dann laufe ich zu dir zurück, nehme dich in den Arm.

«Wieso hast du es nicht gewußt?»

«Sie hat doch nur einen Herzfehler.»

«Nein, sie ist geistig behindert!»

«Ich habe es nicht gewußt.»

Mit meiner fast panischen Angst, andere Menschen zu stören, waren mir Frau L. und die Schule in diesem Moment wichtiger, das kann ich mir bis heute nicht verzeihen. So schob ich dich mit deinem aufgelösten Gesicht zur Tür hinaus, und dann haßte ich mich und brach weinend zusammen: «Das hat sie nicht verdient. So nicht – so nicht.» Verstört lief ich den ganzen Nachmittag herum, dann holte ich dich von der Schule ab, dein Gesicht war wie immer: fröhlich, gelassen, heiter. Lieber Gott, für was belohnst du mich so sehr!

Danach erzählte ich dir viel von Dagmars Krankheitsbild, und sicher bezog ich eine Menge der Eigenschaften von Dagmar ein, die du liebgewonnen hattest. Du wirktest ganz ruhig, fast unbeteiligt. Als Dagmar sich zu uns setzte, hörte ich auf zu reden, ich merkte, wie du sie beobachtetest. Aber du sahst nur das dir schon seit Jahren vertraute und liebgewordene Gesicht. Was mag in dir vorgegangen sein? Weißt du es? Du warst ein paar Tage anders – ruhiger! Ob diesen Wissen dich verändert hat: Ich werde es nie erfahren, vielleicht du auch nicht, vielleicht hast du es tief in dir vergraben.

Viele Momente sind mir in Erinnerung geblieben, die mir gezeigt haben, was für ein reifer, besonderer Mensch du bist. Manchmal wollte ich dich «ausloten», in dich hineinsehen. Dann stellte ich dir zum Beispiel die Frage: «Hätte ich Dagmar in ein Heim geben sollen, wäre das besser gewesen für uns?» – Du warst gerade sehr wütend auf Dagmar, und du wolltest schon spontan den Mund öffnen. Aber dann schmiertest du dein Butterbrot in der Küche weiter, ich stand ziemlich atemlos hinter dir, und schließlich sagtest du: «Nein, dann wärst du nicht so, wie du bist», und nach kurzem Zögern fügtest du den Satz hinzu, an den ich oft denke und der mir so oft geholfen hat: «Jetzt weiß ich halt, wenn mir morgen etwas passiert, behältst du mich auch. Das ist ein gutes Gefühl.» Und dann hast du in das Butterbrot gebissen und bist ins Wohnzimmer marschiert, um heftig mit Dagmar weiterzustreiten.

Und als ich dich ein andermal fragte, ob du unter deiner Schwester leidest, sagtest du nur kurz: «Warum denn, ich könnte doch Dagmar sein. Das wäre viel schlimmer für mich.»

Mein «großes Versprechen» habe ich gehalten. Deinen Freundinnen habe ich Dagmar stets nur vorgestellt, dann mußte ich sie aus dem Zimmer locken. Das war sehr schwer, und noch schwerer war es natürlich, die enttäuschte Dagmar dann zu beschäftigen. Und wenn ich konnte, schlüpfte ich schnell zu dir und deinen Freundinnen ins Zimmer oder in den Garten und plauderte beiläufig über Dagmar, über das, was sie alles nicht könne und vor allen Dingen über das, was ihr mitgegeben worden war: ihr Gefühl für Menschen, Situationen. Angstvoll beobachtete ich die Mädchen. Es ging mir nicht um Dagmar, ich wollte nicht, daß du verletzt würdest. Aber all deine Freundinnen waren zauberhaft. Vielleicht hattest du deine Wahl schon vorher getroffen.

Und voller Angst wartete ich auch auf die ersten Verehrer. Aber hier (auch hier) traf mich ein unerwartetes Glück. Britta verliebte sich mit elf in den damals dreizehnjährigen Markus – und diese Liebe dauerte viele Jahre lang. Hat sie zunächst in ihm den großen Bruder gefunden, den sie vielleicht stets vermißt hatte? Wie auch immer – als Markus vierzehn Jahre alt war, kam er das erste Mal zu uns ins Haus. Britta hatte ihren zwölften Geburtstag (siehe Zeichnung S. 66) und nur den einen Wunsch: mit ihrem Markus ins Kino zu gehen. Ich holte beide von der Schule ab, zu Hause saß Dagmar – herausgeputzt, eingecremt und frisch gekämmt –, und ich zitterte bei dem Gedanken, was dieser Bub sagen oder denken würde, ob er jemals wiederkommen würde, ob Britta danach Dagmar ablehnen würde und ob sie überhaupt dann jemals noch wen mit nach Hause bringen würde. All diese «würde» machten mich fast krank. Mein Herz schlug laut, ich war aufgeregt.

Ich stellte Dagmar vor. Sie war nun fünfzehn Jahre alt, und an ihren runden Knopfaugen erkannte ich sofort, daß sie mit ihrem unergründlichen und unbeeinflußbaren Instinkt mit voller Kraft voraus auf Markus lossteuerte.

Es war ein heißer Tag, wir hatten die Markise über die Terrasse gezogen, und Dagmar und Markus setzten sich an den Terrassentisch, während Britta hinauflief, um sich «schönzumachen». Ich ging in die Küche und füllte das Tablett mit Eis, Limo und Geburtstagskuchen, und als ich auf die Terrasse treten wollte, sah ich durch den Vorhang einen Alptraum: Dagmar war auf den Schoß von Markus geklettert und wollte ihn unbedingt küssen. Ich hatte das Gefühl, daß mir die Beine versagten, ich war nicht fähig weiterzugehen.

Aber Markus reagierte großartig. In dieser Situation, die selbst die meisten Erwachsenen überfordert hätte, reagierte er souverän. Noch heute sehe ich, wie er Dagmars Hände packte und dann sagte:

«Also weißt du, das geht nicht. Deine Schwester ist derart eifersüchtig, da haben wir zwei dann richtige Hundstage. Geh bloß von meinem Schoß runter, die kommt gleich, und dann ist sie stocksauer.»

Das war der Ton, den Dagmar verstand, und folgsam kletterte sie von seinem Schoß. Es ist erstaunlich, wie ein Junge in der Pubertät diese Situation mit einer solchen Contenance meistern konnte – und er mußte Dagmar nicht einmal verletzen. Ich hätte ihn in meine Arme nehmen mögen und ihm danken wollen. Trotzdem war ich überzeugt, daß er nie wiederkommen würde. Aber er ist wiedergekommen, und wir haben nie von jenem ersten Tag gesprochen; erst nach Jahren erzählte ich es wem in seiner Gegenwart. Und es spricht für ihn: Er kann sich kaum daran erinnern.

Und wie hast du selbst deine Schwester gesehen? Im Bio-Leistungskurs im letzten Schuljahr wird auch über Chromosomen geredet, zwangsläufig muß über Anomalien gesprochen werden, du weißt es. Da kommen schon die Worte: Trisomie, Morbus-Down-Syndrom; Merkmale: Idiotie, große Zunge, Schwachsinn, schwerste Intelligenzdefekte.

«Nein», sagst du und stehst auf, «das stimmt nicht!»

Die junge Lehrerin, die keine Ahnung von deiner Schwester hat, ist erschrocken. Sie hat die Worte aus ihrem Lehrbuch vorgelesen, es sind exakt die Worte, die das beschreiben, was jeder bei dem Wort «mongoloid» denkt. Aber du weißt mehr, und du siehst Dagmar vor dir, die Schwester, mit der du seit deiner Geburt zusammen bist.

Was nun folgt, habe ich nicht miterlebt, ich weiß es nur von dir und deiner Freundin. Es ist ein Plädoyer für deine Schwester. Atemlos sprichst du von ihrer Lebensfreude, von ihrem tiefen, unerschütterlichen Wissen um das Gute und das Böse, um das, was verletzt und was besänftigt. Die Gabe der Schwester, Freude zu bereiten, zu trösten und zu lieben.

«Und wenn Sie das als Schwachsinn bezeichnen, dann sollten alle schwachsinnig sein.»

Damit hast du vollendet, wo ich resignierte: Jahrelang wurde ich in jedem Wohn- oder Wartezimmer wie magisch von den ledergebundenen Rücken der Lexika angezogen. Zwanghaft griff

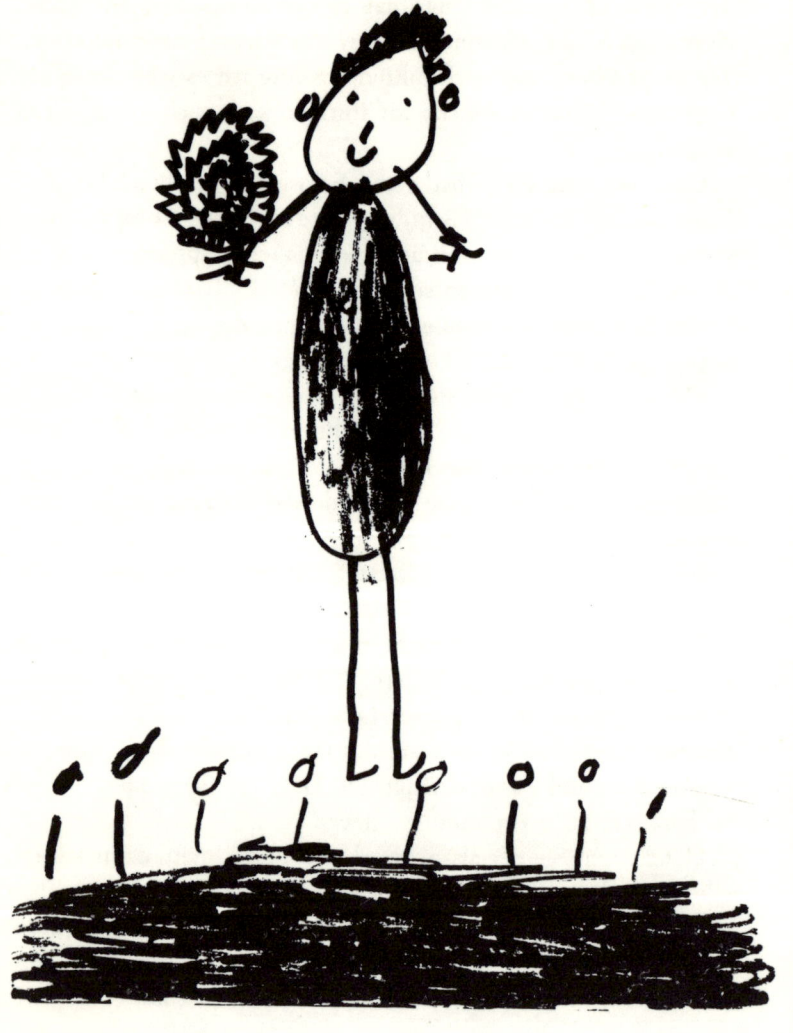

ich nach dem Band mit dem Buchstaben «M», die Welt, die Hausfrau, die hinter mir stand, der Drink in meiner Hand, alles verschwand im Nebel. Und wenn ich das Wort «Mongolismus» gefunden hatte, verschwammen vor meinen Augen die Bezeichnung Schwachsinn und das furchtbare Wort Idiotie. Und jedesmal starb etwas in mir. Du hast diese Bücher für immer für mich «zugeklappt», der Buchstabe «M» hat wieder seine normale Bedeutung bekommen.

Mutters Chaos und Dagis Fluchtwege

Als die Erziehung meiner Kinder auf ihrem anstrengendsten Punkt angekommen war – Dagmar war viereinhalb Jahre, Britta ein Jahr alt –, trat ein, was alle schon längst erwartet hatten: Ich ließ die Flügel hängen.

Ich wollte nur noch raus, weg, schlafen, wollte lesen, allein sein, das Klatschen von Wellen gegen einen Felsen hören, vor Langeweile lange Briefe schreiben, Gedanken gen Himmel schicken, Sand durch meine Finger gleiten lassen. Mir gehören, und nur mir.

Aber anstatt die Signale zu beachten, ein bis zwei Wochen zu «flüchten» und – mit mir im reinen – wieder zurückzukommen, schuf ich in meiner total «verbrauchten» Situation ein Ferienprogramm, das mit der Fülle seiner brisanten Bestandteile als «Survival- und Streß-Training» Anerkennung gefunden hätte.

Auch mein Mann, der es liebt, die Grenzen seiner Belastbarkeit zu testen, wollte sich anschließen, was wiederum hieß, daß wir Dagmar mitnehmen mußten (denn Omi war mit der gerade einjährigen Britta voll ausgelastet). Und Dagmar konnte weder laufen, noch war sie sauber. Und ihren Herzfehler leugneten wir alle unter den Tisch.

Spätestens hier sagt jeder einigermaßen mit Ratio ausgestattete Mensch: «Schluß! Alles umorganisieren. Diese Mutter ist doch jetzt schon fix und fertig!» Aber das Wort «Ratio» konnte ich noch nie leiden. Die Buchstabenfolge ist häßlich, und es hört so unfertig auf.

Ich hingegen liebe es, Nägel mit Köpfen zu machen. So vollendete ich mein Chaos mit Grandezza: Sardinien – smaragdgrünes Wasser – Insel – Probleme mit der Fähre – Warteliste für die Rückfahrt – Handzettel für die Saisonerschließung des gemieteten Appartements am Meer (wir waren in dieser Saison die ersten) – altes Auto – wenig Geld.

Als ich diese Ingredienzen gut durchgeschüttelt hatte, erschien mir das Ergebnis chaotisch genug, ich verzichtete auf die Zugabe weiterer Explosionsstoffe, meine Mutter rang verzweifelt die Hände und bestärkte damit mein Gefühl, genau das Richtige entschieden zu haben.

Anfang Juni fuhren wir dann los. Der Kofferraum war gefüllt mit Wegwerfwindeln, Dosenmilch, Waschpulver, Kleinkind-Menüs, Decken, Gummibällen, Gummibooten, Arzneikästen, Sonnenschirmen und Sonnenschirmchen.

Dagmar thronte mit blitzblanken Augen zwischen Kühltasche und Nachttopf auf dem Rücksitz und klatschte sich freudestrahlend auf die Oberschenkel. So fuhren wir in einen lichten blauen Frühsommermorgen hinein.

Kurz nach unserer Auffahrt auf die alte Olympiastraße nach Garmisch sank Dagmar in tiefen Schlaf. An der italienischen Grenze erwachte sie, in Sterzing machten wir halt, wir aßen Nudeln und Spaghetti, und nachdem Dagmar noch ihren Apfelsaft getrunken hatte, sagte sie satt und zufrieden: «So! Bebi – Gi-ela!» Mit Bebi meinte sie ihr Baby Britta, und Gi-ela stand für Gisela, ihre Spielgefährtin aus dem Haus, und Bebi/Gi-ela standen außerdem für «Daheimsein, Gemütlichkeit, Geborgenheit».

«Oh, nein!» jubelte ich (noch), «wir fahren ans Meer. Wir fahren mit einem Schiff.» Und Dagi, die mich zwar noch nicht verstehen konnte, aber an meinem Tonfall erkannte, daß hier noch nicht das Ende der Reise war, erwiderte weinend: «Bebi – Gi-ela!»

Aber kurz nach Sterzing schlief sie wieder ein. Wir fuhren durch die glühendheiße Poebene. Hohe Wasserfontänen stiegen in den Himmel, um dann in Kaskaden auf Felder und Obstplantagen herunterzufallen. Nur teilweise ging unser Weg über neue Stücke der Autobahn, dann fuhren wir wieder durch Orte, Plantagen, Felder. Ich zerriß unsere Italien-Straßenkarte und klebte sie als Hitzeschutz auf die Innenseiten der Fenster – und sosehr ich die Fahrt genoß, immer wenn ich mich umdrehte und das kleine, schlafende Bündelchen sah, wäre ich am liebsten umgekehrt, denn ich spürte förmlich, wie ich in eine meiner hausgemachten Turbulenzen hineinrutschte.

Oh, und dann erst Genua. Schon aus der Ferne sahen wir diese heiße, schmutzige Wolke, die über der Stadt lag. Immer schneller fuhren wir auf sie zu, und dann schluckte sie uns. Ab diesem Moment wäre ich am liebsten in einen gnädigen Schlaf gefallen, um erst wieder an den smaragdgrünen Gestaden Sardiniens zu erwachen. Aber im Leben wird einem nichts geschenkt: die lange Suche nach dem Hafen, nach dem Pier, das Herumrangieren und Fragen, und Dagmar, meine kleine, verzweifelte Dagmar, die immer wiederholte: «Bebi – Gi-ela!», denn mehr konnte sie nicht sagen, und sie hoffte doch so sehr, daß wir sie endlich verstehen würden.

Schließlich durften wir das Auto mit unserem Nachtgepäck verlassen, mein Mann trug Dagmar und einen Koffer, ich nahm den anderen Koffer, meine Tasche und den Nachttopf, und ab jetzt laufen meine Gedanken ganz schnell: schmale, gewundene, niedrige Gänge, die uns in die Hitze des Schiffsleibes führten, meine Kabine, in der zwei dicke, schwitzende Frauen standen, die mir mit schriller deutscher Stimme erklärten, daß ich mit Dagmar im obersten Bett zu schlafen hätte. Und da brach endlich mein atavistischer Fluchttrieb durch. Ich packte Dagmar, die mein Mann auf den Boden gestellt hatte, um seine Kabine zu suchen, und ich packte den Nachttopf und hetzte durch die Gänge zurück, vorbei drängelte ich an anderen entnervten Menschen – wo war der Himmel, wo waren Licht und Luft. Und Dagmar wurde immer ruhiger. Endlich tat ich das, was sie schon lange wollte. Doch leider lief ich nicht bis München, ich machte auf Deck halt, und plötzlich war ich eingekeilt in einer kleinen Enklave von Menschen, die auch beschlossen hatten, diese Nacht auf Deck zu verbringen. Hunderte von Augenpaaren waren auf uns gerichtet, und scheppernd fiel Dagmars Nachttopf auf die Planken.

Gott segne die Italiener und ihre Kinderliebe. Dagmar und ich, wir wurden in diesen Kreis aufgenommen. Aber wie hilflos muß ich auch ausgesehen haben, mit meinem gehetzten Blick, mit meinem weinenden Kind, ohne Tasche, aber mit einem Nachtgeschirr. Der Nachttopf war es wohl auch ein wenig gewesen, der mir geholfen hatte. Einmal heruntergefallen, mußte er ja aufgehoben werden, einmal geholfen, ist gleich zweimal geholfen. Und in der Zeit, da mein Mann mich mit Koffern und Taschen suchte und schließlich auch fand, saß ich in einem tiefen Stuhl, Dagmar lag auf meinem Bauch, und ich tröstete uns beide; und während Dagmar einschlief, glitt ich – als sollte ich für all meinen Mut und meine wilde Kraft belohnt werden, in Traumstunden meines Lebens.

Tief atmete ich durch, die Sterne waren am dunkelblauen Himmel so plötzlich erstrahlt, als hätte eine unsichtbare Hand sie angeknipst; um mich das warme Gemurmel der müden Stimmen, das Stampfen und sanfte Schaukeln des Schiffes, das Schlagen des Wassers gegen die Rumpfwand.

Die ganze Nacht lag ich wach. Zum ersten Mal seit Jahren wagte ich, an all die Probleme meines jungen Lebens zu denken . . . Hier konnte ich es tun, denn alles war so nichtig unter dieser riesigen Kuppel des Himmels, allgegenwärtig waren die Schöpfung und das Wunder der Natur, das Wissen um den ewigen Wandel, das Erwachen des Neuen aus dem Alten, das Ahnen der Zeit. Und wie viele Bitten waren schon seit undenklichen Zeiten in diesen Himmel geschickt worden, und wie kleine Signale irrten sie durch Zeit und Raum des Universums, längst gab es ihre Bittsteller nicht mehr – so wie die Sterne, die seit Millionen von Lichtjahren erloschen sind, und deren Licht noch immer zu uns unterwegs ist.

Als die Morgendämmerung kam, verlöschten die Sterne so jäh,

wie sie gekommen waren, ein blauer Schimmer webte sich über den Himmel, und dort, wo die aprikosenfarbenen Wolken sich emporschoben, wo die Sonne aufgehen würde, lag die Landmasse von Korsika. Kalt war dieser frühe Morgen plötzlich geworden, ich überprüfte den Sitz der Decken, in die Dagmar gewickelt war, aber wie ein kleines Öfchen strahlte sie Wärme ab – und plötzlich schlief ich ein, tief und fest.

Als ich ein, zwei Stunden später erwachte, strahlte die Sonne längst vom Himmel, mein Mann stand mit zwei großen Tassen Kaffee und Gebäck vor mir, und Dagmar thronte auf ihrem Töpfchen.

Voller Staunen erlebten wir einen Vormittag höchster Lebensfreude, aber es war auch ein ganz besonderer Vormittag. Es war der vierte oder fünfte Juni, und genau dieser Tag ist der Nationalfeiertag der Sarden – und wir fuhren auf einem Schiff nach Sardinien, und all die Italiener um uns herum waren Sarden. Instrumente spielten auf, die Männer formierten sich zum Tanz, rhythmisch stampften die Füße auf den Planken, Weinflaschen wurden herumgereicht... und wir gehörten dazu.

Ein bißchen schlechten Eindruck machte ich dann doch noch. Als ich gerade über die Reling sah, tauchte unter mir Dagmars Köpfchen auf. Sie war durch das Loch der Ankerkette gerobbt, und mit einem Schrei zog ich sie an den Beinen zurück, und vor lauter Erleichterung und Aufregung klatschte ich ihr eine volle Hand auf die Windelhose. Und Dagimi, die die ganze Welt nicht mehr verstand und immer nur «Bebi» und «Gi-ela» seufzte, hatte nun endlich einen Grund, lauthals zu weinen.

Ein entrüsteter Sarde entriß mir mein Kind, sein Blick warf mich in Schlünde der Dunkelheit, und er begab sich mit meinem Kind in die Mitte der tanzenden Männer. Immer schneller wurde der Tanz, und Dagmar begann zu jauchzen und zu jubeln.

Und fast zu schnell lag plötzlich unser Ziel vor uns: die Küste Sardiniens. Hektische Betriebsamkeit setzte nun ein, Decken und Utensilien wurden verstaut, Kinder weinten und lachten. Mein

Mann hatte Nachttopf und Koffer gepackt und verschwand nun auf der Suche nach unserem Auto. Stampfend näherten wir uns Porto Torres, türkisfarbenes Wasser schäumte am Heck des Schiffes auf, Leinen wurden an Land geworfen und um Poller geschlungen. Die Schiffsfahrt war zu Ende.

Ich reihte mich ein in den Strom der Menschen, langsam wurden wir in eine Richtung gedrängt, gingen Treppen hinunter, betraten Sardinien. Unsere kleine Gemeinschaft löste sich auf. Dagmar legte ihr Köpfchen an meine Schulter und flüsterte: «Bebi – Gi-ela!» Ich schüttelte unwirsch den Kopf, und ich glaube, das war der Moment, als Dagmar «beschloß», Fieber zu bekommen.

Als ich sie ins Auto setzte, war sie bereits glühend heiß, und ich verklebte alle hinteren Scheiben mit Landkarten, um sie vor der sengenden Glut der Sonne zu schützen, denn wir hatten ungefähr einhundertvierzig Kilometer Fahrt durch steiles, paßartiges Gelände an die Ostküste vor uns.

Irgendwann hielten wir, Dagmar schlief tief und fest und war ganz kühl.

Aber um es gleich vorwegzunehmen: Drei Tage später würden wir wieder auf dieser Straße fahren, zurück zum Hafen, zurück nach Hause, zu Baby und Gisela.

Denn das Merkwürdige war, daß Dagmar immer dann, wenn sie aus dem Schlaf erwachte, fieberfrei war, und sobald sie die fremde Umgebung, den ihr nicht erklärlichen «Lebenswechsel» bemerkte und in ihrer Ohnmacht nur mit zwei Worten ihre ganze Verzweiflung erklären konnte und wir auf diese Worte nicht reagierten – immer dann wurde sie wieder «krank». Ihr Fieber stieg bis auf vierzig Grad, blau lag sie in ihrem Bettchen, um sich dann merkwürdigerweise im Schlaf total zu regenerieren.

Aber endlich verstanden wir ihre Signale und reagierten entsprechend. Wir beschlossen, nach Hause zurückzukehren; auch der zweimal in Olbia aufgesuchte Arzt riet uns dazu. Dann fuhren wir von Olbia zu unserem Feriendorf. Ich hatte Dagmar in den Armen, ich schaukelte sie und versprach ihr, daß wir am nächsten

Morgen zurückfahren würden. Zu Baby und Gisela. «Bebi – Giela?», wiederholte sie noch einmal fragend und sah mich an. «Ja! Ganz bestimmt!» Und eines hatte Dagmar schon gelernt: daß sie sich voll auf uns verlassen konnte. Langsamer wurde ihr Atem, ruhig sah sie zum Fenster hinaus. Ein wenig ängstlich wurde sie noch einmal, als wir wieder vor unser Häuschen fuhren, aber erneut versprach ich ihr, daß sie schon am nächsten Abend ihr Baby sehen würde.

Lange noch saßen mein Mann und ich in der Nacht, alle unsere Pläne waren zerronnen. Über uns strahlten wieder die Sterne, und ich dachte an die Nacht auf dem Schiff, in der ich so glücklich gewesen war und in der ich glaubte begriffen zu haben, wie nichtig unsere Ängste und Probleme sind. Aber solange es Menschen gibt, so lange werden sie Ängste und Nöte in sich tragen.

Dann ging ich ins Haus und packte alles ein, ein wenig heulte ich schon, ich war genau an dem Punkt angelangt, wo man nicht weiß, war es das Schicksal oder der eigene Trotz –, was ja auch nur Auflehnung gegen das Schicksal ist – der einen in diese Situation gebracht hat. Und ich spürte, daß ich noch viel lernen mußte.

Ich setzte mich an Dagmars Bettchen.

«Wir werden das schon schaffen!» sagte ich, und ich meinte sowohl die Heimfahrt als auch meinen Lernprozeß, und ich streichelte ihre Wangen. Sie waren wieder ganz kühl.

Früh schlossen wir das Haus ab und verließen unsere kleine Idylle. Im Spülkasten der Toilette nisteten Vogeleltern, und ich hatte sie noch gebeten, sich zu beeilen, weil in zwei Wochen spätestens die nächsten Leute einziehen würden. Und die würden vielleicht Wasserbedarf haben.

Den Rest unserer dickköpfig-hoffnungsvoll eingekauften Lebensmittel legten wir dem Nachbarehepaar auf den Gartentisch. Sie waren außer uns die einzigen Bewohner des sonst noch völlig leeren Feriendorfs gewesen. Und wenigstens einmal liefen wir an den herrlichen Strand, von dem ich so geträumt hatte.

Und dann fuhren wir wieder in den Morgen hinein. Dagmar

war kaum aufgewacht, als ich sie vom Bettchen ins Auto getragen hatte, beschwörend hatte ich ihr wieder ins Ohr geflüstert: «Schlaf – wir fahren nach Hause, zu Britta!»

Und eigentlich ist sie bis München nicht mehr so recht aufgewacht. Ein wenig Wasser bekam sie, ein wenig Cola, das Fieber war verschwunden. Aber immer, wenn sie wach gewesen war, hatte sie sich aufgesetzt, hatte «Bebi – Gi-ela?» gefragt, hatte auf meine Antwort gewartet und sich dann beruhigt wieder zusammengerollt. Auf dem Schiff hatten wir eine Außenbord-Kabine, und in dieser Nacht fand auch ich Ruhe.

Wir fuhren durch bis nach Hause. Nachts um ein Uhr kamen wir an. Ich trug Dagmar durch den Regen zur Haustür, erstaunt sah sie sich um. «Ja, wir sind zu Hause!» bestätigte ich müde.

Voller Freude fiel sie dann Omi um den Hals, und auch das schlafende Baby wollte sie noch sehen. Heißhungrig verlangte sie einen Brei.

Und als sie am nächsten Morgen nach festem Schlaf erwachte? Ich glaube, alles war nur wie ein Traum für sie gewesen. Sie war nicht mehr krank, nicht erschöpft, und auch nicht erstaunt, daß sie da war. Sie war ganz einfach zu Hause bei Bebi und Gi-ela.

Mit diesen zwei Worten und dem Einsatz ihres Körpers hatte sie ihren Alptraum beendet und ihre Eltern zur Räson gebracht.

Kindergartentage

Fünf Jahre alt war Dagmar nun, und ein schlechtes Gewissen bezüglich ihrer Förderung begann in mir zu bohren und zu wachsen.

Auf der Habenseite meines Gewissens konnte ich zwar einiges aufführen, wie Liebe, immer wieder Liebe, «Förderung» durch Britta, ein- bis zweimal in der Woche Unterricht bei einer Logopädin (deren Adresse ich durch viele Bemühungen und die Termine durch viele Beziehungen bekommen hatte), wunderschönes Montessori-Spielzeug – aber Dagmar entnahm der Habenseite nur die Liebe und Brittas Anregungen; Spielzeug und Unterricht rollten an ihr ab, wie Wasser an einem ölgetränkten Papier. Und nachdem mein Gewissen auf der Sollseite einige leere Stellen bemerkte wie zum Beispiel besondere medizinische Betreuung oder ständige, gezielte Förderung durch geschulte Kräfte, fing ich an, ernsthaft darüber nachzudenken, was mit Dagmar in Zukunft zu geschehen habe.

Wir lebten ja immer noch in Odelzhausen, die nächste «Förderungsstelle» lag weit entfernt – aber genau über der Straße war ein hübscher Kindergarten mit einer großen, von Büschen umstandenen Wiese, einem Pavillon, vielen bunten Klettergerüsten, und das Ganze wurde von einer Ordensschwester mit resolutem, liebevollem Gesicht und sehr lauter Stimme souverän regiert.

Wie die Urmutter aller Mütter tröstete sie hier, wiegte da, schimpfte dort, und so manchen Buben zog sie heftig an den

Ohren. Vom Naturell her erkannte ich mich ein wenig in ihr; also faßte ich mir ein Herz und Dagmar an der Hand, und wir gingen zum Zaun und riefen sie.

Ein bis zwei Stunden, ob das wohl möglich wäre? Und während sie irgendeinem Buben – der Ludwig Thomas *Lausbubengeschichten* entstiegen schien – eine kräftige Rotzglocke abwischte und dabei heftig rieb, blickte sie liebevoll auf mein Kind. «Freilich, wir können's ja versuchen!»

Jeden Nachmittag brachte ich Dagmar nun mit der neugekauften Brottasche an den Zaun und öffnete ihr die Tür. Nach einer Woche stellte ich sie vor unsere Haustür und zeigte hinüber zum Zaun. «Geh!» sagte ich wohl noch, und dann schloß ich die Haustür hinter ihr.

Mit unsicheren Schritten tapste sie hinüber. Ich stand dann am Fenster, und ihre Hilflosigkeit trieb mir die Tränen in die Augen. Klein und zerbrechlich stand sie am Zaun, die Hände um die Pfosten geklammert, und wenn niemand sie durch Zufall sah und hereinließ, dann ging sie die paar Schritte zur großen Eingangstür, aber sie konnte auch diese nicht öffnen. Mutlos und resigniert ließ sie sich auf die Treppenstufen sinken, ein kleines, verlorenes Bündelchen. Wie ein Schlag traf mich die Erkenntnis, als ich sie so die ersten Male in ihrem Leben allein in ihrer Umwelt sah, daß sie immer Hilfe brauchen würde. Weinend lief ich hinunter, öffnete ihr die Tür, und weinend lief ich zurück.

Wenn ich sie dann nach eineinhalb Stunden abholte, saß sie allein, aber glücklich in einer Ecke; vor ihr lagen Unmengen von Bonbons, Bretzn und Brote, und sie aß vergnügt die ihr zugedachten Dinge. Wenn ich sie fragte, was sie heute gemacht habe, zeigte sie auf die rechte Seite, und dort lagen Dutzende von bunten Bildern, die alle anderen Kinder, nur nicht Dagmar, gemalt hatten.

Nach einigen Wochen erkannte ich, daß diese Förderung nur Dagmars Bäuchlein zugute kam, und ich dankte der Schwester, die sowieso ihr Äußerstes getan hatte. Denn mit den übrigen vierzig bis fünfzig Kindern war sie total überlastet; und zwischendrin hatte sie Dagmar sogar noch auf den Armen herumgetragen, um sie ein wenig am Leben der anderen teilnehmen zu lassen, denn Dagmar lief zu diesem Zeitpunkt noch sehr schlecht.

Von Dagmars Logopädin erfuhr ich von einem neuerbauten und sehr guten Kindergarten. Ein Einführungsgespräch ergab, daß Dagmar vorerst wöchentlich dreimal einen Tag «Unterricht» hätte.

Und plötzlich wurde alles anders. Unsere kleine, manchmal zwar chaotische, aber immer gemütliche warme Zelle wurde gestört. Wir mußten uns nach außen, zur Welt hin, öffnen, und mit spitzen, kühlen Fingern ergriff die Zivilisation eines meiner Küken und rüttelte unser ganzes Nest durcheinander.

Unser Leben mit der Uhr begann, und die Diskrepanzen zwischen dem Arbeitstag meines Mannes und Dagmars Kindergartentagen wurden zum Problem.

Am Anfang war es mir noch leicht über die Lippen gekommen, daß ja auch mein Mann in München arbeite und der Transport zum Kindergarten somit kein Problem sei. Aber mein Mann begann seinen Arbeitstag um acht Uhr, und Dagmar, meine kleine, zerbrechliche Dagmar, wurde kurz nach sieben Uhr in sein Auto gestopft, riesige Plastikbeutel mit frischen Windeln und Wäsche begleiteten sie, und verzweifelt sah ich dem Auto nach, denn ich wußte, ihr Kindergartentag begann erst um neun Uhr. Bis dahin wurde sie in einer «Auffanggruppe» betreut, und wenn ihre Erzieherin dann um neun Uhr kam, war Dagmar schon völlig erschöpft.

Noch schlimmer wurde es allerdings, wenn mein Mann auf Geschäftsreise war, und das war er sehr häufig. Mit meinen zwei verschlafenen Mäusen fuhr ich dann in meinem uralten VW (und in meiner Erinnerung war er stets kalt und vereist) zum Kindergarten, denn niemals hätte ich mich getraut, Britta über eine Stunde lang allein zu lassen.

Und nachmittags so gegen zwei Uhr mußte ich in jedem Fall

Britta entweder aus dem Bett zerren oder von einem Spiel wegziehen, um Dagmar wieder abzuholen, und so kam es, daß wir die kindergartenfreien Tage genossen, faul und erschöpft schliefen wir aus, und Erinnerungen an die Wärme der früheren Zeit hüllten uns ein.

Irgendwann gab ich dann auch einmal eine Annonce auf, damit Dagmar gegen Bezahlung vom Kindergarten von einem Pendler abgeholt würde. Aber das klappte auch nicht so richtig, denn es waren meistens junge Leute, die am Nachmittag oft unvorhergesehen etwas vorhatten. Sie riefen mich dann an, und Hals über Kopf hetzte ich mit Britta los, um mein armes Küken abzuholen.

Trotz meines Hangs zu Unruhe und Chaos – das alles wurde auf die Dauer zuviel für mich. Und Britta und Dagmar hatten längst die Nase voll davon. Und so wurde Dagmar wieder das Gewichtlein, das unsere Lebenswaage so beeinflußte, daß wir ihretwegen nach München zurückzogen.

Viel zu schnell ging nun alles. Wir mieteten ein Haus, es lag günstig zum Büro meines Mannes und zum Kindergarten. Wir hatten einen Garten und genügend Platz. Aber der Gedanke, unser Dorf verlassen zu müssen, trieb uns die Tränen in die Augen. Dieser warme, geschützte und überschaubare Schlupfwinkel, der für mich immer für die Geborgenheit meiner Kinder stehen wird, war auch für unsere Seelen ein Zuhause gewesen, das wir nun verlieren würden.

So verbrachte ich die kalten Frühlingstage bis zum Umzug damit, Abschied zu nehmen von meinen Straßen, Wegen und Winkeln, und Britta, die ich in Dagmars Kinderwagen gesetzt hatte, genoß die ihr neuen Unternehmungen.

Ich dachte an die Tage, an denen ich mit Dagmar hier gefahren war, auch an die Tage, als ich dann schwanger war. Stundenlang war ich hier herumgelaufen, links von mir die dunklen Mauern der Wälder, rechts die silbrig grün leuchtenden Wiesen und über mir ein Viereck blauen Himmels; große weiße Wolkenburgen waren darübergezogen oder feingefächerte Föhnwölkchen. Und immer war Friede in mein Herz eingekehrt, selbst wenn ich vorher noch so traurig gewesen war.

Mit Britta war ich diese Wege noch nie allein gefahren, und so nahm ich nicht nur Abschied, sondern ich durfte all meine Ecken und Winkel noch einmal ganz anders erleben. Britta zeigte mir die Falter und Blumen, die ich ihr hatte zeigen wollen, sie fiel fast aus dem Wagen, wenn ein glitzerndes Steinchen oder eine Schnecke ihre Aufmerksamkeit erregt hatte. Manchmal, wenn das Wetter es erlaubte, setzten wir uns auf einen Baumstamm, es roch nach Moos und – trotz Frühling – schon nach Pilzen. Aber viel aufregender war es, wenn Britta auf dem Stamm balancierte und an dessen Ende mit großem «Juchhu!» in meine Arme sprang.

Und an einem Nachmittag, meine Kleinen schliefen, besuchte ich zum ersten Mal ohne Scheu den wunderschönen Friedhof von Odelzhausen. Fast fünf Jahre hatte ich ihn gemieden. Tief in mir hatte die Angst gesteckt, daß Dagmar hier beerdigt werden würde. Nun dachte ich darüber nach, daß wir wegen ihr hierhergezogen waren und sie nicht nur diese kritische Zeit überlebt hatte, sondern wir sogar schon Zukunftspläne für sie und uns machten.

Glücklich und voller Zuversicht verließ ich den Friedhof. Aber dann floß doch noch so manche Träne. Der Abschied von den vielen lieben Menschen fiel uns schwer. Am letzten Apriltag setzten wir uns in Bewegung. Voraus mein Mann mit den beiden Mädchen; sie begriffen das alles noch nicht, sie winkten fröhlich. Aber Gisela, das kleine blonde Mädchen, das unter uns wohnte, weinte; sie war ein Jahr jünger als Dagmar, und unzertrennlich waren die beiden gewesen. Sie hatten in einem Planschbecken gesessen, sie hatten sich um die Schaukel gestritten, sich auf der Wiese gebalgt. Dann war auch noch Britta dazugekommen. Ein Drei-Mäderl-Haus war entstanden. Sie weinte, denn sie begriff, daß es ein Abschied für immer war, nie wieder würde es diese Selbstverständlichkeit des Sichsehens geben. Schluchzend sah ich sie an, und dann fuhr ich los. Und hinter mir ließ ein kleiner Möbelwagen seinen Motor an, da war unser ganzer Hausstand drin.

Die Nacht zum ersten Mai ist in Bayern die «Freinacht», in der man zum Beispiel mit dem Nachbarn «kleine Rechnungen begleichen» kann – Gartentore werden ausgehängt, eine heimliche Liebschaft aufgedeckt (man muß nur den Farbspuren folgen, die von einem Haus zum andern führen).

Aber kein Nachbar spielte uns damals einen Streich, sondern das Wetter. Am Morgen lag unser Garten in dicker Watte verpackt da. Ein halber Meter Schnee war über Nacht gefallen, und auch die «neue» Heizung machte ein Scherzlein. Sie gab ihren Geist auf. Und um das Maß vollzumachen, spielte auch noch Dagmar verrückt. Ihr war in der Nacht eingefallen, daß ihr das Haus und München gar nicht gefielen. So war sie im Schlafanzug zur Haustür gegangen, mit ihrer Brottasche; sie wollte wohl nach Odelzhausen zurück. Aber die Haustür war abgeschlossen, die Windfangtür zugefallen, so lag sie im kalten Windfang auf dem Boden und schlief.

Aber all das zusammen sollte kein schlechtes Omen sein. Der Schnee taute, die Heizung wurde repariert, und Dagmar ging nun täglich in den Kindergarten. Von neun bis zwölf, und das paßte alles viel besser.

Mein Gewissen bezüglich ihrer Förderung war somit beruhigt. Dagmar war in guten Händen.

Und Britta sah voller Freude einer neuen Zeit entgegen. In einem Monat wurde sie drei Jahre alt, dann durfte auch sie in einen Kindergarten.

Ein Arzt – wie für uns gemacht

Irgendwann in diesen Jahren begann ich, eine Aversion gegen Ärzte zu entwickeln. Dagmar hatte mit fünf Jahren ihre dritte Lungenentzündung hinter sich, vom Kardiologen hörte ich Erstaunen darüber, daß sie immer noch lebte, und die Kinderärzte, die ich abwechselnd an Münchens westlichem Stadtrand mit Dagmar heimsuchte, waren voller Pathos und, wie mir schien, weniger an Dagmars Bronchitis oder Schnupfen interessiert als vielmehr an meinem Alter zum Zeitpunkt der Geburt oder daran, ob ähnliche «Fälle» schon einmal in der Familie vorgekommen seien.

Und wie ich außerdem fand, sprachen sie immer allzu salbungsvoll von der großen Aufgabe, die da auf mich zukomme, ohne auch nur die geringste Anstrengung zu machen, mir ein wenig von dem Streß zu nehmen: ein besseres Timing, kürzere Verweildauer im Wartezimmer, hätte zumindest bewirkt, daß Dagmar – die zu dieser Zeit noch panische Angst vor Ärzten hatte – sich nicht derart verausgabte, daß sie schon völlig blaugeschrien im Sprechzimmer landete.

So waren meine Gefühle sehr zwiespältig. Einerseits hatte ich den Ärzten viel zu verdanken, andererseits hatte ich das Gefühl, mich gegen sie schützen zu müssen. Ich konnte es kaum noch ertragen, daß sie statt des Schnupfens die «Herzanomalie dieser Kinder», die «Infektanfälligkeit dieser Kinder», «die überstreckten Gelenke dieser Kinder» als das eigentliche Problem zu betrachten schienen. Denn jedesmal, wenn ich «diese Kinder» hörte, starb ein wenig Hoffnung in mir – die Hoffnung, mit Dagmar normal leben zu können. Und ich wußte doch, wie wichtig diese Hoffnung für mich war.

So hatte ich, als wir vom Land in den Münchner Westen zogen, schon viele Praxen abgeklappert, viele Notärzte in Anspruch genommen, kurz: Ich war weit entfernt davon und auch nicht willens, ein Vertrauensverhältnis zu einem Arzt aufzubauen.

Seit Monaten fuhr ich nun zum Einkaufen an einer Kinderarztpraxis vorbei. Kaum sichtbar war sie von der Straße aus – und in Gedanken speicherte ich dieses Haus. Hier war ich noch nie gewesen – und der nächste Notfall kam bestimmt!

Als der Notfall wirklich kam, packte ich meine zwei Kinder ins Auto, wartete ewig im Wartezimmer, ertrug das Starren der anderen Mütter – voller Angst, daß Britta es bemerken könnte –, und dann durften wir ins Sprechzimmer. Ich war entsprechend negativ aufgebaut, als sich nach einiger Zeit die Tür öffnete und der Mensch ins Zimmer trat, der ganz wichtig für mich, für Dagmar, für die ganze Familie werden sollte.

Sein Lächeln schlug bei Dagmars Anblick nicht in ein pathetisch-wissendes Ernstwerden um (wie verletzlich muß ich noch gewesen sein, daß ich es erwartete), im Gegenteil, er schob sich gemütlich hinter seinen Schreibtisch, nahm die beiden neuangelegten Karteikarten in die Hand, schaute genüßlich über seine Brille und fragte trocken: «Wie kann ich den drei Damen dienen?»

Obwohl sich mein Gefieder glättete, war meine Stimme aggressiv-forsch: «Dagmar hat Fieber, einen Herzfehler, wie viele dieser Kinder...» – und am liebsten hätte ich noch mein Alter zum Zeitpunkt der Geburt dazugesetzt; meine Antwort hing in der Luft – unvollendet.

Sein Gesicht wurde ernst, erstaunt sah er mich lange über den Rand seiner Brille an, prüfend, ohne Mitleid, und trotzdem hatte ich zum ersten Mal das Gefühl, daß ein Arzt spürte, was ich mitgemacht hatte, was ich hinter mir hatte, daß meine Aggressivität nur Enttäuschung war und Verzweiflung. Und ich wußte, daß ich nicht zu erklären brauchte, daß ich Dagmar liebe und daß sie für mich ein «vollständiger» Mensch ist. Warum auch. Für ihn war Dagmar vom ersten Moment an ein liebenswertes kleines Mädchen, gebrechlicher als andere: des Herzfehlers wegen, den man von ihren blauen Händchen und Lippen ablesen konnte.

Und dieses Gefühl, das er mir vermittelte und das mich in solche Geborgenheit fallen ließ, daß ich fast an seinem Schreibtisch in Tränen ausgebrochen wäre, hat er auch in Zukunft mit seinen Reaktionen und Taten immer wieder bestätigt und gefestigt.

Immer öfter sprach ich nun von meinen Problemen. Er ließ mich ausreden. Nie gab er mir einen Ratschlag (schon das Wort Ratschlag sagt alles), entweder waren es Anweisungen, die von mir zu befolgen waren, oder er half meinen Gedanken durch ruhiges Zuhören auf die Sprünge. Waren Kommentare nötig, so klang daraus einfache, tiefe Menschlichkeit, und seine optimistische Ausstrahlung ließ mich selbst in schwarzen Momenten wiederaufleben.

Aber er ließ mich auch «gewähren», um mir nicht unnötig ein schlechtes Gewissen zu machen. Eigentlich war es ihm und auch mir klar, daß die beste Therapie für Dagmar Liebe und Wärme war. Doch zuweilen überkam mich die Angst, etwas zu versäumen. So hatte ich zum Beispiel von einem Medikament gehört, das nach Schädelverletzungen und Gehirnerschütterungen, nach Meningitis etc. sehr stark die Gehirntätigkeit anregte. Von großen Erfolgen – auch bei Behinderten – war die Rede.

Ich bat ihn, es damit zu versuchen. Er zögerte kurz, dann schrieb er das Rezept aus. Als sich herausstellte, daß Dagmar danach Durchfälle bekam und nachts unruhig war, setzte ich das Medikament ab; ich teilte es ihm mit, und er nickte nur. Er sagte nicht einmal: «Das habe ich mir gedacht» – aber mein Gewissen war mit einem Brocken «Aktion» befriedigt worden.

Das alles war ungeheuer wichtig für mich. Doch wir trafen uns nicht nur auf derselben Wellenlänge, er war auch ein hervorragender Diagnostiker. Als die Kinder noch sehr klein waren und ich ihm die Krankheitssymptome am Telefon beschrieb, setzte ich wohl oft hinzu: «...und Bauchweh hat sie auch!» – und er erklärte nur kurz: «Die sagen auch bei gebrochenem Bein, daß sie Bauchschmerzen haben.»

Aber richtige Bauchschmerzen erkennt er auch, und als Britta mit Blinddarmverdacht ins Krankenhaus überwiesen wird und niemand so recht etwas feststellen kann, fragt mich ein Arzt: «Wer hat sie eigentlich überwiesen?» und als ich seinen Namen nenne, wird meine Tochter am nächsten Morgen operiert. Es war höchste Zeit!

Und irgendwann brummt er mir zu: «Mutter, das Kind schielt!» – und deutet auf meine überhaupt nicht schielende Britta. Ich bestehe auf wochenlangen Untersuchungen bei Augenärzten, aber Britta ist noch so klein, und niemand findet etwas. Erst nach Jahren – Britta ist fast erwachsen – steht es fest: Britta schielt tatsächlich. Nicht sichtbar, aber durch Tests feststellbar.

Und wie steht Dagmar zu ihrem «Dokto»? Mit ihrem Gespür für die Qualität eines Menschen einerseits und ihrer Angst vor Ärzten andrerseits war sie in einen argen Gewissenskonflikt geraten.

Unvergleichliche Szenen spielten sich ab: Dagmar soll ein Faden am Mund gezogen werden, sie weiß es und ist seit Stunden verzweifelt und in Kampfesstimmung. Wir erscheinen und Dokto zischt mir durch die Zähne zu: «Schwester Hannelore wird den Faden ziehen.»

Dann sind wir im Sprechzimmer, Schwester Hannelore kommt mit einem Wattebausch, um die Stelle zu reinigen, Dokto steht mit einer riesigen Büroschere in der Tür und unterhält sich mit einer Mutter auf dem Gang über belanglose Dinge. Laut klappert die Schere in seiner Hand, und Dagmar hat runde Augen vor Wut und Angst – der Faden ist längst gezogen, hinter dem Wattebausch war die kleine Schere verborgen, wir alle lachen laut und befreit. Nur Dagmar nicht, sie fühlt sich hintergangen. Wütend läuft sie zu ihrem Dokto, umfaßt seinen Bauch und tritt auf seine Füße: «Du blöde Ziege», sagt sie, und er brummt gemütlich: «Sag wenigstens Ochse!» und dann füllt er ihre Hände mit Gummibärchen.

Und wie oft ging er unbequeme Wege, unbequem für ihn durch ständigen Einsatz und ein Übermaß an Verantwortung.

Als Dagmar ihre vierte Lungenentzündung bekommt, stellen wir fest, daß Antibiotika als Saft oder Tabletten von ihr nicht mehr vertragen werden. Sie bricht stundenlang, ihr kleines blaues Gesicht ist aufgelöst, dicke Herpesblasen bedecken den Mund.

Wir reden nicht von Krankenhaus – er kennt Dagmars Wurzeln, all ihre Kraft zieht sie aus Willen, Umgebung, Familie, Liebe und Vertrautheit. Nie hab ich es ihm sagen müssen, er wußte es einfach.

Jeden Morgen erteile ich telefonisch Bericht: Temperatur, Allgemeinzustand, Besonderheiten. Ich fühle sein Vertrauen zu mir, er hat die Verantwortung übernommen, ich selbst kann nur sein Handlanger sein.

Abends nach 21 Uhr kommt er dann, müde steigt er aus seinem Auto. Aber wenn ich die Tür öffne, scheint die Müdigkeit von ihm abgefallen zu sein (er kann nicht ahnen, daß ich vom Badezimmerfenster aus seine Ankunft beobachtet habe), Optimismus strahlt von ihm aus, Zuversicht und das Wissen, daß alles gutgehen wird. Den angebotenen Stuhl schlägt er aus, er weist auf sein Gewicht hin und meint launig, wir sollten uns endlich mal vernünftige Stühle kaufen. Meine Anspannung fällt stückweise von mir ab. Auch Dagmar, die desinteressiert und kraftlos in ihrem Bettchen lag, scheint belebt. Ergeben nimmt sie die Spritze hin. Und wenn er wieder gegangen ist, bleibt noch für Stunden sein guter Geist spürbar; er hat die Zuversicht dagelassen.

Als es Dagmar dann bessergeht, wird es richtig chaotisch: Rosig sitzt sie in ihrem Bett und wartet voller Kampfeslust auf den Höhepunkt des Tages: die Spritze von ihrem Dokto! Es läuft alles sehr rituell ab. Auch Papi und Dagmars treuer Paladin, Omi, die

Tag und Nacht an Dagmars Bett saß, sind voll freudiger Erwartung.

Dagmars Dokto kommt, sägt genüßlich die Ampulle auf, fragt kurz: «Wen darf ich heute spritzen?» und Dagmar schreit sofort: «Hau ab!» Während er die Spritze aufzieht, werfe ich mich aufs Bett, ziehe Dagmar mit nacktem Po über mich, und Omi oder Papi werfen sich auf Dagmar. Auf diesen Menschenberg wiederum stürzt sich nun der listige Arzt und ruft dazu: «Wen ich treff', der schreit!» – und schon hört man Dagmars wütenden Schrei.

Wenn sich dann der Menschenberg wieder auflöst, muß Dagmar furchtbar lachen und sammelt die von Dokto zufällig verlorenen Gummibärchen ein. Und während wir Eltern überlegen, wie wir diese Liebe jemals wiedergutmachen können, ruft Dagmar ihm glucksend nach: «Du blöde Ziege!» – und er dreht sich um und sagt: «Jetzt beleidigst du mich schon wieder! Sag halt wenigstens Esel!»

Die fünfte Lungenentzündung, Jahre später, kommt mit brachialer Gewalt. Sie trifft Dagmar mitten in der Pubertät, in einem Alter, das ihr von dem Kardiologen nie zugestanden worden war. Aber er kannte Dagmar nicht, er kannte nicht ihren Willen, ihren Lebenswillen.

Als diese Krankheit beginnt, weiß ich noch nicht, daß Dagmar fast drei Monate nicht zur Schule gehen wird, daß sie unwahrscheinlich mager werden wird, aber vor allen Dingen weiß ich noch nicht, daß sie sie überleben wird.

Dagmars Arzt und ich sehen uns an. Dagmar ist in einem elenden Zustand. Innerhalb von drei Tagen hat diese Krankheit aus einem lebensfrohen Mädchen mit etwas Husten ein apathisches, todkrankes Bündelchen gemacht.

«Frau Lehmann, wir müssen die X-Klinik hinzuziehen.» Meine Schultern fallen nach unten, mein Kopf sinkt nach vorn. «Ich glaube, ich kann Ihnen versprechen, daß Sie Dagmar bald wieder nach Hause nehmen dürfen. Wenigstens zeitweise. – Ich muß die Überweisung vornehmen!» fügt er hinzu. Ich nicke. Wir machen aus, Dagmar nicht mit dem Sanka hinzubringen, sondern mit meinem VW, das paßt besser in unseren Plan.

In der X-Klinik wird Dagmar geröntgt. Sie ist völlig aufgelöst, in Panik, sie will nach Hause. Dann will sie Papi sprechen. Die nette Schwester ermöglicht es. Dagmar sagt monoton immer nur einen Satz: «Papi, bitte sag Mami, will nach Hause.»

Dann sitzen wir in einem Vorraum, das heißt: ich sitze, Dagmar lehnt schwer atmend an meinen Beinen. Sie will keinerlei Kontakt mit irgend etwas in diesem Raum. Ihr krankes Herz hämmert wie verrückt, es dröhnt durch meine Gedanken. Wie viele Tränen hatte ich geweint in all den Jahren, seit ich von der Behinderung dieses Kindes wußte, und wie wenig wären diese Tränen gegen die Sturzflut, die entsetzliche Leere, wenn es Dagmar nun nicht mehr gäbe. Habe ich jahrelang um meine Fassung gerungen, um dieses Kind jetzt – wo ich alles artikulieren kann, alles begriffen habe – doch noch zu verlieren? Meine Tränen fließen in ihr Haar, ich atme ihren Geruch. O Gott, wie liebe ich dieses Kind!

Verschwommen sehe ich einen Arzt das Zimmer durchqueren. Er hat ein Röntgenbild in der Hand. «Wo ist die Bahre?» ruft er aufgeregt. Ich will aufstehen, aber Dagmar klammert sich an mich.

Er blickt auf das Röntgenbild, er blickt auf Dagmar.

«Das ist unmöglich. Bei dem Befund kann man doch nicht mehr stehen.»

Fast vorwurfsvoll sagt er es. Sekundenlang sieht er Dagmar an, dann mich, dann läuft er zurück in die Ordination, ich höre ihn telefonieren. Minuten später steht er wieder vor uns, ich erhebe mich, Dagmars Atem pfeift laut, ihr Gesicht ist blau und aufgelöst, aber sie steht, sie klammert sich an mich. An seinem Gesicht erkenne ich: Die beiden Ärzte haben einen Draht zueinander gefunden.

«Du darfst heim!» sagt er laut und deutlich zu Dagmar, und als möchte er ihre Qual verkürzen, schiebt er uns in Richtung Tür. Dagmar begreift, und mit der Erleichterung verläßt sie alle Kraft.

Der Arzt und ich tragen sie. Fast verstohlen schauen wir nach allen Seiten, als ob wir Verbotenes tun. Und während des Tragens sagt er: «Ich weiß jetzt, was Ihr Arzt meint. Ihren Lebenswillen zieht sie aus ihrer Umgebung. Sie können sich nicht vorstellen, wie verheerend das Röntgenbild aussieht, ich dachte, das Kind muß fast bewußtlos sein.»

Er ist so beeindruckt von Dagmars Kraft, daß er vergißt, daß er mit der Mutter spricht. Aber ich weiß ja, wie es um sie steht, und ich darf sie tragen – Richtung Zuhause. Wir betten Dagmar ins Auto, und in seinem Gesicht lese ich höchste Achtung vor diesem kleinen Menschen.

«Hier steht ein Bett mit Sauerstoffzelt auf der Station bereit. Rufen Sie an, oder kommen Sie sofort, Sie können sich auf uns verlassen. Und...» – er zögert, dann fährt er fort: «Vor allen Dingen muß sich Ihr Arzt auf Sie verlassen können.» Ich nicke. Dagmar ist während der letzten Worte schon eingeschlafen.

Ein Arbeiter von der Baustelle gegenüber hilft mir zu Hause Dagmar hochzutragen. «Mei, is das Madl blau!» sagt er, und dann streichelt er mit seinen Händen voller Zement über ihren Kopf. Verlegen wischt er die Hände an seiner Hose ab. «Alles Gute, gell!»

Eine Stunde später ist Dagmars Arzt da. Wir sprechen nicht von Risiko, nicht von Verantwortung, nicht von dem bereitstehenden Bett. Aber es ist auch das erste Mal, daß wir nicht lachen. Aber auch in dieser Situation läßt er wieder seinen guten Geist zurück.

Manchmal habe ich in dieser Zeit ein schlechtes Gewissen, daß ich ihm zuviel aufgebürdet habe, aber ich spüre auch seine Freude darüber, daß er und Dagmar den Kampf gewinnen.

Auch Dagmar weiß, wieviel sie ihm zu verdanken hat. Wenn sie nun manchmal eine Spritze oder Impfung braucht, geht sie allein ins Sprechzimmer. Vor Angst und Ablehnung hat sie zwar ihre Oberlippe hochgezogen, aber sie weiß, daß sie Vertrauen zu ihm haben kann, und als größte Belohnung gelten nicht mehr länger die Gummibärchen, sondern sein Lob.

Und außerdem sieht sie in ihm mehr als ich, als alle anderen! Wir wußten nicht, daß unser Kinderarzt einen eineiigen Zwillingsbruder hat. Und just diesen trafen wir auf einer Rolltreppe in einem Kaufhaus in der Innenstadt – ich begrüße ihn strahlend und rufe: «Grüß Gott, Herr Doktor!», und er dreht sich um, gibt mir und der sich sträubenden Dagmar die Hand und meint trocken: «Ich bin nicht der, den Sie meinen! Ich bin der andere!»

Ratlos läßt er mich zurück – ich finde, daß er manchmal wirklich übertreibt. Was sollte denn das? Fast überhöre ich Dagmars spontanen Satz: «Spinnst ja, war nicht Dokto!»

Ich vergesse die Angelegenheit. Aber irgendwann fällt sie mir wieder ein, und ich frage ihn, was das damals eigentlich sollte. Er überlegt kurz – und dann erzählt er mir lachend von seinem Bruder: «Das bin ich, nur 10 Minuten älter und 5 Pfund schwerer.»

Aber wie hat Dagmar es gemerkt? Was darf sie in einem Menschen sehen, was uns sogenannten «Normalen» für immer verschlossen ist?

Das bleibt ihr Geheimnis – und für seine Menschlichkeit, seine Ausstrahlung ist es vielleicht das größte Kompliment.

...und ein Zahnarzt nach unserem Herzen

Seit Dagmar nun größer ist, überlasse ich ihr die Wahl der für sie so wichtigen «Arzt-Menschen» und scheue mich auch nicht, nach ein- oder zweimaligem Besuch eine Praxis nicht wieder aufzusuchen, wenn ich spüre, daß Dagmar dort alles ablehnt. Und dank dieser Methode hat sich die Liste unserer positiven Erlebnisse verlängert, und ich beneide sie um diesen Instinkt und ihre Entschlossenheit. Da hat sie wirklich vielen von «uns» einiges voraus.

Ich denke da zum Beispiel an den Zahnarzt, der Dagmar bei ihrem ersten Besuch eine Stunde lang alle Sprechzimmer seiner

Praxis zeigte, sie auf Stühlen herauf- und herunterfahren ließ, sich warmes und kaltes Wasser von ihr in den Mund und versehentlich auch in die Nase spritzen ließ und geduldig den Strahl der scharfen Luft ertrug; ein wenig erschöpft und grau sah er aus, als wir nach einer Stunde gingen.

Aber als Lohn ließ sie sich eine Woche später eine Spritze in den Mund (!) geben, während ihre Eltern händeknetend vor der Sprechzimmertür standen, vor die sie uns verbannt hatte. Wir schlossen Wetten ab, ob sie den Mund öffnen würde oder nicht, nur um unsere überreizten Nerven ein wenig abzulenken, denn nur zu gut hatte ich noch den Termin in einer Klinik in Erinnerung, bei dem alles schiefgelaufen war.

Dort hatte sie natürlich nicht den Mund geöffnet, alles war viel zu hektisch gewesen, aber da die Zahnextraktion dringend notwendig war, bekam sie eine Spritze für eine Kurznarkose. Das Unglaubliche geschah: Dagmar, die in diesem Moment Todesangst vor dem Einschlafen hatte, schaffte es mit ihrem Willen wach zu bleiben. Viele Ärzte standen zum Schluß um uns herum, Dagmar weinte furchtbar, denn in ihrem Halbschlaf stürzten die Wände auf sie zu, ihre Augen rutschten weg, aber, und das war am merkwürdigsten, sie sprach ungeheuer klar und verständlich.

Zwei Ärzte brachten sie schließlich in ein anderes Zimmer, der Zahn wurde so gezogen, und Dagmar war jahrelang geschockt.

Und natürlich hatte ich dem netten Zahnarzt nichts davon gesagt.

Aber da kam Dagmar schon strahlend (aber wegen der Spritze mit schiefem Mund) auf uns zu, in der vorgestreckten Hand hielt sie wie einen Brillanten den Zahn; und der ebenso glückliche Zahnarzt beteuerte, daß sie viel mutiger sei als ihr Papi.

Als wir ihm danken wollen, sieht er uns nachdenklich an. «Nicht nötig», sagt er, «dieses Erlebnis war für mich persönlich sehr wichtig.»

Aber dann müssen wir eilen, denn Dagmar ist mit ihrem Zahn voran zum Lift gelaufen und zeigt ihn dort einer älteren Dame.

Geliebte Schule

Als Dagmar sich dem Schulalter näherte, war ich trotz meiner großen Liebe zu ihr immer noch auf der Suche nach ihrer Normalität. Die Worte Entwicklungsrückstand, intellektuelle Fehlentwicklung, Grad der Behinderung – in Prozenten ausgedrückt – waren fast mein Lebensinhalt geworden. Sie hatten tiefe Wunden geschlagen. Und das Wort «Intelligenz» war zu einem Zauberwort geworden, dem das Kind, das ich geboren hatte, nie gerecht werden konnte. Und Dagmar, dieses kleine, liebe und sensible Wesen, konnte mir seine ganze Palette menschlicher Qualitäten auffächern – ich maß sie immer an diesem Wort.

Und beinahe wäre ich an diesem Wort, an meiner Blindheit, meiner sinnlosen Suche zerbrochen. Aber da hat mich das Glück getragen – vielleicht war es nicht mein Glück, sondern Dagmars besonderer Stern, und ich durfte davon profitieren.

Unvoreingenommen und unbelastet wirke ich, wenn ich Anregungen entgegennehme. Ich sauge sie auf wie ein Schwamm, ohne Stellungnahme – weder für mich noch für andere. Fast unbeteiligt erscheine ich dann, abgeschirmt, ohne Meinung.

An einem Tag im Juni – Dagmar war siebeneinhalb Jahre alt – holte ich sie vom Kindergarten ab, und neben den kleinen Wehwehchen und Freuden des Tages lag als weitere Neuigkeit in ihrem Handgepäck ein sehr detaillierter Fragebogen, der mich mit der Spalte «Weiterfördernde Einrichtung im kommenden Jahr» aufforderte, Farbe zu bekennen.

Viele Eindrücke, Gesprächsfetzen, Hinweise hatte ich in mir gespeichert, und so drückte ich auf meinen «inneren Schwamm», und heraus tropfte ein Name, den ich im Telefonbuch nicht einmal finden konnte. Über eine andere anthroposophische Einrichtung erfuhr ich Telefonnummer und Adresse, sinnend saß ich über meinem Notizzettel, wußte genau, daß ich das Wort «antroposophisch» falsch geschrieben hatte, mußte mir eingestehen, daß mein geringes Wissen über Rudolf Steiner eine Bildungslücke war, und stolperte über den Ausdruck «Schule für seelenpflegebedürftige Kinder». Denn eines wußte ich bestimmt: Das einzige gewiß nicht Pflegebedürftige an Dagmar war ihre Seele. Dieser Teil ihres Menschseins war ohne jede Behinderung.

Aber dann wählte ich die Nummer, sprach kurz mit einer Dame und erhielt einen Termin.

Als ich einen Tag später die vier Treppen zu einer kleinen Wohnung in Schwabing hochstapfte – denn so winzig hat «unsere» Schule einmal angefangen –, da klopfte mein Herz bis zum Hals, und nicht nur, weil ich Dagmar diese vier Treppen hochgetragen hatte.

Der Unterricht hatte noch nicht begonnen, Buben und Mädchen liefen von Zimmer zu Zimmer, ein warmes, gemütliches Chaos herrschte, unzählige Mäntel und Gummistiefel in der Diele signalisierten Überfüllung, fragende Gesichter blickten zu mir auf. Und Minuten später, während ich noch meinen Gedanken nachhing, die Atmosphäre des ersten Morgenkreises kennenlernte, das durch die Vorhänge gedämpfte Licht in mich aufnahm, das Ruhe und Frieden in die aufgeregten Kindergesichter zauberte – rutschten Dagmars Finger aus meiner Hand. Hier brauchte sie mich nicht. Auf Anhieb fühlte sie sich wohl.

Unergründlich sind die Quellen, aus denen bei ihr Wissen, Liebe oder Ablehnung sprudeln. Sie braucht nicht zu zögern – wie «wir» –, von Zweifeln wird sie nicht geplagt. Dagmar kann sich auf ihre Quellen verlassen.

Und so ist mir auch noch gut in Erinnerung, daß ich bei dieser so wichtigen Entscheidung keine wesentliche Rolle spielte. Dagmar und ihre Schule hatten sich gefunden – Dagmar und die Menschen ihrer Schule hatten sich gefunden. Alles andere war nur noch Formsache, Papieraustausch, Personalienangabe.

Und als ich meinem Mann am Abend die Eindrücke dieses Vormittags wiedergeben wollte, die besondere Atmosphäre, das harmonische Miteinander von Kindern und Lehrern, Dagmars Spiel mit dem Tamburin (wie stolz war ich gewesen, daß sie es so schön gemacht hatte, und wie hatte man sie und mich dafür gelobt – das erste Lob in all den Jahren), da war es schon da, dieses Gefühl von Wärme, von «Sich-Wohlfühlen» und Geborgenheit. Und dieses Gefühl hat uns während der ganzen Schulzeit nie verlassen.

In drei verschiedenen Rahmen hat sie «ihre» Schule erlebt. Erst in der kleinen Wohnung in Schwabing, dann in umgebauten Pavillons einer Landschaftsgärtnerei – kleine, verträumte Hexenhäuschen in verwunschenem Grün –, später in einem großen, neuen Schulhaus. Aber nur der Rahmen war jeweils anders, der Inhalt und die Menschen blieben immer dieselben: von ihr geliebt und ihr vertraut.

Und mit welcher Freude hat sie jeden Schultag des Jahres erlebt, wie sehr hat sie die Feste und Feiern der Schule genossen. Ihre Auftritte auf der Bühne: für sie und uns ganz große Ereignisse. Die Gemeinsamkeit, die sie erleben durfte, die Schullandheimaufenthalte, die die erste Selbständigkeit brachten, die Vorbereitungen auf die großen Feste des Jahres – aneinandergereihte Tage des Glücks. Viele Jahre lang, fast endlos schienen sie uns – und plötzlich waren sie vergangen, viel zu schnell, denn ihr Reichtum muß für Dagmars ganzes Leben vorhalten.

Und in dieser Harmonie und Geborgenheit, in diesem Gefühl des Angenommenseins, konnte sie unendlich viel erlernen. Sie hat diese Schule als gefestigter und im Rahmen ihrer Möglichkeiten fertiger Mensch verlassen, und wenn ich «ihrer Möglichkeiten» schreibe, so meine ich Möglicheiten, die ich in vielen Bereichen nicht besitze, weil mir ihre Sensibilität, ihr zartes

Empfinden und ihre Intuition fehlen. Sie sieht sich nun, ganz selbstverständlich, als Persönlichkeit und strahlt dieses Bewußtsein aus.

Sie hat auch vieles, trotz aller Mühen, nicht lernen können, aber sie hat gelernt, das, was sie kann, einzusetzen und das, was sie will, durchzusetzen. Und sie hat auch gelernt, sich zu arrangieren, einzuordnen, anzupassen. Mit Selbstsicherheit und feinem Gefühl kann sie Situationen meistern, Stimmungen erahnen, Freude und Heiterkeit vermitteln.

Aber wieviel Dagmar hier auch gelernt haben mag, mein Pensum war größer, mein Lernprozeß schwieriger.

Schon am ersten Elternabend, als wir sieben jungen Mütter mit fragenden und vom Schicksal verletzten Gesichtern um «unsere» Lehrerin saßen, von der wir uns alle Rettung unserer Welt versprachen (und letztlich konnte sie dieses Versprechen sogar einlösen!), litt ich angesichts der Leistungen, die all die anderen Kinder vollbrachten, zu was sie schon fähig waren. Noch einmal erschien mir Dagmar als das schwächste Glied selbst dieser Kette. Und voller Staunen hörte ich den ersten Satz von Frau H. über mein Kind, unauslöschlich ist die Szene in mir gegenwärtig.

Sie hatte gerade mit einer anderen Mutter ein praktisches Problem durchgesprochen, das für Dagmar und mich noch in unendlichen Fernen zu liegen schien – und gedankenverloren sah ich sie an. Da fiel ihr Blick auf mich. Plötzlich nahm ihr Gesicht einen heiteren Ausdruck an:

«Ach ja, und Ihre Dagmar!» sagte sie, und ein kleines glucksendes Lachen war die Einleitung zum nächsten Satz.

«Das Mädchen ist ja eine ganz besondere Persönlichkeit!»

Unsicher lächelte ich wohl. War das die Einleitung, um mir beizubringen, daß Dagmar in der Probezeit versagt hatte? Und schnell fuhr sie fort, vielleicht meine Unsicherheit spürend, meine aufsteigenden Tränen ahnend:

«Mit Dagmar muß ich mich besonders gut stellen. Sie ist der Katalysator der Klasse. Wenn sie Pause machen will, wollen alle

Pause machen. Und wenn sie aufsteht und ans Fenster geht, gehen alle mit. Also muß ich sie begeistern, dann habe ich auch alle anderen begeistert.»

Das war der erste Elternabend. Soviel Wärme hatte aus diesen Worten geklungen, und so eilte die Mutter nach Hause, um diese Worte weiterzugeben an Omi und Papi. Und während Papi glücklich lächelnd auf sein Kind sah, Omi ihren Katalysator packte, der endlich richtig gewürdigt wurde, denn sie hatte noch nie an Dagmars besonderen Fähigkeiten gezweifelt, suchte die Mutter das Wort «Katalysator» im Wörterbuch. Die kürzeste Beschreibung, die sie fand, war: «Katalysator, der, (gr.-lat.); Stoff, der ohne sich zu ändern Bewegungen fördert oder hemmt.»

Und der Tenor dieses ersten Elternabends blieb erhalten. Während all die anderen Kinder in Dagmars Klasse im Laufe der Jahre das Lesen, Schreiben und Rechnen erlernten – dicke Siegel, die für Dagmar immer verschlossen blieben, weil sie ihr auch keine Steigerung ihres Lebensgefühls vermitteln konnten –, durfte ich lernen, daß Dagmar durch ihre «besondere Persönlichkeit», ihre Heiterkeit und Sensibilität für Harmonie und Ausgeglichenheit in ihrer Umwelt sorgte. Natürlich mißbrauchte sie auch zuweilen ihre »harmonisierende« Stellung: Wenn sie einmal wütend auf alle war, fiel ihr auch prompt der Weg ein, alle zu strafen. Flink griff sie nach der Kompottschüssel und schloß sich in der Toilette ein . . .

Aber auch handwerklich war sie besonders geschickt, und noch mehr lag ihr das Organisieren in Küchenangelegenheiten. Wie Mutter Courage gab sie mit stürmischem Gesicht Anweisungen, energisch war ihr Auftritt. Aber wie wandelbar war und ist sie. Verzaubert und verträumt wird ihr Gesicht, wenn sie Musik und Tönen lauscht. Bald stapelten sich bei uns zu Hause die Instrumente: Kantele und Psalter, Flöte, Xylophon und Glockenspiele. Und wie zart und behutsam ging sie mit diesen Instrumenten um, wie untröstlich war sie, als einmal, nur einmal, eine Saite ihrer Kantele riß – während sie in meiner Küche die Töpfe mit Verve in die Fächer warf, um mir rationelles Arbeiten zu demonstrieren.

Gestärkt durch die Liebe und Anerkennung ihrer Lehrerin und der Schule gab sie ihr bejahendes Lebensgefühl an mich weiter, und plötzlich war da der Moment, wo ich erkannte, wie töricht, dumm und fixiert ich gewesen war.

Und atemlos vor Glück machte mich die immer wiederkehrende Bemerkung der Lehrer und Mitarbeiter der Schule: «Aber Sie haben sie doch zu einer solchen Persönlichkeit erzogen. Sie haben sich immer an allem teilhaben lassen.» – Und in Gedanken teilte ich diesen Blumenstrauß mit Omi, Papi, Britta, Freunden und Bekannten.

Hatten wir intuitiv wirklich den richtigen Weg beschritten, dieses schwerbehinderte kleine Menschlein ins Leben einzuführen? War dies wirklich die Belohnung dafür, daß wir sie überallhin «mitgeschleift» hatten? Tatsächlich hatten wir als erstes eine Tragetasche gekauft. Mein «Förderungsprogramm» sah ja vierundzwanzig Stunden «Ansprache» vor. Und wenn wir unsere Freunde besuchten, ging Dagmar von Arm zu Arm, bis sie einschlief. Erst dann brachten wir sie ins Schlafzimmer.

Und später in Odelzhausen? Mindestens zweimal in der Woche erschienen wir wie ein Viergestirn in den gemütlichen Wirtschaften des Dachauer Hinterlandes. Dagmar liebte diese verräucherten, lauten Wirtsstuben, in denen Weltpolitik und Fußballergebnisse wieder und wieder zerlegt wurden und deren Luft ihrem Herzen sicher nicht guttat; aber der von ihr gefaßte Beschluß, an diesem Leben teilzunehmen, wurde hier bestärkt. Oft saß sie auf dem biernassen Tresen und patschte im Schaum, manchmal trug die Wirtin sie herum, oder die halbwüchsige Tochter des Wirts zeigte ihr die jungen Kätzchen im Stall. Immer gehörte Dagmar dazu.

Als wir wieder nach München zogen, waren wir jeden Sonntagmorgen zum Dixieland-Frühschoppen in Schwabing. Und während mein Mann begeistert im Takt klatschte, schlug Dagmar vor der Band ihr Lager auf. Im Schneidersitz saß sie dort, die Gäste stiegen über sie hinweg – und wenn es besonders rhythmisch wurde, dann erhob sie sich wohl und «swingte» im Takt mit. Und mein Mann, den ich bat, sie zu bremsen, denn allein hatte ich keine Chance, rief begeistert: «Laß sie doch – das hat sie von mir! Sieh doch nur: Was für ein Feeling sie hat!» Sie hatte es wirklich, die Leute klatschten ihr zu – und gottergeben lehnte ich mich zurück.

War es dieses «Teilhaben» am Leben, oder war es Omis grenzenlose Anerkennung, Papis durch keinen Zweifel angefochtene Liebe, Brittas stete Zuwendung, meine durch Glück und Intuition bestimmte Erziehung?

Aber dann griff ich in meinen «Blumenstrauß» und teilte ihn noch einmal, und den größten Teil der Blumen mußte ich an die Schule zurückgeben: Was hätte alles geholfen, wenn man hier nicht Dagmars Wesen erkannt und gefördert hätte. Wenn man gerade bei ihr stur auf der Einhaltung eines vorgegebenen Rasters bestanden hätte. Irgendwann hätte sie aufgegeben, ihr Zauber wäre in Entmutigung versunken. Denn seit ihrem ersten Tag hatte sie immer wieder ihre Kräfte fürs Überleben einsetzen müssen: ohne Saugreflexe geboren, mit Lungenentzündungen belastet, mit einem schweren Herzfehler geschlagen, hatte sie sich doch immer fürs Leben entschieden, hatte ihre Kräfte dafür genutzt, um sie dann wieder aus ihrem Leben zurückzugewinnen.

Und von diesen Überlegungen war es nur noch ein kleiner Schritt: Ein Gefühl trat in mein Leben, das ich nie für möglich gehalten hätte – ich war stolz auf Dagmar. Und dieses Gefühl hat mich nie mehr verlassen.

Ihre intellektuellen Fähigkeiten, die ich so gering eingeschätzt hatte, *waren* gering; klein und kümmerlich lagen sie in einer Waagschale, die vor Leichtigkeit fast gen Himmel schwebte. Aber vollgepackt und schwer senkte sich die andere Waagschale, gefüllt mit den leuchtenden, reifen Eigenschaften eines Menschen. Und nie mehr maß ich meine Dagmar an dem Wort «Intelligenz», das für mich seitdem sowieso eine andere Bedeutung bekommen hat.

Und so brauchen diese Zeilen über ihre Schulzeit auch nur kurz zu sein, denn die Essenz und der Reichtum dieser Zeit liegen über dem ganzen Buch, sie haben es überhaupt erst möglich gemacht.

Natürlich kann ich nun auch «Anthroposophie» richtig schreiben, ich habe auch Bücher über Rudolf Steiner gelesen, ich habe Eurythmie-Stunden genommen, um Dagmars Leistungen auf diesem Gebiet – und sie waren besonders groß – würdigen zu können. Und ich habe die Toleranz genossen, die sich nicht nur auf unsere Kinder erstreckte. Auch wir Eltern durften davon profitieren. Und ganz im geheimen habe ich die Schule schon bald für mich umgetauft: Schule für Dagmar und ihre Mutter, deren Seele äußerst pflegebedürftig gewesen war.

Lange schon liegt die Schulzeit hinter uns, aber Gegenwart und Zukunft werden immer von ihr durchwoben sein. Immer noch ziehen wir Kraft aus jener Zeit – und der Gedanke an diese Schule wird uns auch weiter helfen, mit Problemen und Sorgen fertig zu werden.

Mein Lichtlein der Erkenntnis

Als Dagmar in die Schule gekommen war, ich die Verantwortung für sie also teilweise abgeben konnte, hatte ich Zeit, über mein eigenes Leben, über meine Hoffnungen und Erwartungen nachzudenken. Ich konnte nicht ahnen, daß dies der Beginn eines Weges war, der mich in Traurigkeit, Mutlosigkeit, fast Depression führen sollte. Es fing ganz harmlos an. Zunächst genoß ich die freien Stunden, mein Leben erschien mir nun fast wie das meiner Freundinnen, aber dann stolperte ich schon über das Wörtchen «fast» – und die erste Tür zur Traurigkeit öffnete sich wohl.

Die zweite Tür stieß ich auf, als ich mit meinen Überlegungen zu dem Punkt kam, an dem ich mich fragte, was aus all meinen Träumen und Erwartungen geworden war; wie Seifenblasen waren sie zerplatzt. Und wo war meine Seele in all diesen Jahren geblieben, und was war mit ihr geschehen?

Und das dritte und größte Tor ins Dunkel war wohl meine völlige Erschöpfung, die permanente Überforderung seit vielen Jahren. Und im nachhinein bin ich fast sicher, daß dies sogar der einzige Grund war. Ich wußte ja schon damals, daß jedes Menschenleben nur in etwa dem anderen gleicht, daß jeder Mensch wie Seifenblasen zerplatzte Träume hinter sich gelassen hat und jeder Mensch in seinem Leben irgend etwas Wichtiges grundsätzlich falsch eingeschätzt hat. Aber meine Überforderung strich dieses Wissen einfach aus.

Und so kam es, daß der Beginn von Dagmars so glücklicher

Schulzeit und der Beginn einer für mich sehr schweren Zeit in etwa zusammenfielen. Kaum wage ich, das Wort Depression zu schreiben. Diese schwere Krankheit, die man kaum aus eigener Kraft meistern kann, ist vermutlich nicht mit meinem damaligen Zustand zu vergleichen. Und trotzdem war sie wie ein Alptraum, diese jahrelange, unendliche Traurigkeit, aus der ich mich so lange nicht retten konnte, in die ich bodenlos gefallen war. Ich konnte sie nicht greifen, nicht wegschieben, wie Watte lag sie um mich. Und sie hat viel zuviele Jahre meines Lebens erstickt. Und wie unter Zwang mußte ich mich mit ihr auseinandersetzen.

Am liebsten würde ich diese vier Jahre vergessen – eigentlich habe ich sie vergessen; verdrängt, sagt man heute. Aber ich glaube, es ist wichtig, über sie zu schreiben, sie gehören zu meinem Leben, sie waren ein Preis, den ich zahlen mußte.

Ich habe diese Sätze hin- und hergewendet – ganz anders mag der Stil dieser Seiten erscheinen, denn sie haben sich nicht wie von selber geschrieben, ich habe mit Worten und Sätzen gekämpft, genauso, wie ich in diesen Jahren mit mir gekämpft hatte.

Ach, ich wußte ja, wie falsch es war, dieser Trauer Tür und Tor zu öffnen. Aber je mehr mein Verstand gegen mein Verhalten rebellierte, um so tiefer fiel ich in die Traurigkeit hinein. Und zu ihr gesellte sich eine alles lähmende Müdigkeit, die sich mit einer quälenden Unrast die Waage hielt.

Und während mich die lähmende Müdigkeit von neuen geistigen Initiativen abhielt, packte mich eine heftige Arbeitswut, um die Traurigkeit zu verdrängen. Ich arbeitete bis zur Erschöpfung, uneffektiv und gereizt, zitternd lag ich dann im Bett und konnte nicht einschlafen.

Absolut verrückte Sachen habe ich in dieser Zeit gemacht, die mir aber in den Augen meiner Umwelt den Ruf einer sehr patenten und äußerst geschickten Frau eintrugen.

So brachte ich es tatsächlich fertig, während des Kochens

schnell die Küche auszumalen, ich fluchte über den umgefallenen Farbtopf, in den ich gestiegen war, weinend suchte ich nach Lappen und vertrat die Farbe auf den Teppichböden. Und wenn Dagmar und Britta am Freitagnachmittag Stan und Olly als Dick und Doof sahen – mußte ich das Zimmer verlassen. Ich konnte die Geschichten nicht ertragen, bei mir waren sie Wirklichkeit!

Völlig unerfahren in derlei Arbeiten, fliese (!) ich an einem Nachmittag unser Gäste-WC. Wochenlang pflegte ich meine zerschnittenen Fingerkuppen, denn wie im Rausch hatte ich während des Arbeitens keinen Schmerz gespürt.

Und manchmal, nach einem arbeitsreichen Tag, setzte ich mich nachts an die Nähmaschine – ich hatte mir extra eine gekauft und keinerlei Erfahrung mit diesem Instrument, denn meine Mutter hatte nie eine besesssen – und nähte für jede Tochter einen Trägerrock oder ein Kleidchen. Weinend fädelte ich immer wieder den Faden ein, wechselte die zerbrochenen Nadeln aus, meine Hände flogen, aber um vier Uhr morgens war ich dann fertig, und glücklich hängte ich die Kleidchen, die ich aus dem gleichen Stoff gefertigt hatte, auf Bügel, setzte mich ins Wohnzimmer und betrachtete mein Werk mit dem Gefühl, endlich etwas geleistet zu haben.

Kurz war danach natürlich die «Nacht», gereizt stand ich auf, der Tag war schon gelaufen, bevor er begonnen hatte, meine Hände zitterten, die Tassen fielen herunter und Tränen liefen mir übers Gesicht.

Schwer war es auch für mich, meinen Zustand zuzugeben. Nach außen wirkte ich weiter fröhlich und unkompliziert, aber dieses «Spiel» erschöpfte mich so, daß auf jeden «fröhlichen Abend» ein neuer Schub von Traurigkeit und Resignation folgte.

In langen Auseinandersetzungen, in denen ich unendlich viel weinte, versuchte ich anfänglich meinem Mann zu erklären, daß ich das Gefühl hätte, irgendwo «mein Leben verloren» zu haben. Und das Schlimmste für ihn war wohl, daß er mir nicht helfen konnte. Jeden Satz, den er zu «meiner Entlastung» sagte, wertete ich als Mißverstehen meiner Situation. Meine Traurigkeit war untröstlicher Natur.

So übertönten wir die um uns entstandene Ruhe mit hektischer Aktivität, laut und bunt war unser Leben – aber ich sah wie durch eine Scheibe nur zu, bekam alles nur wie am Rande mit und hatte das Gefühl, nicht dazuzugehören.

Wenn ich heute an diese Zeit denke, frage ich mich manchmal, wie es möglich war, daß ich mich so aufgegeben hatte. Dabei ist es eigentlich ganz verständlich: Sieben, acht Jahre lang hatte ich keine Schwäche gezeigt, weil ich dachte oder wußte, daß diese Aufgabe nur mit Disziplin bewältigt werden konnte.

Ich hatte mein Schicksal angenommen, und nicht ein einziges Mal in all den Jahren hatte ich mich gefragt: Warum gerade ich? (Diese Frage verblüfft mich immer wieder: als ob Schicksal nur bestimmten Menschen zugedacht wäre!) Ich hatte geweint, ja – aus Verzweiflung, Wut und Müdigkeit. Aber nie hatte ich mit meinem Schicksal gehadert. Und mit all dieser Beherrschung hatte ich nur eines erzwingen wollen: mein Kind auf den Weg der «Normalität» zu schieben. Und Hadern mit dem Schicksal hätte bedeutet, die Aussichtslosigkeit des gesetzten Zieles zuzugeben.

Nun war alles anders gekommen. Bei der ersten Ruhepause war ich zusammengebrochen, ich hatte gemerkt, daß mein Ziel falsch gewesen war, und ich war zu müde, mir ein neues zu stecken. Zu lange war ich einem Traum nachgelaufen, und es war schwer, mir das einzugestehen.

Vier Jahre lang – viel zu lange! Vielleicht hat es auch deswegen so lange gedauert, weil ich in diesen Jahren immer noch mit mir selbst kämpfte, weil ich wieder nicht den Mut hatte, mich richtig gehenzulassen. Ich weiß es nicht, und im nachhinein nützt es auch nichts – ich hatte eben diesen Weg gewählt.

Zwei Erkenntnisse hat diese Reise in die Traurigkeit dann doch gebracht.

Die erste Erkenntnis ist fast banal: Ruhe und Zeit können sehr destruktiv sein.

Die zweite Erkenntnis ist diffiziler: Bei meinen Bemühungen, den Weg nach draußen zu finden, habe ich bemerkt, daß Menschen, die scheinbar ohne jedes schwere Los leben, störende Kleinigkeiten in fast denselben Dimensionen erleiden, wie sie wirkliche Probleme mit sich bringen. Dieses Leid potenziert sich noch durch das Bewußtsein, «eigentlich» keinen Grund zum Klagen zu haben. Und das liegt nicht speziell an diesen Menschen – ich denke, wir sind alle so veranlagt. Vielleicht ist das sogar die «ausgleichende Gerechtigkeit»?

So gehen wir alle gebeugt durch unser Leben und machen das schwächste Glied in der Kette dafür verantwortlich. Mein schwächstes Glied war Dagmar, und hätte ich nicht sie als Grund für meine Misere anführen können – ich hätte wohl was anderes gefunden.

Am Anfang war diese Erkenntnis nur ein kleines Lichtlein. Aber mehr und mehr gelang es mir, damit die düsteren Ecken meines Innenlebens auszuleuchten.

Eine andere Erkenntnis hat mir diese Zeit nicht gebracht. Aber sie war nun mal da, vielleicht war sie wichtig, vielleicht vergeudet. Vielleicht mußten all diese Gedanken gedacht werden, all diese Tränen geweint werden, all diese Verzweiflung Platz greifen. Vielleicht!

Denn eines Tages wachte ich auf, und alles lag wie ein Spuk hinter mir. Und im selben Augenblick war ich mir auch dessen bewußt.

Madame's Bistro, das Schicksal der Agave und andere Ferienerlebnisse

Wie dicke Ballastsäcke kann ich sie nun endlich zurücklassen, diese Jahre, die voller Fragen und Zweifel waren, voller Suchen und Infragestellen. Und durch nichts läßt sich ein «Bruch» zwischen Zeiten leichter überbrücken als durch das Erzählen von Ferienerlebnissen, Geschichten aus Tagen also, in denen wir alles ein wenig anders sehen, in denen wir auch versuchen, ein wenig anders zu sein.

Fast alle Sommerferien haben wir mit Dagmar gemeinsam verbracht. Vier Episoden habe ich aus meiner Erinnerungs-Schatulle herausgesucht: Sie sind am typischsten für sie. Viele Geschichten gäbe es noch zu erzählen. Aber fast schon zu vertraut ist mir ihr Zauber, zu selbstverständlich ihr Charme und die Art, in der sie mit ihren Mitmenschen umgeht. Und seit Britta auf unseren Reisen nicht mehr dabei ist – früher war sie immer der Vermittler nach «draußen» –, wende ich einen kleinen Trick an:

Nach dem ersten oder zweiten Tag in einem Hotel – wenn Dagmar anfängt, sich heimisch zu fühlen – schicke ich sie zum Frühstück voraus. Nach einer halben Stunde gesellen wir uns zu ihr, wir kommen an unseren Tisch – und er ist für uns alle gedeckt. Und wie ich meine Dagmar kenne, ist sie mindestens zwanzigmal ans Frühstücksbüfett gelaufen, denn Decken und Servieren ist ihre große Leidenschaft. Und während dieser Zeit haben alle Gäste rundum «ungestört» meine Tochter beobachten können. Vielleicht haben sie ihr geholfen, die zu vollen Tassen hinzustellen, vielleicht haben sie zugesehen, wie sie die Servietten faltete, vielleicht haben sie bemerkt, daß dieses Kind ganz anders ist, als sie sich einen behinderten Menschen vorgestellt haben.

Denn wenn wir nach einer halben Stunde kommen, sehen wir nicht nur den gedeckten Tisch und hören nicht nur das grollende Murmeln von Dagmar: «Also glaubst du's! Schon wieder zu spät!», sondern wir sehen auch die Gesichter an den anderen Tischen. Frei und ohne Scheu, ein Lächeln auf dem Gesicht, haben sie nun endlich den Mut, Dagmar anzusehen – und richtig zu sehen!

Die Ferienerlebnisse, von denen ich hier erzähle, fallen in die Jahre – nun, so ungefähr – zwischen 1975 und 1979, Dagmar war zwischen 13 und 17 Jahre alt, Britta 10 bis 14.

Ein Mißverständnis

Sie kennen das sicher: Im August kann man weder nach Frankreich noch nach Italien in Urlaub fahren. Jedes Kind weiß, daß alle Straßen überfüllt sind, in den Lokalen wird man schlecht bedient, das Essen ist meist miserabel, der Service bei Autopannen entsetzlich, kurz: Es ist der reinste Streß.

Allerdings ist noch eine Steigerung möglich, zum Beispiel wenn man mit einem französischen Club in Italien Ferien macht. Die wirklich reizenden Betreuer (Animateure genannt) hausen während dieser Zeit zu zehnt auf einer Stube, um solchermaßen ausgeschlafen tagsüber Horden von dynamischen Midlife-Crisis-Urlaubern zu beschäftigen. Während man im Juni gelangweilt nach Pfeil und Bogen oder Surfbrett greifen kann, falls man nicht gerade schläfrig bei einem Espresso an der Bar herumhängen will, arten solche Betätigungen im August zu einem Überlebenstraining aus, das so manchen Manager noch gewitzter beim Catch-as-catch-can in der Chefetage macht. Allerdings ist nicht ganz sicher, ob er das Gelernte noch effektiv wird einsetzen können, da infolge des letztlich fehlenden Urlaubs ein Herzinfarkt allen Anstrengungen ein frühes Ende setzen mag.

Außerdem ist es im August mörderisch heiß und alles völlig überteuert, kurz gesagt: Jeder Idiot weiß das, und deswegen war unsere Entscheidung kühl und überlegt: Wir fahren dieses Jahr im August mit dem Club X. nach O. (südlichstes Süditalien) und . . .

Können Sie sich noch erinnern? Da gab es ein Jahr während der Energiekrise, in dem man nach Möglichkeit nicht mit dem Auto nach Italien fahren sollte. Wegen Benzinmangels waren die meisten Tankstellen geschlossen!

Natürlich fahren wir mit dem Auto, man ist dann ja so unabhängig und frei. Und zu viert – mein Mann und ich, Dagmar und Britta – ist der Wagen gerade ausgelastet.

Seit der Flucht mit meinen Eltern 1945 aus Kattowitz (ich war damals gerade sechs Jahre alt) habe ich ein ausgeprägtes Fluchtsyndrom, das folgendermaßen aussieht: Wenn ich das Gefühl habe, nicht weiterzukommen, bricht bei mir Panik aus, meine Schilddrüse wird dick, ich bekomme keine Luft, mein Puls liegt zwischen 120 und 140. Also bin ich optimal geeignet für eine solche Fahrt. Gehetzt geht mein Blick zwischen Tankanzeiger und geschlossenen Tankstellen hin und her, haben wir dann zwanzig Liter auf Schleichwegen ergattert, so setzt mein Mann – dieses unmenschliche Wesen – diese zwanzig Liter aufs Spiel, indem er einfach – unbekümmert um die nächste Benzinquelle – weiter Richtung Süden fährt. Die anfangs fröhlichen Kinder werden allmählich normal: Sie verfolgen wie ich bedrückt die Tankanzeige und die CHIUSO-(geschlossen)-Schilder. Bei unserer Ankunft in O. glaubte ich, die schlimmste Fahrt meines Lebens überstanden zu haben. Dieser Rekord wurde jedoch alsbald durch die Rückfahrt gebrochen. Dazwischen allerdings lagen zwei idyllische Wochen Club-Urlaub.

Da der Club, selbstverständlich, aus allen Nähten platzt, haben sich die Herren der Geschäftsleitung überlegt, daß man die Horde der Urlauber wenigstens zeitweise ein wenig «entzerren» könnte, indem man an verschiedenen Plätzen, zum Beispiel am Swimmingpool oder auf der nahe gelegenen Ranch, Barbecues, Fest- und Gala-Diners sowie Candle-Light-Dinners veranstaltet. Und um um Gottes willen zu verhindern, daß die auf diese Weise versorgten zehn Prozent wieder zu den restlichen neunzig Prozent Urlaubern stoßen, werden zum Essen kleine und – wie versichert wird – zauberhafte Shows veranstaltet.

Da mein Fluchtsyndrom inzwischen einem neuartigen Platzangst-Syndrom gewichen war, waren wir oft Gäste dieser intimeren Kreise, zumal ich auch tagsüber zwischen Fliegen und Stallgeruch im Schatten der Ranch lag, um Britta, meiner reitbegeisterten Tochter, in den vierzehn Tagen wenigstens den Anblick eines Pferdes zu ermöglichen. Dabei war mir entgangen, daß Dagmar in Liebe zu einem der Animateure (Italiener) entbrannt war, die durchaus erwidert wurde: Dagmar durfte aus seiner Colaflasche trinken und wurde mit Kopfstreicheln verwöhnt; und so schloß sie ihren Liebling innig ins Herz. Das ist wichtig zu wissen, denn nun geht es endlich los:

Nach dem Candle-Light-Dinner sollte ein kleiner Sketch folgenden Inhalts ablaufen:

Ein italienischer Feinschmecker (dargestellt von Dagmars Liebling) kommt in ein französisches Lokal (zu diesem Zweck wurde lediglich ein Tisch in der Mitte geräumt und durch Spots erhellt) und bestellt die geheiligten Spaghetti. Der französische Ober (dargestellt von einem Dagmar bis dato unbekannten und ihr daher scheinbar unsympathischen französischen Animateur) ist entsetzt und bringt – nach vielen Protesten – schließlich sichtlich indigniert völlig unzureichend gekochte Nudeln. Da das Publikum zu etwa fünf Prozent aus nichtitalienischen bzw. nichtfranzösischen Touristen besteht, also international ist, wird hier vorzugsweise auf die Pantomime zurückgegriffen, und hierbei vorzugsweise auf den Pat-und-Patachon-Stil, der wiederum Dagmar liegt und von ihr hervorragend verstanden wird.

Als der Spot über dem Tisch aufleuchtet, freut Dagmar sich

sehr, ihren Liebling im Scheinwerferlicht zu sehen, und winkt vergnügt. Bei der lauter werdenden Diskussion mit dem Franzosen wird auch Dagmar ganz aufgeregt und versucht, ihrem Liebling zu Hilfe zu kommen. Kennen Sie eingeseifte Ferkelschwänze? Ebenso entgleitet mir Dagmars Arm, den ich kurz vorher fürsorglich mit After-Sun-Lotion gepflegt hatte, und bevor ich es verhindern kann, steht sie am Tisch ihres Lieblings, als dieser gerade die Spaghetti serviert bekommt.

«Iß nur, mein Schatz», sagt sie und überhört das Zischen ihrer Mutter, die hinter ihr geduckt auf dem Boden kauert und an ihrem Rock zupft. «Laß das», keift sie in meine Richtung.

Dann ruht ihr Auge wieder liebevoll auf ihrem Schatz. Der muß nun laut «Drehbuch» die Spaghetti wieder ausspucken und dem Ober wütend zurückgeben, während dieser wiederum sie dem Italiener über den Kopf zu kippen hat. Trotz Dagmars heftig geführter Gegenattacke gelingt es ihm, mindestens drei Nudeln auf dem italienischen Kopf zu plazieren, der Rest landet auf dem Nebentisch, an dem die Leute ganz echt entsetzt zu kreischen beginnen.

Zu allem Unglück hat Dagmar an diesem Tag auch noch einen Wickelrock an, und verhängnisvollerweise ziehe ich am entscheidenden Band . . . aber, trotz des Hindernisses des sich senkenden Rockes um ihre Beine, gelingt es Dagmar, den nun folgenden Dessert-Angriff in Form einer großen Seifenschaumtorte bravourös abzuwehren, bevor sie in Unterhosen den Kopf ihres Lieblings an den Busen drückt. Und kennen Sie diese Unterhosen, die man nur so «zur Reserve» mit in den Urlaub nimmt: etwas zerrissen, etwas verfärbt, von allem etwas – und im ganzen einfach unmöglich?

Und hinter ihr lag eine gebrochene, zähnefletschende Mutter, die sich und ihre ganze Sippe an den Rand der Welt wünschte, denn der Vater ihres Kindes hatte sich zu einem Abendspaziergang – «Mir sind die Zigaretten ausgegangen» – auf den Weg gemacht, und das andere Kind setzte aus Langeweile, weil es den Sketch nicht verstand und Torte im Gesicht sowieso nicht mochte, richtige «Bomben» in den Swimmingpool, von dessen Rand die Gäste schreiend und durchnäßt flohen... aber nicht in meine Richtung, denn hier warf Dagmar immer noch mit dem Seifenschaum.

Die Provence, das Schicksal der Agave und ein gebrochener Schwur

Einmal im Jahr dazugehören zu dürfen, zu Lavendeldüften, flirrender Hitze, gleißendem Licht; das Gefühl haben zu dürfen, gleich um die Ecke vielleicht den zu treffen, den Marcel Pagnol aus dem Rucksack eine Wasserflasche, große, weiße Zwiebeln und ein Brot nehmen läßt.

Zauberland Provence.

Längst haben wir Nizza, Cagnes-sur-mer, Vence hinter uns gelassen, die Straße wird immer gewundener, steiler, enger.

Auf meinem Schoß liegt ein kleiner zerknüllter Plan, feucht von meinen Händen: Agentur Perioli, steht da in einer Ecke, und darunter sind kleine Quadrate und Straßen eingezeichnet und ein «roter Faden»; das ist unser Weg zu einem Monat «Provence-Leben» mitten in Tourrettes-sur-Loup. Der Loup – das ausgetrocknete Flußbett da unten muß wohl zu ihm gehören, und an vielen Stellen wird dieses gigantische Tal von Viadukt-Ruinen überquert, grünes Leben bricht aus Mauerrissen und Sprüngen, verschönt die Hinfälligkeit in einem Maße, daß man einen Moment erleichtert glaubt, daß diese Welt nie zu zerstören sein wird. Nach einer langgezogenen Linkskurve kommen die ersten Häuser, langsam fahren wir in den Ort.

Ich studiere den Plan. Auf dem Marktplatz müssen wir parken, der Rest des Wegs ist zu Fuß zurückzulegen, und hier rechts ist auch das Bistro mit dem hinterlegten Schlüssel zu unserm Reich.

Während wir uns zu Kaffee, Wasser und Cola setzen, holt mein Mann den Schlüssel und kommt schimpfend zurück. Schimpfend auf dreizehn Schuljahre, in denen er nicht gelernt hat, in französischer Sprache einen Schlüssel zu verlangen. Ich schweige. Vier Jahre Französisch-Unterricht haben auch bei mir kaum eine Spur hinterlassen. Ein Satz fällt mir ein: «Monsieur et Madame Piedléger pedallent sur la route.» Er fällt mir immer ein, wenn ich an Französisch denke; das einzige, was hängengeblieben ist. Wir zwei hoffen auf Seelenkontakte, die trotzdem dasein könnten.

Dagmar steht am Nebentisch. Sie stubst ein Baby in den Bauch, und Baby, Mutter und die ganze kleine Tischrunde lachen. Ich habe sofort den Verdacht, daß es weniger ihre Kontaktfreudigkeit ist: Sie weiß, daß es nun ans Ausladen geht, und je länger sie da am Tisch steht, um so weniger bleibt ihr zu tragen. Als es endlich wirklich nur noch zwei Kleinigkeiten sind, lehnt sie auch diese mit dem knappen Hinweis: «Herzfehler» als zu schwer ab und entschließt sich dann gnädig, sich des Tennisschlägers anzunehmen. Das kann gar nicht in Frage kommen. Schließlich kann nicht die kleinere Britta bis zu den Schultern bepackt schleppen, während ihre Schwester mit einem Racket in der Hand hinterherschlendert. Wir entschließen uns also, nachher ein zweites Mal zu gehen. Ich möchte das Schauspiel vermeiden, das unausweichlich wäre, wenn ich versuchte, Dagmar den Schläger wegzunehmen. Inzwischen scheinen wir nämlich auf einer kleinen Bühne zu agieren. Von sämtlichen Bistro- und Restaurantstühlen des Marktplatzes sieht man mit gespannten und amüsierten Mienen zu, wie wir die Situation in den Griff kriegen: eine hochwillkommene Abwechslung in dieser trägen, warmen Nachmittagsstunde.

Wenigstens kann niemand mein Zähneknirschen hören, und ich erleichtere mein Gemüt, indem ich mir vorstelle, wie ich Dagmar mit dem Schläger zwei Meter nach vorn katapultiere, denn natürlich hängt sie weit hinter uns zurück.

Diese Arbeit nimmt mir dann einer der großen, gemütlichen gelben Hunde ab, die überall in den kühlen Hauseingängen liegen. Als Dagmar trällernd das Racket schwingt und sich dabei noch dreht, trifft sie einen fast am Kopf; der springt auf und bellt kurz.

Obwohl mir schier das Herz stehenbleibt, bin ich fast dankbar. Dagmar klebt förmlich neben mir. Aber wir stellen dann gemeinsam fest, daß die Hunde wirklich ungefährlich sind, viel gefährlicher sind die großen gelben Haufen, die sie überall auf die Straße gesetzt haben, und nicht nur Dagmar ist gefährdet, sie breitzutreten. Mein Mann schlägt sie da um Längen.

Nur Britta, meine vernünftige Britta macht sich ein Vergnügen daraus, anmutig die Hindernisse zu nehmen, und ich beschließe, das nächste Mal mit ihr allein zu verreisen.

Und dann stehen wir wie verzaubert vor «unserem Haus». Unten ist eine kleine Potterie, und die Tür daneben gehört schon zu unserem Domizil. Sie ist – sozusagen – der zweite Ausgang. Der richtige Eingang liegt im ersten Stock, eine Steintreppe führt hinauf, auf jeder Stufe stehen Tontöpfe mit Geranien, Basilikum, Pimpernelle, und als wir die Tür öffnen, haben wir das Gefühl, hier schon mal gewesen zu sein. Große rote Tonplatten bedecken den Boden, rechts hinter dem großen Holztisch liegt der rauchgeschwärzte Kamin, auf Borden steht honigfarbenes Geschirr, große Tassen ohne Henkel. Wie ein Fremdkörper brummt ein kleiner weißer Kühlschrank in der Ecke.

Aber genau gegenüber vom Eingang sind riesige Flügeltüren, braune Leinenvorhänge bauschen sich im Durchzug, und dann sehen wir, daß dieses Haus direkt an den Fels gebaut ist. Mindestens zwanzig Meter geht es hinunter. Noch tiefer liegt das Tal des Loup, und auf den Felsvorsprüngen wachsen riesige Agaven.

Diese Wohnung wird für mich ein richtiges Nest. Oft bleibe ich da, wenn mein Mann und die Kinder den langen Weg zum Meer nicht scheuen. Ich sehe den Katzen zu, die sich in der Morgensonne auf den Steinen am Abhang räkeln, und eine große Liebe zu diesen unabhängigen Tieren beginnt in mir zu wachsen. Ich beobachte ihre gegenseitigen Annäherungsversuche und sehe, wie sie leiden, bevor sie sich hingeben, wie sie kaum begreifen können, daß die Natur stärker ist als sie. Ich sehe den Eidechsen zu, die an der sonnendurchglühten Wand gleich Smaragden hängen, um dann blitzschnell hervorzuschnellen, ich sehe ihre Greiffüßchen, wie sie Halt suchen, und ich habe «meine» Provence gefunden.

Wie enttäuscht war mein Mann, als wir keinen Garten, keine Terrasse vorfanden, aber was wäre die schönste Terrasse gegen diesen Hochsitz hier oben in der Felswand. Ich lege ein dickes Handtuch vors Fenster auf den Boden und sehe in die Schlucht, sehe die wechselnde Beleuchtung, und ich atme den warmen Thymianduft, die heißen Steine, den Geruch aufspringender Erde und vertrocknenden Grases.

Einmal sitze ich unten bei der Potterie-Besitzerin. Sie ist eine alte Frau, und sie erzählt mir die Geschichte der Agaven, auf die ich in der Ohnmacht meiner Sprachlosigkeit zeige. Agaven, diese herrlichen Pflanzen, wachsen oft bis zu dreißig Jahre lang, und die Harmonie ihrer Proportion, ihrer Farbe ist so vollkommen, daß jedem ihre Schönheit auffällt. Und sterben muß sie, wenn sie ihre erste und einzige Blüte hervorgebracht hat: einen masthohen häßlichen Stengel mit einer Doldenstaude, unproportioniert, fehlfarben, aber ihr das ganze Leben aussaugend. Nach dieser monströsen Leistung verfällt die Agave, sie hat sich verbraucht.

So wird es mir erklärt. Trotz oder vielleicht gerade wegen meiner mangelhaften Sprachkenntnisse beschreibt sie es so eindringlich, als gäbe sie mir das Geheimnis des Lebens preis, als sei ihr ganzes Dasein von diesem Vorgang gepeinigt.

Erst sehen wir beide uns ernst und verbittert an – eigentlich reflektiere ich nur ihren verbitterten Blick, um ihr zu zeigen, daß ich sie verstanden habe, dann brechen wir in Lachen aus, und als Krönung sagt sie: «C'est la vie!» und geht in ihren Laden, und ich klettere hinauf in mein Vogelnest.

Auch Dagmar greift nach ihrem Zipfelchen «Provence». Ab dem dritten Tag darf sie das Baguette fürs Frühstück allein holen. Beim ersten Alleingang schleichen wir ihr im Schatten der Toreinfahrten nach, aber sie schafft den Einkauf, die Hunde, den Weg. Britta, immer und überall Dagmars Förderin, verbietet uns, sie weiter zu bewachen – und wir gehorchen. Jeden Tag ist das

Baguette ein wenig kürzer, wenn sie kommt, aber wir sagen nichts zu ihrer «Wegzehrung». Oft braucht sie sehr lange, aber wir gönnen ihr die Chance zur Unabhängigkeit in einem Gebiet ohne Autos und ohne Gefahr.

An einem Nachmittag zieht über der Schlucht vor meinem Fenster ein Gewitter auf. Schwarz und gelb hängen die Wolken im Tal des Loup. Knisternd still ist die Luft. Noch nie hatte ich ein Gewitter im Süden erlebt. Die Natur hält den Atem an, kein Blatt rührt sich. Meine Familie ist noch nicht da. Ich laufe ihnen entgegen. Kein Hund ist auf der Straße, ein merkwürdiges Licht liegt über den Häusern. Endlich – dort kommen sie. Wie eine Glucke schiebe ich meine Kinder Richtung Haus – und dann geht es auch schon los: ohrenbetäubende, grelle Wut, unbekannt, einfach neu. Mit brachialer Gewalt bricht sich das Gewitter an unserem Fels, an unserem Haus.

Ich sehe Dagmar schreien, aber ich kann sie nicht hören. In unablässiger Folge rasen die Blitze gegen den Fels, zorniger Lärm stülpt sich wie eine Glocke über uns. Britta hat sich an ihren Papi geklammert, und Dagmar wirft sich bei jedem Blitz gegen meinen Bauch mit einem Aufschrei, der aber sofort vom Bellen des Donners übertönt wird. Nie hatte ich Angst bei Gewitter, aber jetzt rast mir das Herz im Hals.

Und dann ist plötzlich alles vorbei. Nach einer halben Stunde ist es wieder ruhig. Im Westen reißt wie eine Wunde der Himmel auf. Rotgoldene Spiegel geben das Sonnenlicht weiter. Wir öffnen die Fenster und hören dem Glucksen des Wassers zu, das in Bächen und Rinnsalen über den steilen Abhang stürzt. Die Luft ist voller Würze, schmeckt nach zerschlagenen Kräutern, nach Erde und Feuchtigkeit.

Ringsherum in den Häusern an der steilen Wand gehen die Lichter an. Ich drehe am Schalter, will auch Licht machen, aber nichts rührt sich. Wir versuchen die anderen Lampen: nichts! Wir finden zwei, drei Kerzen, zünden sie an, um die Kinder zu beruhigen. Wir warten. Warum haben die anderen Häuser Licht?

Schließlich geht mein Mann los, Hilfe zu holen. Nach etwa zehn Minuten kommt er mit einem Mann zurück, der auch sofort weiß, wo der Sicherungskasten ist. Alle Sicherungen sind in Ordnung, das hatte ich schon überprüft; aber er spricht kein Wort Deutsch, ich kann es ihm nicht sagen. Er wirft nur einen Blick darauf, dann geht er zu einem anderen Kasten, öffnet ihn, und wir verstehen lediglich das Wort «perdu».

Als er geht, wissen wir nicht, ob er zurückkommen wird, ratlos sehen wir uns an, aber da steht er schon wieder vor uns, flickt mit Draht in dem Kasten eine Leitung – das Licht flammt auf, die Kinder jubeln, und wir fühlen uns erleichtert und glücklich.

Während der Mann noch weiter am Kasten hantiert, diskutieren mein Mann und ich, wie wir uns erkenntlich zeigen können, wie wir danken können; wir sind so hilflos ohne Sprache, und unser bescheidener Wunsch, bei einem Glas Wein über das Gewitter zu sprechen und ihm zu danken, ist unerfüllbar.

So wedeln wir etwas kopflos mit den Händen herum und sagen «merci beaucoup», und fast sage ich noch «mille grazie» – und mein Mann fragt mich: «Sollen wir ihm eine Flasche Wein geben?» «Nein», sagt da der Mann und schließt den Kasten. Er ist fertig. Und in klarem Deutsch fährt er fort: «Bei Ihnen hat der Blitz eingeschlagen. Meine Reparatur nur Provisorium. Ich rufe jetzt Eigentümer an. Morgen Reparatur komplett. Heute nicht kochen – gefährlich. Aber für Licht genügt.»

Wir sind wie gelähmt, starren ihn an. Er schaut auf den Boden. «Ich war über vier Jahre in deutscher Kriegsgefangenschaft in X. Sehr schlimm. Bein zerschlagen. Nie wieder wollte ich mit einem Deutschen sprechen. Ich habe geschworen, nie wieder deutsch zu sprechen.»

«Vielen Dank, daß Sie gekommen sind», stammle ich und verfluche Hitler und empfinde nichts von der Gnade der späten Geburt.

«Oh», erwidert er und strafft sich, «ich glaube, ich wäre nicht gekommen. Aber vor vierzehn Tagen ist ihre Tochter zum ersten

Mal in unsere Küche gekommen. Ich verstehe sie sehr schlecht. Wie heißt sie? – Jedenfalls unterhalten wir uns seit zwei Wochen – sie frühstückt bei uns. Sie bringt ihr Brot, und wir geben ihr Kaffee. Aber wie heißt sie?«

«Dagmar», sage ich betreten.

«Ah! Dagmar.» Es klingt schön, wie er es ausspricht, und er streichelt Dagmar den Kopf.

«Morgen wieder Frühstück, Dagmar?»

«Freilich», antwortet Dagmar kurz und selbstverständlich.

«Sie sind gut zu ihrem Kind. Wir haben es beobachtet.»

«Sehr», fügt er noch nach einer Weile hinzu, und wir wissen nicht, wie er es meint. Dann streichelt er auch Brittas Wange und geht. Sein Bein zieht er nach.

Zwei Wochen lang hat Dagmar noch bei unserem Helfer gefrühstückt.

Zwei Tage vor unserer Abfahrt kam sie mit einer Rose heim. Einen Moment dachte ich, sie sei für uns.

«Nein», sagte sie, «ist für mich!»

Natürlich – wie konnte ich nur einen Moment etwas anderes annehmen.

Die Überlegene

Dagmar ist uns gerade im Urlaub immer sehr «nahegekommen». War es die andere Umgebung, die uns unser Kind so bewußt-machte? Besonders gern erinnere ich mich an unsere Ferien in Südfrankreich, viele Jahre waren wir dort, zwei- oder dreimal auch mit guten Freunden. Unsere Kinder waren alle im gleichen Alter, so etwa 13 bis 17 Jahre, aber Dagmar wirkte immer wesentlich jünger, als sie jeweils war.

Morgens wurde das Taschengeld für Eis, Getränke oder das Tretboot verteilt, aber schon am ersten Tag merkten die Kinder, daß sie mit ihrem Geld nicht auskommen würden, wenn sie ihr Eis bei dem Fliegenden Händler kauften. Er verlangte den doppelten Preis wie das kleine Bistro gleich nebenan. Aber im Bistro hatte man so seine Probleme. Man konnte nicht einfach nur auf das Eis zeigen, man mußte es in französischer Sprache verlangen, lief Gefahr, auch noch etwas gefragt zu werden, kurz: Man wurde völlig gefordert.

Eine entsetzliche Zwickmühle, in die unsere Damen da gekommen waren. Große, ernste Palaver wurden abgehalten, und wir Mütter schüttelten uns auf unseren «matelas» vor Lachen.

Dagmar hörte aufmerksam den Kriegsräten zu, in denen ständig das Wort «Eis» fiel, und während die anderen noch diskutierten, stand sie auf und kam Minuten später mit einem Eis vom Bistro zurück. Großes, ehrfürchtiges, aber auch wütendes Schweigen breitete sich unter den Französisch lernenden Gymnasiastinnen aus. Und Britta kam auf die glorreiche Idee, Dagmar zu schicken, die offensichtlich keine Probleme hatte, das Gewünschte zu erhalten.

So gab man ihr das Geld für vier Eis, erhöhte dann auf fünf (das war ihr Lohn – den Aufwand mußten die anderen vier zu gleichen Teilen tragen), und machte ihr klar, sie müsse die Finger einer Hand spreizen, was «fünf» bedeute, und dazu sagen: «Cinque glaces». Auf das «S'il vous plaît» wurde nach längeren wortreichen Diskussionen verzichtet. Dagmar übte geduldig, aber plötzlich siegte ihr logischer Verstand, sie stand auf, zeigte den anderen den Vogel und verkündete: «Quatsch, Glas! Brauch kein Glas, will doch nicht trinken, will Eis», und während die anderen noch ihre Order erteilen wollten, ob Vanille oder Schokolade, bekamen sie wieder einen Vogel von Dagmar zu sehen, die nun einwandfrei wußte, wer hier das Sagen hatte.

Dann marschierte sie an der langen Reihe der anderen Wartenden vorbei, die ebenfalls vor dem Bistro wegen Limo, Bier oder Eis anstanden. Und während ihre vier Auftraggeberinnen sich vor Scham, aber auch Entzücken über die Dreistigkeit Dagmars unter ihren Badetüchern versteckten und hohe Töne des Entsetzens von sich gaben, ging sie direkt zur Eistruhe, hob den Deckel, zog sich am Rand hoch und verschwand bis zur Taille in der kühlen Truhe. Fünfmal sah ich ihre Hand, die wahllos unten etwas griff und auf den Rand legte, dann gab sie sich einen Ruck, stand wieder, legte den Deckel auf und rief: «Muß zahlen!» Und ein Ober, der ihr schon die ganze Zeit lachend zugesehen hatte, rechnete mit ihr ab.

Bei den Sonnenmatratzen angekommen, drückte sie ein dickes Schokoladeneis an ihre warme Brust, dann ließ sie die kleineren Eistüten und Fruchteise mit dem Rest des Geldes auf eine der Matratzen fallen und beobachtete sodann stumm den Pöbel, der sich nun auf Geld und Eis stürzte. Zufrieden sank sie neben mir in den Sand, schmatzte an ihrem Nogger und sagte: «Ell-Bätsch! Doch Eis!» Denn ich hatte sie am Morgen wegen Durchfall auf die halbe Ration gesetzt. Und um nicht eingreifen zu müssen, drehte ich verschlafen blinzelnd meinen Kopf weg. Endlich konnte ich auch ungehindert lachen.

Madame's Bistro

Im darauffolgenden Jahr fuhren wir wieder an denselben Ort, an denselben Platz. Aber wir waren allein, unsere Freunde waren dieses Jahr zu Hause geblieben.

Etwas traurig fuhren wir am nächsten Morgen zum Strand. Aber dann blies der Wind durch die offenen Autofenster, er brachte Düfte und Gerüche mit, die wir schon kannten, vertraute Landschaft zog an uns vorbei, und zuversichtlich trösteten wir unsere Kinder, daß wir sicherlich wieder unsere alten Sonnenplätze vor dem Bistro mieten konnten. Aber schon die Parkplatz-Suche gestaltete sich chaotisch – natürlich war es wieder August –, und nachdem wir unser Auto irgendwo quer abgestellt hatten, schoben wir uns mit Taschen, Körben und Bällen durch die Menschenmenge in Richtung unseres Bistros.

Dieses Bistro war ein kleiner Betrieb, der nur während der

Hauptsaison geöffnet hatte. Während dieser Zeit wurde man hier mit den herrlichsten Delikatessen verwöhnt, Feinschmecker-Menüs mit acht Gängen waren für die Stammkunden obligatorisch, man konnte an der Bar Bier, Wein, Espresso oder Aperitif ordern und dabei einen kleinen Plausch halten. Und auf dem schmalen Streifen, der zwischen Terrasse und Meer lag, konnte man «matelas» und Sonnenschirme mieten. Es war ein kleines, autarkes Refugium – wenn man hineinkam.

So sauer wir auch erst waren, als wir mit diesen Massen von Menschen in Richtung Strand schoben, plötzlich, als wir den Sand in unseren Sandalen spürten, als wir über die Köpfe und Sonnenschirme hinweg das dunkelblaue Meer sahen, gehörten wir dazu. Willig gliederten wir uns ein in den Zug der Lemminge. Wir gingen auf die ausgefransten Planken zu, die über den Sand direkt zu unserem Refugium führten.

Wir sahen das vertraute provisorische Bretterhaus, dessen Unterbau auf Pfählen im Sand saß. Rechts neben dem Hintereingang befand sich eine hohe Esse aus Metall und Stein, die weit über das mit Wellblech abgedeckte Dach hinausragte. Bereits jetzt am Morgen flogen Funken und Rauchschwaden in den blauen Himmel empor, und am weitgeöffneten Küchenfenster daneben konnten wir die Köche sehen, die schnell und geschickt arbeiteten, zwischen der Feuerstelle und den Öfen hin und her laufend. Gierig sog ich den Duft von Olivenöl und Knoblauch ein, meine Augen verloren sich in den Körben mit Lauch, Tomaten, Löwenzahnblättern. Unter dicken Leinentüchern, die über große Platten gelegt waren, blitzten silberne und rote Fischschuppen an den Enden hervor, und mir lief das Wasser im Munde zusammen.

Schneller wurde unser Schritt, fast liefen wir an der Bretterwand entlang, dann noch die zwei Stufen, und schon standen wir in «unserem» Bistro (siehe Dagmars Zeichnung auf S. 121).

Die Vorderfront des Bistros war offen. Vorn war die lange Bar, hinter der sich, durch eine Mauer getrennt, die glühende Küche befand. Neben der Küche, im rechten Teil des fensterlosen, dämmrigen Raumes, hatte man einige Tische und Stühle – wohl für Regentage – hingestellt, und gleich davor prangte Dagmars Kühltruhe.

Vor dem Haus war die Terrasse. Sie bestand aus einer Holzbühne, auf der zehn lange Tische und unzählige Stühle, akkurat in Reih und Glied, noch auf Gäste warteten, denn es war früh am Morgen. Ein kleines Geländer lief um die Terrasse, und vorn in der Mitte führten drei oder vier breite Holzstufen an den Strand. Und über diesen luftigen Ort waren Strohmatten gezurrt, und obwohl es noch nicht sehr heiß war, empfanden wir die Kühle hier im Schatten schon als sehr wohltuend.

Wir hatten gehofft, Madame an der Bar zu treffen, aber hier hantierte ein junges Mädchen herum, sie ordnete Flaschen, Gläser, Tassen, füllte Bier- und Weinflaschen in die Kühlschränke unter der Bar und fuhr mit schnellem weißem Lappen über Chrom und Holz der Theke.

Dann hörten wir die tiefe energische Stimme von Madame. Sie stand neben den Matratzen am Strand und erklärte den Fragenden, daß alle Matratzen, alle Sonnenschirme «occupées» seien, und mit einer wegwerfenden Handbewegung, von der wir bisher geglaubt hatten, nur Dagmar beherrsche sie so meisterlich, stufte sie die Fragesteller als Ignoranten der Lage ein, gab laute Anweisungen, drehte sich um und kam die Treppe herauf. Hier standen wir, und ihr Gesicht war sehr abweisend, aber da bog Dagmar – wie immer als letzte – um die Ecke.

Dagmar erkannte freudig ihre Kühltruhe, und Madame erkannte freudig Dagmar und dann auch ein wenig uns, und Dagmar und Britta bekamen ein Eis und wir Getränke und schließlich sogar drei «matelas» und zwei Sonnenschirme.

Wir kamen uns unwahrscheinlich klug vor, und wir sanken auf unsere dicken Matratzen: Wir hatten es geschafft, an dieser total überfüllten Küste einen Platz an der Sonne zu ergattern. Aber natürlich war es Dagmar gewesen, wir wußten es.

Langsam verteilten wir unsere Sachen, cremten uns ein, grüß-

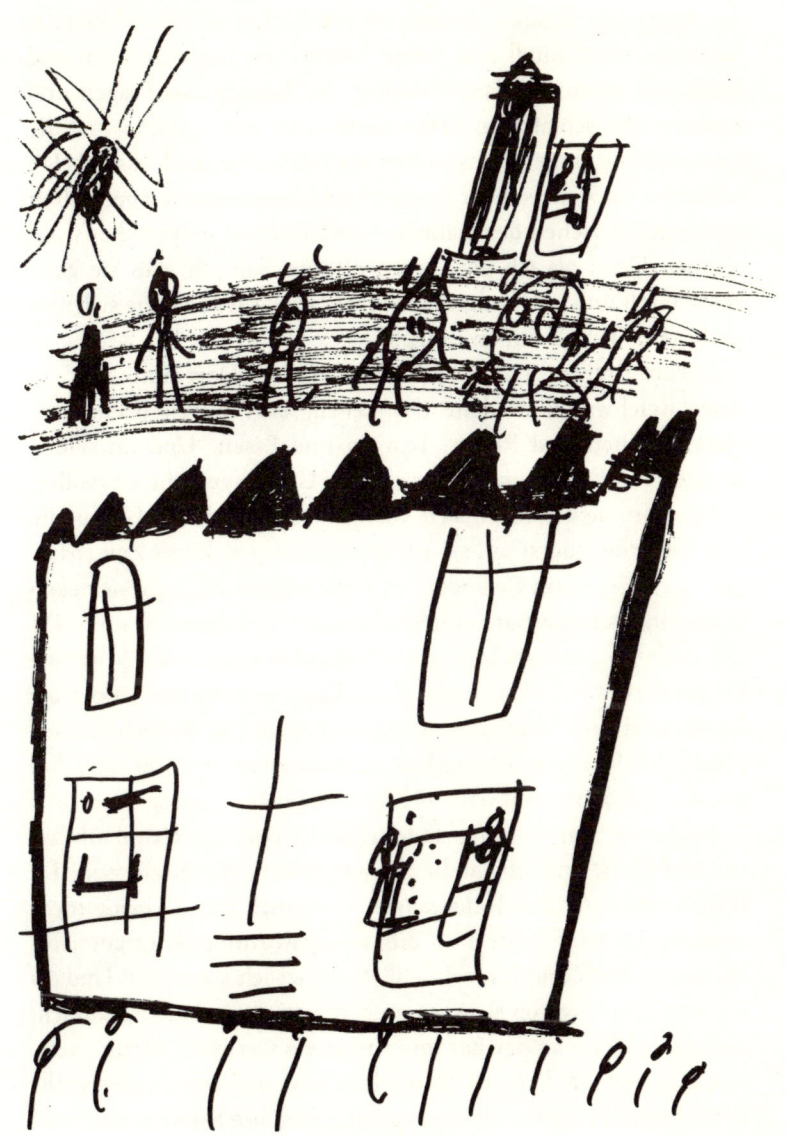

121

ten nach allen Seiten, denn diese Menschen waren in den nächsten Wochen unsere Nachbarn. Und dann, als wir in der Sonne lagen, die Augen geschlossen, da spürten wir die Leere. Mir fehlten die Stimmen von Traudl und ihrem Mann, von Gudrun, Gabi und Svea, mir fehlte das laute Streiten der Kinder, das Fragen und Kichern, die schläfrigen «Wohllaute» von uns «Alten» und die stets aktuelle Frage: «Was wollen wir heute eigentlich essen?» Ich vermißte das Ächzen über Sonnenbrand, angegessene Speckfalten und Sand zwischen den Zähnen – und Dagmar empfand es wohl ebenso. Denn als ich die Augen öffnete, sah ich, daß sie ganz verzweifelt und hoffnungslos auf ihre Schwester sah, die sich nun auch ganz dem Bräunen hingab.

Darum drehte sie den Kopf zur Veranda. Dort hinter ihr, in ihrer Reichweite, brodelte das Leben, dort waren Menschen, waren Lachen und Reden, Trinken und Essen. Und im selben Moment wußte Dagmar, wo sie ihren Urlaub verbringen wollte.

Langsam arbeitete sie sich vor in dieses Reich der Geräusche und Gerüche, zuerst saß sie auf der Holztreppe, kurze Zeit später auf einem Stuhl am Geländer. Ich holte sie zurück, legte sie neben mich, eingeschmiert und mit Sand paniert, und damit sie mir nicht entwischen konnte, behielt ich ihre Hand in meiner, für Vorübergehende rührend anzusehen. Aber Dagmar erkannte sofort die Fessel, und flink überlegte sie. Einen Grund gab es doch immer. «Muß Klo!» sagte sie trocken und eilig, sprang auf und lief Richtung Bistro. Und natürlich kam sie nicht zurück.

Noch eine Stunde später stand sie an der Bar, trank Mineralwasser und Cola, und ich sandte meinen Mann, sie auszulösen. Da schickt der Herr den Jockel aus... natürlich kamen beide nicht zurück. Aber ich hatte nun die Verantwortung weitergereicht, nahm ein Buch und las; schließlich schlief ich sogar ein. Und als ich aufwachte, waren sie immer noch weg. Aufschauend sah ich, daß mein Mann an der Bar intensiv in ein Gespräch vertieft war, und Dagmar stand bereits hinter der Theke und wusch Gläser. Ihr Leben begann. Sie erteilte nach allen Seiten hin Kommandos, und angstvoll blickte ich auf die Wirtin, aber Madame wirkte sehr vergnügt, liebevoll wuschelte sie in Dagmars Haaren herum, und die Kellner lachten.

Am nächsten Tag übernahm Dagmar zeitweise die Eistruhe. Ich war total fertig und wollte Hals über Kopf abreisen. Schon vom Zuschauen wurde mir ganz elend. Wünsche der Anstehenden wurden von ihr nicht beachtet, jeder mußte froh sein, überhaupt etwas zu bekommen, und wegen Sprachschwierigkeiten – aber auch wegen Dagmars Blick – setzte sich keiner einer Diskussion aus. Zum Zahlen gingen die Leute an die Kasse, alles funktionierte scheinbar reibungslos, die Schlange der Wartenden war noch nie so kurz. Doch irgendwie hat Madame es geschafft, Dagmar von dieser von ihr zu lasch gehandhabten Tätigkeit fernzuhalten. Ich weiß nicht wie – aber Dagmar spürt echte Autorität.

Sie schwamm nun im Kielwasser von Madame. Wenn Madame am Tresen ratschte und beide Arme aufgestützt hatte, so dauerte es nicht lange, bis unter ihrer Achsel Dagmars Kopf auftauchte, versonnen lehnte sie sich an den Busen, und ab und zu griff Madame in Dagmars Haar und wuschelte es.

Und Papi und ich versuchten, uns für die «Ferienliebe» zu revanchieren. So genossen wir täglich die gigantischen Menüs, tranken unzählige Gläser Wein und Wasser, Espressos und Capuccinos. Dagmar machte in dieser Zeit alle Aschenbecher sauber, räumte die Gläser von den Tischen, kam nie in meine Reichweite, schimpfte Kinder, die unordentlich aßen, kurz, sie war die Seele vom Geschäft.

Auch Britta kam auf ihre Kosten, sie wurde braun wie eine Haselnuß, aß von früh bis abends Sahneeis und genoß die wohlige Faulheit einer Vierzehnjährigen.

So waren wir alle glücklich, und ein wenig klingt es nach Heile-Welt-Kitsch. Und zu verdanken hatten wir das alles Dagmars Initiative. Wie farblos und ungeschickt kam ich mir in den ersten Tagen vor, wenn ich an der Bar meinen Capuccino bestellte. Dagmar saß bereits voll im Glück, sie hatte es sich erkämpft, sie hatte ihre Urlaubstage von Anfang an für das genutzt, was ihr wichtig erschien: Sie hatte Kontakt zu Menschen geknüpft, den ersten Schritt getan und andere von sich überzeugt. Und sie hatte Zuneigung gewonnen. Wir alle suchen genau diese Dinge, aber wir gehen auf mühsamen Umwegen in diese Richtung, und meist brechen wir viel zu spät auf.

Der letzte Tag im August war auch unser letzter Tag am Meer. Wir wußten nicht, daß auch unser Bistro an diesem Tag für diese Saison seine Tore schloß. Wir hatten uns schon mittags verabschiedet, um zu packen. Es war ein stürmischer Abschied gewesen zwischen Dagmar und Madame, und auf Dagmars Drängen fuhren wir am Abend noch einmal ans Meer, um Abschied zu nehmen von unserer «Stelle».

Die Dämmerung war hereingebrochen, die Straßen am Strand waren leer. Plötzlich sah alles ganz anders aus, und genau oberhalb des Bistros parkten wir das Auto auf der Straße. Der Strand lag verlassen da, das Meer gehörte zwei oder drei Kindern, die durch die anbrandenden Wellen liefen, sich nach irgend etwas bückten und es wieder zurück ins Meer warfen.

Von irgendwoher hörten wir Musik. Voller Abschiedsschmerz liefen wir über die Planken, die zu unserem Refugium führten, das Küchenfenster war mit Läden verschlossen – aber die Musik wurde immer lauter. Und als wir um die Ecke bogen, da saßen sie alle: die Kellner und Stammgäste, Madame und die Lieferanten. Sie feierten Abschied, und als sie uns sahen, wurden wir mit großem Hallo begrüßt, und ich begriff nur so viel, daß die Wirtin ganz glücklich erzählte, daß Dagmar sie verstanden habe. Sie habe es Dagmar mittags gesagt!

Es war ein heiterer, gelöster Abend, wir haben noch einmal viel gelacht, noch einmal herrlich gegessen, wir gehörten plötzlich in einen Kreis, der uns ohne Dagmar – und ohne die Menschlichkeit und Wärme der Wirtin – nie geöffnet worden wäre. Und Dagmar? Sie saß weit von mir entfernt, umschlungen von Madames Armen.

Der Blick der anderen

Nach der Lektüre dieser heiteren Ferienepisoden wird vielleicht mancher Leser skeptisch fragen: Lief denn immer alles so problemlos mit den «anderen»? Hat Dagmar nie Ablehnung, Zurückweisung erfahren? Auch andere Mütter von behinderten Kindern, mit denen ich ins Gespräch kam, haben mich gefragt, ob ich nicht ebenfalls die Zudringlichkeit der Blicke fürchte, das Auffallen mit meinem Kind. Nein, das Auffallen wegen Dagmars Aussehen habe ich nie gefürchtet, und das war wohl auch der Grund, daß es für mich so leicht war, Dagmar überallhin mitzunehmen.

Auch die Menschheit ist entsprechend einer Gaußschen Kurve aufgeteilt – jeder der rechts oder links (fast) herausfällt, «fällt auf». Oder wissen Sie gar nicht, was eine Gaußsche Kurve ist? Falls Sie in Mathematik schlecht waren (wie ich), sind Sie im Hinblick auf Mathematik links angesiedelt. Und alle guten Mathematiker sollten aus Takt den folgenden Absatz überspringen.

Die Gaußsche Kurve gleicht in ihrer Form einem Stahlhelm. Oder einer gezeichneten Schlange, die ein Kaninchen gefressen hat, das heißt, über einer Geraden erhebt sich ein sich zu den Enden hin verjüngender Bogen. Der Zenit des Bogens, also die Mitte, ist die Norm. Sanft wölbt sich dann der Bogen zur Geraden hin, immer flacher wird er, um dann in einem sehr spitzen Winkel auf der Geraden zu enden. Fast alle Bereiche unseres Lebens können in dieser Gaußschen Kurve Platz finden. Nachdem die

Mitte die Norm darstellt, ist alles rechts davon, je nach Fragestellung, positiver, alles linke negativer. Gauß hat behauptet, und es hat immer noch seine Gültigkeit, daß die Bogensenkung rechts fast identisch ist mit der links. Und je nach Fragebereich ist sie natürlich steil oder sanft.

Auf dieser Basis wird auch der so wichtige Intelligenzquotient ermittelt. Ein IQ von 100 ist die Norm, 100 ist also der Scheitelpunkt. Dem IQ 101 stehen gleich viele Menschen mit 99 gegenüber, und Menschen mit 170 (rechts) haben gleich viele Pendants mit 30 auf der linken Seite.

Falls Sie nicht einen IQ von 200 haben, und somit rechts herausfallen, haben Sie diese Erklärung sowieso nicht verstanden, aber dann sind Sie intelligent genug, es in der einschlägigen Literatur nachzulesen.

Und wie gern möchte man rechts herausfallen: die Schönheit, die man besitzt, die Intelligenz, über die man verfügt, die besondere Aura, die einen umgibt.

Jeder Mensch, der nicht der Norm entspricht, fällt auf, und Dagmar entspricht nicht der Norm, sie fällt links heraus; mit ihrem Charme ist sie allerdings weit rechts angesiedelt.

Unter diesem Gesichtspunkt war Dagmars äußere Auffälligkeit in der Öffentlichkeit nur für kurze Zeit ein Problem für mich. Es war die Zeit, als ich Angst hatte, daß Britta ihre Schwester ablehnen könnte. Davor und danach war ich immer bereit, sie zu akzeptieren. Mein Naturell hat es mir allerdings leichtgemacht: Ich spüre die Reaktionen der Umwelt nicht so stark. Das ist nicht mein Verdienst, ich habe es nicht mühsam lernen müssen, dieses «Nichtempfinden» war immer da.

Es muß schon sehr massiv kommen, daß ich etwas merke. Zweimal habe ich darunter gelitten. Das erste Mal war es in einem Fahrstuhl im Kaufhaus. Mir gegenüber stand eine Frau, sie war hochschwanger. Wir standen alle recht eng, und als Dagmar – sie war noch klein, sieben, acht Jahre alt – sie berühren wollte, wich sie voller Entsetzen aus, sie drückte sich an die Wand, ihre Augen waren weit geöffnet, und sie schlug das Kind auf die Hand. Ich riß Dagmar zurück, und als die Frau und ich uns ansahen – all die anderen schienen den Atem anzuhalten –, stiegen ihr und mir Tränen in die Augen. Trotz ihrer Reaktion – irgend etwas verband uns.

Das zweite Mal war es in den Ferien. Mit diesen Menschen hat mich nichts verbunden. Es waren einfach Snobs, und ich denke nicht gern daran zurück.

Zwei, drei «unbequeme» kleine Erlebnisse gab es noch, nicht erwähnenswert, und nur Animosität wäre es, sie zu erzählen. Denn wie oft ecken unsere gesunden Kinder an und wir registrieren es nicht oder vergessen es schnell wieder. Richtete sich etwas gegen Dagmar, blieb es vielleicht etwas länger haften, aber heute ist auch das vergessen, nur noch auf Abruf vorhanden.

Dagegen habe ich viele Momente in Erinnerung, in denen Dagmar gerade wegen ihrer Behinderung eine besondere Position einnahm – nicht nur in den Ferien unter südlicher Sonne. Können Sie sich vorstellen, daß irgend jemand an einer Schlange Wartender in einem überfüllten Münchner Biergarten vorbeigehen darf, um dann mit einer schäumenden frischen Maß und «Trinkgeld» von zwei Menschen aus dieser Schlange zurückzukommen?

Arme Britta, sie versuchte es auch, war viel kleiner, viel niedlicher. Aber immer kam sie mit leerem Krug und leeren Händen zurück; ehrfürchtig sah sie auf ihre Schwester. Am Trinkgeld waren beide nicht interessiert, und wir Eltern schoben es genant auf dem Tisch hin und her.

Ein Mensch wie Dagmar fordert seine Umwelt heraus. Er ist ein «Gradmesser», und man kann nicht neben seinem «So-Sein» leben, ohne innerlich Stellung nehmen zu müssen. Toleranz wird vielleicht gefordert, aber auch der Betreffende selbst uns seine Eltern müssen sie haben.

Hypersensibel bin ich, ich spüre vorhandene Distanz und akzeptiere sie. Ich weiß von meinen eigenen Hemmungen, Ängsten, Vorlieben – und Vorurteilen.

Vielleicht erscheint es wie ein Widerspruch, daß ich behaupte, im Hinblick auf Dagmars «Auffälligkeit» so belastbar zu sein, während ich hier von Hypersensibilität spreche. Aber da besteht wirklich ein großer Unterschied. Denn Menschen, denen Dagmar auffällt, sind ja nicht eo ipso Menschen, die sie nicht akzeptieren. Der einfache Nenner Anschauen = Ablehnen ist glücklicherweise nicht Realität.

Aber auch Menschen, die mit Dagmar nur bedingt umgehen können, sind oft und gern mit uns zusammen, und Dagmar ist dabei. Ohne Worte und Verletzungen ist ein Agreement entstanden, das von allen eingehalten wird. Auch Dagmar begreift inzwischen, warum ich manchmal ihre Spontaneität bremse. Und es tut ihr nicht weh!

Und die, die Dagmar überhaupt nicht ertragen können? Sie bleiben einfach weg, ohne Worte. Denn jedes Wort in dieser Richtung ist wie ein furchtbarer Schlag. Aber es gibt Menschen, die diese Grenzen nicht kennen. Auch sie fallen Gott sei Dank aus der Gaußschen Kurve heraus.

Aber trotzdem «verdanken» wir ihnen schmerzliche Eindrücke.

Sucht man in einem Wörterbuch eine Erklärung für das Wort «Eindruck», so findet man unter anderem die Beschreibung: Druckspur, eine Spur hinterlassen, Einwirkung, tiefe Wirkung. Noch treffender sind die Erklärungen für «eindrücken»: durch Druck zerstören, beschädigen, zerbrechen, zerdrücken.

Schmerz von außen! Ja, ihn gab es auch.

Er wurde uns zum Beispiel zugefügt durch den gedankenlosen und unwirsch hingeworfenen Satz eines nervös gewordenen Augenoptikers beim Versuch, Dagmar eine Brille anzupassen: «Das lohnt ja doch nicht!»

Oder durch die Bemerkung einer Mutter, die in ihrem Schmerz, weil ihr Kind auf der Intensivstation liegt, meinen Trostversuch: «Ich weiß, wie dir zumute ist, denn als Dagmar...» verzweifelt unterbricht: «Ach, das ist doch etwas anderes.»

So läßt sie mich in meiner Verzweiflung stehen. Ihr Kind wird Gott sei Dank gesund, aber uns trennen nun Welten.

Auch von anderen Seiten erfuhren wir schmerzliche Eindrücke, doch eigentlich war es immer nur das Versagen einzelner Menschen.

Trotzdem wollte ich sie auflisten. Ausführlich war schon mein Bericht über zwei von «meiner» Kirche abgesandte Frauen, die mir acht Wochen nach Dagmars Geburt noch ein wenig mehr den Boden unter den Füßen wegzogen. Vier Seiten hatte ich der Ungeheuerlichkeit der Sätze («Dieses Kind ist eine Strafe Gottes. Trotzdem sollten Sie es taufen lassen, diese Kinder sterben sehr früh!») gewidmet. Dann strich ich sie durch. Wieder hatten einzelne Menschen versagt. Aber sie haben mir ein Tor geöffnet: Ich – durch meine katholische Erziehung fest im Glauben an Gott verwurzelt – mußte meinen spontan gefaßten Entschluß, Dagmar nie taufen zu lassen, einfach aufgeben. Mutlos wählte ich die Telefonnummer der nächstgelegenen Kirche, und daß diese Kirche zufällig evangelisch war, war mir nur recht. Und so betrat ich bei Dagmars Taufe zum erstenmal in meinem Leben eine protestantische Kirche. Die Kargheit des Raumes beeindruckte mich, mit den Augen suchte ich Marien- und Heiligen-Statuen, wo war der Geruch von Weihrauch, den ich so liebte und der mir so oft eine süße Übelkeit beschert hatte, wo war das fröhliche, helle Klingeln der Ministranten? Aber als dann Dagmars Taufspruch an mein Ohr klang, dieses so vertraute «Ich bin der Weinstock, Ihr seid die Reben...», da schloß ich die Augen und begriff, daß Gott dort gegenwärtig ist, wo man ihn braucht, und ab diesem Moment gibt es für mich keine Teilung der Konfessionen. So kann ich Gott nun überall finden, und ich brauche ihn oft!

Dem Bruch einer Freundschaft hatte ich drei Seiten gewidmet. Auch sie strich ich durch. Die Sätze «Euer Kind ist eine Zumutung für uns. Auch die anderen empfinden es so und werden euch meiden!» sprechen für sich. Ganz selten im Leben fällt uns die richtige Antwort spontan ein. Aber in diesem wichtigen Moment war sie da: «Dann bin ich sehr froh, daß wir Dagmar haben, so kann sich vor unserer Tür Spreu von Weizen trennen!»

Und während heiße Wellen durch meinen Kopf fuhren, sah ich in Gedanken einen Windstoß, der in einen Haufen zersplissener goldfarbener Strohhalme fuhr. Aber auch die Freunde dieses Freundes schalten uns:

«Ein Freund hat das Recht, ja sogar die Pflicht, zu sagen, was er denkt!» – Wußten sie nichts von einer Grenze des Geschmacks, begriffen sie nicht einmal, daß sie über ein Schicksal sprachen? Und wieder sah ich zersplissene Strohhalme über Treppen wehen. Leicht trug der Wind sie hinweg.

Wieder war es das Versagen einzelner gewesen. Und trotzdem wollte ich diesen Erfahrungen einen Platz in diesem Buch einräumen, denn ich spürte das Ungleichgewicht.

Aber da war diese Schwelle in mir, die mich immer wieder die Erzählungen der negativen Erfahrungen streichen ließ. Warum fiel es mir so schwer, über diese Hürde zu springen? Waren diese Erlebnisse wirklich nichtig gewesen – oder waren sie gar zu traumatisch? Ich konnte den Grund nicht finden, aber ich wußte, daß er greifbar nahe war. Und ich mußte ihn finden, um dem Verdacht zu entgehen, in einer Traum- und Scheinwelt zu leben.

Zufällig erzählte ich meinem Frauenarzt, daß ich ein Buch über Dagmar schreibe. Wir kennen uns nicht besonders gut, er warf einen Blick auf meine Karte, entnahm den Notizen, die er anläßlich meines ersten Besuchs gemacht hatte, daß mein erstes Kind mongoloid ist, und es entfuhr ihm der Satz: «Ja, ja! Dieses Krankheitsbild haben wir auch bald ausgerottet.»

Durch mein Zusammenzucken wurde er verlegen.

Betretenes Schweigen machte sich zwischen uns breit, und um dieses Schweigen zu durchbrechen, fuhr er fort: «Im letzten Jahr habe ich zwei mongoloide Kinder entbunden. Eine Mutter hat sich trotz fortgeschrittenen Alters geweigert, eine Fruchtwasseranamnese machen zu lassen. Nun ist sie ganz verzweifelt. Die andere wollte ihr Kind behalten, obwohl sie seit dem dritten Schwangerschaftsmonat wußte, daß es mongoloid sein wird. – Wenn Sie wollen, gebe ich den Müttern Ihre Adresse. Sie können sich dann wegen des Buches mit Ihnen in Verbindung setzen.»

Die eine braucht es nicht, dachte ich. Und mit Staunen fragte ich mich: Woher nimmt sie diese «Weisheit», warum weiß sie jetzt schon, was ich mir so mühsam erkämpfen mußte? Und mit noch mehr Staunen merkte ich plötzlich, daß sie mir auch nicht leid tat, weil sie ein mongoloides Kind bekommen hatte. Und damit war mir klar, daß ich wirklich alles «bewältigt» hatte.

Und plötzlich wußte ich, warum ich alles Negative weggeschoben hatte. Für die andere Mutter hatte ich es getan – und für alle Menschen, die noch nie mit einem behinderten Kind Kontakt hatten. Sie alle hören immer nur Negatives: Schicksalsschlag, Kreuz Gottes, entsetzliches Los, Tragödie.

Und in Gedanken erschienen wieder die Zeilen der Lexika vor mir, bei denen auch diese Mutter sicher schon «Zuflucht» gesucht hatte. Auch sie kannte nun diese Worte: Mongoloide Idiotie – Schlitzaugenbildung – Sattelnase – frühe Sterblichkeit der Individuen – Idiotie und wieder Idiotie. Ich sah sie direkt vor mir. Würde auch sie – wie ich – fast in dieses Loch stürzen?

Für sie habe ich geschrieben, daß das Leben mit einem Kind wie Dagmar schön und normal sein kann, wenn wir ein wenig Glück mit unserer Umwelt haben, wenn wir das Kind lieben und das Positive in unserem Leben immer die Oberhand behält.

Und genau das war es, was ich weitergeben wollte.

Aber immer schreibe ich von Umwelt, von Freunden, von uns Eltern, und etwas Wichtiges vergesse ich fast: Da ist ja auch noch Dagmar – und *ihr* Blick auf andere.

Und aus unerfindlichen Gründen lehnt Dagmar ab oder liebt – ein Zwischending gibt es nicht, und nie mehr im Leben wird sie von ihrer einmal gefaßten Meinung abgehen. Und es sind nicht nur Situationen und Dinge, auch Menschen werden in diese zwei Schubladen sortiert.

Jubelnd kann sie die Treppe herunterwirbeln, weil es geläutet hat und sie Besuch über alles liebt. Schon steht sie auf den Zehenspitzen, um sich an einen Hals zu werfen, da hält sie inne, kann gar einen Schritt zurückgehen, und gibt verhalten die Hand.

Furchtbar wird es, wenn sie auch noch fragt: «Wann gehst du wieder?» – und sie spricht dann sehr deutlich. Und im Winter fügt sie vielleicht außerdem hinzu: «Zieh den Mantel nicht aus!»

Am furchtbarsten aber ist es, wenn folgende Situation entsteht. Die Frau eines Geschäftsfreundes meines Mannes ist da, wir kennen uns kaum, es ist ein unverbindlicher Nachmittagsplausch, und wir überbrücken unser Fremdsein mit dem Erzählen lustiger Alltagsgeschichten. Nach dem dritten Sherry enthülle ich Dagmars Geheimnis: Wenn wir eine Party geben, steht Dagmar natürlich an der Tür, jubelnd fällt sie ihren «Schatzkönigen» und «Schatzmäusen» um den Hals. Aber manche läßt sie nicht herein. Irgend jemand muß dann eingreifen, er muß Dagmar von der Tür entfernen, damit auch die Dagmar unwillkommenen Menschen das Haus betreten können.

Die Frau des Geschäftsfreundes und ich lachen uns halb tot. Da läutet es, und Dagmar kehrt von der Schule heim.

Sie ahnen sicher schon, was kommt! Das ist gut, denn ich kann gar nicht darüber schreiben . . .

Aber ich kann Ihnen ernsthaft versichern: Dagmars Geschmack deckt sich nicht immer mit meinem!

Kommen Sie uns doch einmal besuchen! Vielleicht können Sie mir dann die Gaußsche Kurve besser erklären. Am besten ist, Sie kommen nach achtzehn Uhr. Dann ist Dagmar meist zu Hause.

Jubelnd wirbelt sie dann bestimmt die Treppe herunter, weil sie Besuch über alles liebt. Schon steht sie auf den Zehenspitzen . . ., aber das sehen Sie dann ja selbst!

Dagmars Ausdrucksformen

Alles, was Dagmar kann, hat sie mühsam lernen müssen. Einige Fertigkeiten – für deren Verwendung sie keine Notwendigkeit sah – hat sie für immer verweigert, einiges beherrscht sie relativ gut, und in einigen Dingen hat sie gar echte Perfektion erreicht.

Dagmar, die ohne Saugreflex geboren wurde, überrascht ihre Umwelt in Lokalen und Restauranten stets damit, daß sie mit jedem schwierigen Spaghetti-Gericht, mit jedem Fondue spielend fertig wird, kein Fleck ziert Tischdecke oder Pulli, anmutig führt sie das Glas zum Mund.

Auch Britta ißt äußerst appetitlich und diszipliniert.

Und so würden wir stets einen hervorragenden Eindruck hinterlassen, hätte ich nicht mittlerweile mehrere Gläser Rotwein oder Wasser umgeworfen und hätte mein Mann nicht in der Zwischenzeit stark an seinem Hemd gearbeitet. Die Flecken auf der Brust werden zuweilen noch durch ein Wischen mit der Manschette durch den Teller vervollständigt.

Dagmars «Laufkarriere» stand unter einem ähnlichen Stern. Sie war dreieinhalb Jahre alt geworden, mühsam angeklammert konnte sie stehen. Der Orthopäde – sah er nicht meinen Bauch? Ich war im neunten Monat mit Britta schwanger – sagte: «Ihre Bänder sind viel zu überstreckt. Vermutlich wird sie nie laufen können. Sie sollten ernsthaft an eine rollstuhlgeeignete Wohnung denken!» Verzweifelt packte ich Dagi oben auf meinen Bauch,

Tränen machten mich blind, irgendein gütiges Geschick lenkte mein Auto allein nach Odelzhausen zurück, verzweifelt warf ich mich aufs Bett.

Dagmar hat Laufen gelernt. Langsam und mühsam. Und Dagmar hat Tanzen gelernt: voller Grazie, voller Schwung und Rhythmus. (Und einmal, als sie auf der Schulbühne Hamburg stand und eine Tarantella tanzte, legte ich eine Gedenkminute für den Orthopäden ein. Aber die Narben auf meiner Seele sind deshalb nicht verschwunden.)

Heute ist Dagmars Art, sich zu bewegen, höchst facettenreich. Groß ist ihr Repertoire: mißmutig kann sie wie eine Ente watscheln, frohgelaunt wippt sie in weiten Schwingröcken an ihrer staunenden Umwelt vorbei, voller verhaltenem Charme kann sie anmutig auf einem Stuhl sitzen, um jemanden zu verzaubern, und Sekunden später gleicht sie einer behäbigen, schwerfälligen Bauernmagd, wenn irgend etwas sie verstimmt hat. Murrend kann sie vor mir stehen, so wie Margaret Mitchell Mammy in *Vom Winde verweht* beschreibt: Vor Scarlett stand der geballte grollende Unmut Afrikas.

Und damit komme ich schon zu Dagmars Körpersprache, denn jahrelang hat sie versucht, damit das zu ersetzen, was ihr stets am schwersten gefallen ist: das Sprechen.

Gefragt, ob Dagmar richtig sprechen könne, würde ich spontan antworten: «Nein!» Um mich schon nach Sekunden des Überlegens zu korrigieren: «Aber natürlich kann sie sprechen! Manches kann sie sogar viel treffender ausdrücken!»

Und wieder einmal spüre ich, daß meine Dagmar in keine Norm zu pressen ist.

In allen Lexika und in den Fachbüchern steht, daß Menschen mit dem Morbus-Down-Syndrom wegen der zu großen Zunge nur unartikuliert sprechen können. Aber Dagmars Zunge ist nicht zu groß. Doch so wie die Bänder und Sehnen an Armen, Händen und Beinen «überstreckt» sind, sind es wohl auch ihre Bänder des Stimmapparats: Deutliches Sprechen fällt ihr unendlich schwer.

Natürlich «hört man sich ein», natürlich wird ihr Wortschatz von Jahr zu Jahr etwas größer, natürlich verfügt sie über kurze, prägnante Sätze. Aber wenn sie mir etwas ganz Neues erzählen will, aus einem Gebiet, über das wir noch nie gesprochen haben, und ich sie deswegen nicht verstehen kann, bricht sie noch heute unversehens in Tränen aus.

Aber Dagmar fängt sich schnell wieder. Nach den Tränen findet sie sofort den wirklich Schuldigen: «Du bist doof!» wirft sie mir an den Kopf, sie schafft damit Sicherheit in ihrer Welt, und ihre Mutter ist zerknirscht. Denn diesen Satz hat sie sehr verständlich gesprochen.

Oma hingegen überbrückt alle ihr unverständlichen Sätze mit der Bemerkung: «Ja, mein Engele!» Sie sagt es so oft und unpassenderweise, bis Dagmar auch hier als Siegerin hervorgeht: «Hör auf! Sag nicht ‹ja›, sag ‹nein›. Ach, du spinnst wirklich!» Und eine abschließende Handbewegung weist auch Omi in ihre Schranken.

Natürlich haben wir kleine oder lange Unterhaltungen, und all die Sätze, die ich sie in den Episoden «sagen lasse», hat sie wirklich gesagt: manche exakt so, manche eben auf ihre Art.

Manchmal «schafft» sie ganz erstaunliche Sätze, und «schaffen» steht hier nicht für mühsam erringen, sondern für Kreativität. Und absolut makellos sind ihre Sätze, wenn sie irgendwo das Kommando übernommen hat.

Aber aufs Ganze gesehen war die Sprache für sie etwas ungeheuer Frustrierendes, und ich glaube, sie hätte resigniert, wenn nicht das Wichtigste in ihrem Leben die Menschen wären. Und als sie ihre Ohnmacht erkannte, für alle verständlich zu sprechen, begann sie, ihren Körper zu schulen.

Ekel und Freude, Liebe, Trauer, jedes elementare Empfinden wandelte sie in Bewegung und Ausdruck um. Und durch die Kombination ihres Wortschatzes mit ihrer Körpersprache schien es, als könnte sie «perfekt» sprechen.

Einige Episoden, die diese «Sprachbegabung» illustrieren, sind in ·meiner Erinnerung hängengeblieben: Meine Cousine aus Kalifornien ist mit ihren Kindern bei uns zu Besuch. Britta und Nicole sind am selben Tag im selben Jahr geboren, sie haben sich immer als Zwillinge gefühlt, und nun, wo sie voreinanderstehen, beide sieben Jahre alt, Dagmar ist zehn, ist da die Sprachbarriere. Beide sind verletzt, verunsichert, Nicole ist auch noch übermüdet und weint, sie hat sich so auf ihren Zwilling gefreut, und nun haben sie keine gemeinsame Basis.

Ein paar Stunden später kommt meine Cousine lachend zu mir ins Zimmer und fällt japsend in einen Sessel. «Stell dir vor», quietscht sie vor Vergnügen, «Stevie tröstet gerade Nicole. Und weiß du, was er sagt?»

«Nein», erwidere ich wahrheitsgemäß.

«Er sagt», und wieder brüllt sie vor Lachen, «‹sei doch nicht so traurig, Nicole. Britta kann doch auch nichts dafür, daß sie nicht so perfekt Englisch kann wie Dagmar...›»

Auch ein Schulfest ist mir noch gut in Erinnerung. Dagmar steht auf der Bühne – übrigens ihr liebster Platz im Leben – und soll einen mühsam erlernten Text sprechen. Vor Aufregung hat sie eine Menge wieder vergessen, aber sie läßt sich dadurch nicht entmutigen wie viele andere Kinder, sie ersetzt pantomimisch die ihr fehlenden Worte. Mütter sind meist betriebsblind, und so bin ich nur traurig, daß unser geduldiges Üben für den Moment sinnlos war. Spontan sage ich leise: «Ach Gott, die Arme!» Aber Frau Ch., Dagmars Eurythmielehrerin, dreht sich zu mir und sagt erstaunt: «Dagmar braucht die Sprache nicht. Sie drückt alles mit ihrem Körper aus. Ist das nicht wunderbar?» Und beschämt nicke ich.

Und noch etwas fällt mir ein: Bei meiner Schwester und meinem Schwager lernen wir ein Ehepaar kennen, beide sind Schauspieler, Renate hat jahrelang an der Burg in Wien gespielt, Christian ist sehr oft im Fernsehen zu sehen. Sie sind intelligent, sensibel, schön. Dagmar verliebt sich mit runden Augen sofort in ihn, beschwichtigend umarmt sie ab und zu seine Frau. Dagmar spielt ihr ganzes Repertoire durch, sie ist absolut hingerissen.

Als wir gehen müssen – Dagmar ist natürlich ungeheuer wütend auf mich –, winken uns die beiden nach und Christian ruft: «Wir müssen Dagmar bald wiedersehen. Wenn sie ‹Schluß› sagt, dann ist das wirklich endgültig. Kein Lehrer kann es einem Schauspieler besser demonstrieren.» Wir lachen alle, aber es ist schon was dran.

Und Dagmar, die ihren Liebling nun oft im Fernsehen wiedererkennt, hat sich angewöhnt, nach jeder Sendung bei ihm anzurufen; denn einmal zum Beispiel hat er im Rollstuhl gesessen, und sie wollte von ihm direkt hören, daß es «nur seine Arbeit» war.

Und so komme ich zu einer besonders hübschen Episode, die nicht ganz jugendfrei ist: Dagmars Liebling liegt mit einem blonden, schönen Mädchen im Bett, und Dagmar japst nach Luft und ist ganz fertig. Ich versuche erneut, ihr alles zu erklären, und sie fragt: «Und was sagt Renate?»

Ich beruhige sie, indem ich alles etwas vereinfacht darstelle.

Ich erzähle ihr, daß «Schauspielersein» ein Beruf ist, daß Christian also gerade arbeitet, daß seine Frau auch so etwas spielen muß, daß beide hinterher darüber sprechen, ob die Szenen gut oder schlecht waren, und daß sie diese Szene bestimmt gut fanden.

Dagmar schaut zwar nach wie vor sehr kritisch drein, kommentiert weiter die Kuß- und Bettszenen mit mißbilligenden Tönen, und nach dem Stück, der Abspann läuft noch, springt sie auf, bringt mir Telefon und Telefonbuch, ich wähle die Nummer und reiche Dagmar den Hörer. Und wie immer beginnt sie:

«Grüß dich! Hier Dagmar! Hab dich geseh'n.» Und nach einer kleinen Pause fährt sie fort: «War sehr schön! Hast wunderbar gearbeitet auf fremder Frau.» – Und vom anderen Ende höre ich schallendes Lachen und Christians Kommentar, daß er noch nie ein so treffendes Kompliment bekommen habe.

(Natürlich kann sie am Telefon ihre Körpersprache nicht einsetzen, und natürlich weiß sie das: so strengt sie sich beim Sprechen sehr an, und alle sind begeistert über ihre Fortschritte!)

Und trotz dieser Schwierigkeiten: Wenn ich an all die Jahre

zurückdenke, ihre Sprache hat wirklich nicht einschneidend gefehlt. Irgendwie hat sie sie ersetzen können, irgendwie hat sie es unter Einsatz ihrer ganzen Person immer geschafft, «verstandener» Mittelpunkt zu sein.

Wen wundert es jetzt noch, wenn ich nun sage, daß es Dagmar sogar gelungen ist, aus ihrer Sprache etwas besonders Lebendiges zu machen. Neben stereotypen Sätzen, die sie aus einer Situation heraus übernommen hat und in ähnlichen Situationen bedenkenlos wiederholt – was natürlich Heiterkeit und lautes Lachen hervorruft –, hat sie einen ganz eigenen Gebrauch der Sprache entwickelt. Voller Phantasie, Vorstellungskraft und Kreativität.

So wie der mäanderförmige Lauf eines Baches ein zu ebenes Tal in eine reizvolle Landschaft verwandelt, ist es Dagmar gelungen, manchen Dingen gerade aufgrund ihres sprachlichen «Unvermögens» ein Glanzlicht aufzusetzen. Teilweise haben wir diese «Lichtlein» in unseren eigenen Sprachgebrauch übernommen.

So ist aus dem gegen die Scheibe schwirrenden Schmetterling ein Schwirreling geworden, ein Ratsch-Tisch kann nur ein Stammtisch sein, Glückwein steht viel treffender für Glühwein, der Schatzkönig ist ihr Herzensschatz.

Als meine Mutter beim Aufräumen einer Ferienwohnung ihrer auch schon betagten Schwester einen feuchten Lappen zuwirft – als stumme Aufforderung, endlich mitzuputzen –, trifft der Lappen Dagmars Großtante am Hals, und Dagi ruft empört: «Hör auf! Machst Kitty scheu!»

Natürlich sagt Dagmar öfters solche Sätze, aber leider gehen sie nach einiger Zeit «verloren». Und dieser blieb nur deswegen erhalten, weil Kitty ihn begeistert – begleitet von einem vorwurfsvollen Blick auf meine Mutter – wieder und wieder erzählte.

Besonders bildkräftig ist ihr Ausruf, als ich meinen neuen Allesschneider ausprobierte. Ganz dünn habe ich ihn eingestellt, und ganz schnell schiebe ich eine Salametti durch. In hohem

Bogen fliegen die Scheibchen auf der anderen Seite aufs Tablett, und Dagi schaut ihnen staunend zu und jubelt: «Schau, wie sie toben!»

Etwas ratlos wurden wir, als sie sich von meiner Schwester zum Geburtstag eine «kecke Kugel rund rund blau» wünschte. Endlich hatte sie mal einen Wunsch, und wir wollten ihn unbedingt erfüllen. Ein Auslandsferngespräch mit Dagmars Dolmetscherin brachte die Lösung. «Määäänsch!» rief Britta ins Telefon, und nachdem ich den Hörer dreißig Zentimeter vom Ohr weghielt, erfuhr ich auch gleich die Übersetzung: Gemeint war eine doppelreihige Kette aus blauen Holzkugeln. Nachdem meine Schwester sich Wasserblasen an die Füße gelaufen hatte, fand sie eine rosane – und Dagmar war enttäuscht.

Ihre Eigenart, Doppelworte einfach umzudrehen, «bekämpfte» ich so lange, bis Dagmar all meinen Bemühungen zum Trotz als eindeutige Siegerin feststand. So ist es nun fast kalter Kaffee, wenn eine Schatzmaus sich vom Ratsch-Tisch erhebt, zum Abschied auf den Tisch klopft und erklärt: «Ich muß leider zum Ballfuß!»

Auch die sonntäglichen Anrufe unserer Freunde an eisigkalten sonnigen Wintertagen: «Geht ihr mit zum Stockeisen?» haben sich eingebürgert, und wie Sie sehen, hat Dagmar sich hier gewandt und mutig an ein Dreierwort getraut. (Und für alle nördlich der Main-Linie: Stockeisen ist gleich Eisstockschießen ist gleich einfach pfundig!)

Einmal allerdings war ich sehr glücklich über ihren eigenwilligen Sprachgebrauch. Wir saßen in einem vollbesetzten Lokal, und Dagmar kam aufgeregt und weinend von der Toilette, und schon in der Tür rief sie laut: «Schnell Mami, komm, Pfiffdünn!»

Als wir ein großes, weißes Sofa geliefert bekommen, werden Dagmars Augen rund und fröhlich: «Oh!» sagt sie, als sie die dicken, weißen Polster sieht. «Große Gemütlichkeit!» Und als der Schreiner mir zeigt, wie man diese herrliche Couch auf eine Fläche von 1,80 × 2 Meter ausziehen kann, und eine riesige weiße

Liegewiese entsteht, wirft Dagi sich bäuchlings darauf, drückt ihren Kopf in die warmen Daunen und sagt beglückt: «Ganz große Gemütlichkeit!»

Die «ganz große Gemütlichkeit» – sie steht nunmehr als Synonym für Schlafen im allgemeinen – ist nicht nur in unseren Sprachgebrauch übergegangen. Auch unsere Freunde benutzen diesen Ausdruck. Und manchmal steht nach einem Abendessen einer etwas abrupt auf und sagt: «Entschuldigt, aber ich muß jetzt ganz dringend auf meine große Gemütlichkeit!» – und während die Nichteingeweihten ein wenig starr werden, fragt mein Mann oder ich nur mitfühlend: «Bist du denn wirklich schon so müde?»

Eines Tages – dieses Buch war gerade im Entstehen – hatte ich mit meinem Mann wegen einer Kleinigkeit einen mittleren Ehekrach, den Dagmar mit Körpersprache und Wort-Kommandos ad acta zu legen wußte.

Dagmar, die Harmonie über alles liebt, beobachtete ihre Mutter, die wütend in der Küche stand und heftig den Ausguß polierte; Mutter hatte nur deswegen noch nicht das Feld geräumt, weil sie hoffte, daß ihr Mann in die Küche käme, um sich bei ihr zu entschuldigen. Und bei dieser Gelegenheit wollte sie ihm eigentlich noch ganz schnell etwas an den Kopf werfen, was sie im Zuge der vorherigen Argumentation ganz vergessen hatte. Aber dieser Mann dachte gar nicht daran, in die Küche zu kommen, denn es war Samstagnachmittag und im Fernsehen lief die Sportschau. Da griff Dagmar ein, drohend stand sie vor ihrem Vater, stemmte ihre Fäuste energisch in die Hüften: «Mami ist sehr sauer! Du geh sofort in die Küche – sag Entschuldigung.»

Und als er nicht reagierte, verschränkte sie die Arme vor ihrem Bäuchlein, warf ihre Haare zurück und wippte mit dem Fuß: «Herr L e e h mann, ich w a a rte!»

Schließlich packte sie entschlossen seine Hand, zog ihn hoch, zog ihn in die Küche (allzu heftig wehrte er sich nicht – anscheinend war im Fernsehen gerade Bodenturnen dran) zur immer noch heftig polierenden Mutter, nahm derselben den Alibi-Lappen aus der Hand und sagte: «Hööör auf! Gib Papi dickes Bussi.»

Und als wir uns lachend ein Bussi gaben, kommandierte sie gleich weiter: «So, jetzt langt's! Gib mir einen Pudding!» Und mit dem Pudding in der Hand eilte sie ihrem Vater nach, denn die Übertragung des Bodenturnens war zu Ende.

Man sollte also nicht sagen, daß Dagmar nicht sprechen kann.

Ihren wohl zauberhaftesten Ausspruch hat ihr die Liebe in den Mund gelegt. Sie saß mit uns und ihrem Schatzkönig – einem Freund von uns – in einem Lokal, und liebevoll wuschelte er ihr Haar, liebevoll sah er sie an. Zarte Röte legte sich auf ihr Gesicht, verschämt senkte sie die Lider, und dann flüsterte sie leise: «Ich habe deine Augen auf mir gefühlt.»

«Henniqua!»

Und nun, wo Sie Dagmars Sprache kennen, rücke ich mit dieser ein klein wenig mystischen Geschichte heraus, die eigentlich ganz an den Anfang gehört hätte, denn sie handelt von Dagmars allererstem Wort.

Es war nicht «Mama» oder «Papa», nicht «Dada» und nicht «Oma». Dagmar, die sich ihr ganzes Leben mit der Sprache herumquälen sollte, wählte als ihr erstes Wort «Henniqua». Es war nicht so, daß sie diese außergewöhnliche Kreation ein- oder zweimal benutzte – es war ein halbes Jahr lang ihr einziges Wort.

Britta war noch nicht auf der Welt, wir konnten sie also als Dolmetscherin noch nicht einsetzen. So waren wir auf uns gestellt, und wir waren ratlos.

Als sie das erste Mal «Henniqua» sagte, fiel ich fast um. Ich fütterte sie gerade, ich zählte die Löffel, die ich ihr in den Mund schob, vielleicht fragte ich sie auch: «Schmeckt das fein?» – Kurz, ich plauderte mit meinem Baby, wie alle Mütter auf dieser Welt mit ihren Babys plaudern, und als ich ihr den letzten Löffel Apfelmus in den Mund schob, sagte sie ganz ganz beiläufig, sie, die vorher noch nie zwei Silben aneinandergereiht hatte: «Henniqua!»

Nachdem ich die Scherben des heruntergefallenen Tellers aufgesammelt hatte, brachte ich sie zu Bett. Sie schlief satt und glücklich, aber mein Gehirn glich einem Puzzle. Alle Kombinationen, aus denen dieses Wort zusammengesetzt sein konnte, ging ich im Geiste durch. Es war absolut sinnlos. Eine Lösung fand ich nicht. Atemlos wartete ich auf ihr Aufwachen, ich schob ihr sofort ein weiches Plastikbüchlein mit bunten Tierbildern hin und fragte gebieterisch: «Was ist das?» und prompt kam ihre Antwort: «Henniqua.»

Als mein Mann spät nach Hause kam, überraschte ich ihn mit der Neuigkeit, daß Dagmar nun ein Wort könne. «Oh», sagte er beglückt, «das wurde aber auch Zeit. Was sagt sie denn?» «Henniqua», erwiderte ich, und mit Freude sah ich sein Zusammenzucken. Standhaft verwehrte ich ihm, Dagmar zu wecken.

Früh am Morgen riß ich Dagmar aus ihrem Bettchen, setzte sie in ihren Stuhl, legte ihr wieder das weiche Büchlein vor und zeigte auf ein kleines Küken.

«Was ist das ?» fragte ich, und Dagmar drückte ihren Zeigefinger auf das Hühnchen, bog den Finger fest durch – es sah einfach goldig aus – und verkündete strahlend: «Henniqua.» Mein Mann sprühte vor Überraschung den Morgenkaffee über den Tisch, und Dagmar war so beeindruckt von der Reaktion, daß sie freudig auf ihn zeigte und wiederholte: «Henniqua.»

Im Laufe der Monate gewöhnten wir uns an dieses merkwürdige Wort. Manchmal übte sie «wawawa», aber es klang unbeholfen und nach schwerer Zunge, «Henniqua» dagegen kam leicht und hoch aus ihrem Mund, nie brabbelte sie es so vor sich hin. Immer kam es als Antwort auf eine Frage, auch das fiel uns auf.

Nach etwa einem halben Jahr war das Wort plötzlich verschwunden. Von einem Tag auf den anderen. Manchmal animierte ich sie noch, ich wollte dieses Wunderwort unsere Freunde hören lassen. «Sag Henniqua», bettelte ich dann wohl, aber Dagmar sah mich ebenso entgeistert an wie unsere Freunde.

So vergaßen wir das Wort fast. Ich legte es in meine Schatulle mit ungeklärten Dingen aus meinem Leben und schloß den Deckel.

Und dann, eines Tages, hörte ich dieses Wort wieder. Es war in Rom, Jahre später. Ich hatte mir gerade bei einem Straßenhändler ein Eis gekauft, ein kleines Kind schaute verlangend auf die Tüte, eine Mutter nahm es an die Hand und sagte ärgerlich: «Henniqua.» Vor Schreck fiel mir das Eis auf den Boden, ich stieß meinen wie betäubt dastehenden Mann an und forderte ihn auf, der Mutter nachzulaufen und sie zu fragen, was dieses Wort bedeute. Aber bevor er sich von seinem Schrecken erholt hatte, waren die beiden im Menschengewühl an der Spanischen Treppe verschwunden.

Jeder von uns hing seinen Gedanken nach, während wir durch Rom liefen. Also gab es dieses Wort. Wieso gab es dieses Wort, und was bedeutete es? Wir waren der Lösung so nahe gewesen.

Aber dann hörten wir es wieder. Wir traten aus der Tür, die zur Kuppel der Peterskirche führt, zwei Priester standen da in wehenden schwarzen Soutanen, sie blickten über die Ewige Stadt, und plötzlich sagte der eine «Henniqua», und der andere antwortete «Si», und beide gingen an uns vorbei zur Treppe. Mein Mann und ich schnappten nach Luft, und ohne ein Wort zu wechseln drehten wir uns auf dem Absatz um und liefen den beiden nach. So erfuhren wir – englisch und deutsch redend –, daß unser Henniqua «Vieni qua» heißt und «Los, komm!» oder «Komm schon!» bedeutet. Geschrieben sieht es so anders aus, phonetisch ist es fast identisch.

Doch wie so oft im Leben: Wenn man endlich die Lösung weiß, paßt sie nicht zur Frage, die man eigentlich hatte. So vergaßen wir auch das «Vieni qua» fast, und ich legte das ebenfalls in eine kleine geistige Schatulle ungeklärter Fälle.

Und bis vor zwei Jahren hat es dort gut gelegen. Dann fuhren wir nach Süditalien. An einem der herrlichen Supermärkte an der Autobahn machten wir halt. Jeder von uns vieren stöberte in einer anderen Ecke, und schließlich trafen wir uns mit übervollen Armen vor der Kasse, wir warteten in einer Schlange, wir rückten vor und näherten uns einem Käsestand, über dem von einem Balken in prallen weißen Bündeln der tropfenförmige Käse für Kenner hing. Da hob Dagmar ihren freien Arm, zeigte auf den

Käse, von dem ich geschworen hätte, daß sie ihn noch nie auch nur gesehen hatte, blickte dann mich an und sagte ganz selbstverständlich: «Schau, Provolone!»

Und das habe ich nun nicht mehr in meine Schatulle gepackt. Ich habe das «Vieni qua» und den «Provolone» zusammengebündelt, ich habe das Wissen darübergestreut, daß Dagmar nichts so perfekt essen kann wie Spaghetti, ich habe eine italienische Schleife um diese Tatsachen gebunden, und ich bin nun überzeugt: Irgendwann hat Dagmar in diesem Land gelebt! Aber seitdem quält mich eine andere Frage:

Wo wollte Dagmar damals, als sie noch ein Baby war, mit mir hin?

Eine «Lesekarriere» besonderer Art

Ab einem bestimmten Zeitpunkt in Dagmars und meinem Leben hatte ich schließlich die Hoffnung aufgegeben, daß Dagmar irgendwann in ihren Mußestunden gemütlich in einer Ecke sitzen würde, ein aufgeschlagenes Buch in Händen, um atemlos den Abenteuern eines Buchhelden zu folgen.

Aus zwei Gründen mußte ich diese Zukunftsvision ad acta legen: erstens wurde mir klar, daß Dagmar nie lesen lernen würde – und zweitens kannte ich Dagmar in der Zwischenzeit gut genug, um zu wissen, daß ihr ein Leben aus zweiter Hand, wie ein Buch es eben vermittelt, niemals Ersatz sein konnte für das richtige Leben.

Der gravierendste Unterschied zwischen einem Leben «aus zweiter Hand» und den von Dagmar inszenierten Aktivitäten besteht darin, daß sie die ganze Familie einbezieht, uns teilhaben läßt, denn in ihrer Lebensfreude ist sie sehr laut.

Nachdem sie in einer Silvesternacht die *Fledermaus* im Theater gesehen hatte, war sie von dieser Operette hingerissen. Wir hatten zwar ein wenig Blut und Wasser geschwitzt, als sie während der Gefängnisszene im dritten Akt den Bemühungen des betrunkenen Gerichtsdieners Frosch, einen Hut an einen nicht vorhandenen Nagel zu hängen, mit der lauten Bemerkung: «Jetzt reicht's aber!» Einhalt gebieten wollte. Klar und deutlich war es vom ersten Rang erschollen – der Schauspieler war wirklich ein wenig erschrocken –, und Dagmars Mutter war fast unter den Sitz gerutscht. Aber ein Blick auf das Gesicht ihres Kindes hatte ihr

146

gezeigt, daß Dagmar in Gedanken längst auf der Bühne stand, daß alles andere um sie herum versunken war.

Noch in derselben Woche eilte die Mutter in ein Schallplattengeschäft, kaufte eine Kassette mit den schönsten Melodien der *Fledermaus*, und nun durften wir ein Jahr lang diesen herrlichen Klängen lauschen, Koloraturen trällernd liefen wir durchs Haus, und unser Kater preßte sich verzweifelt in Schränke und unter Betten.

Und dann besuchte uns Alexander, der siebzehnjährige Sohn meiner Cousine, musisch und begabt (und Dagmars geheimer ganz großer Schwarm), und in seinem Gepäck befand sich eine Video-Kassette mit der Aufzeichnung von *Carmen*.

Und damit kam der große Wechsel. Im Zuge ihrer Reifung erkannte Dagmar die Dramatik – und sie gefiel ihr ungeheuer. Mit ihrem Hang zur Theatralik durchlebte sie die Schwere des Carmen-Schicksals, und mit gesammeltem Gesicht und getragenen Gesten ging sie voller Würde an ihren einfältig lächelnden Eltern vorbei.

Als Alex mit seiner Kassette wieder abfuhr, trat eine gewisse Leere in Dagmars Leben, aber eine Freundin, die sich gerade nach einem Wunsch von Dagmar erkundigt hatte, brachte dann eine Musik-Kassette von höchster Qualität: Migenes-Johnson und Placido Domingo sangen die Partien (und daß sie in französischer Sprache sangen, erschien uns anfänglich nicht als Manko).

Dagmar war überglücklich. Wieder und wieder tönten nun die Klänge der Toreros und Zigeuner durch das Haus, und wir begannen ein wenig die *Fledermaus* zu vermissen, die uns so mitgerissen hatte.

Und es konnte nicht ausbleiben: Dagmar erkannte schließlich, daß der Schluß der Oper – wenn Carmen Josés Liebe zurückweist und bei der Wahl zwischen Unfreiheit und Tod den Tod wählt – das Nonplusultra der darstellenden Kunst ist.

Manchmal glaubte ich wirklich, verrückt zu werden, wenn mir bewußt wurde, daß Dagmar – in Schwingröcken und mit Ketten behängt – in französischer Sprache (ein wenig verstümmelt klang es schon, aber das fiel mir infolge meiner eigenen Mängel auf diesem Gebiet nicht so auf) José in seine Schranken wies, ihm den Ring, den er einst als Liebespfand ihr gegeben – der aber tatsächlich das Geschenk einer Tante war (und deswegen echt Gold und mit herrlichem Stein) –, hinschleuderte und dann erstochen zusammenbrach.

Und während ich auf dem Boden herumkroch, um das teure Stück zu retten, ertönte der Auszug der Toreros, und Dagmar zischte mir, reglos am Boden liegend, zu: «Geh raus! Störst!»

Der Kater ruhte auf der Fensterbank und schnurrte, nicht mal ein Barthaar zuckte, obwohl Dagmar an diesem Tag bestimmt schon fünfmal zusammengebrochen war. Aber ihm lag *Carmen* mehr als die *Fledermaus*.

Das waren die Momente, in denen ich wieder voller Inbrunst von einer lesenden Dagmar träumte.

Aber ich glaube, Dagmar hatte schon sehr früh beschlossen, nie ein Buch in die Hand zu nehmen, und ein wenig habe ich das Gefühl, leider mein Scherflein dazu beigetragen zu haben.

Damals, als sie vier oder fünf Jahre alt war, heiter und vergnügt, zwar ängstlich oft in neuen Situationen, aber nie stumpf und desinteressiert, da schien mir der Zeitpunkt gekommen, sie einer «Fachkraft» zuzuführen, und zweimal in der Woche waren wir viele Kilometer über Land geschaukelt (wir wohnten noch in Odelzhausen), und nach Stunden waren wir erschöpft zurückgekehrt.

Aber wieder einmal hatte ich die Rechnung ohne Dagmar gemacht. Denn ihr herausragendstes Merkmal war ja schon immer ihr Wille gewesen. Mit großen runden Augen verfolgt sie meine Anstrengungen, ihr etwas Ungeliebtes nahezubringen, und wenn wir dann zu dem Punkt kommen, an dem sie Farbe bekennen muß, weicht sie mit dem Gesicht etwas zurück und zieht ein klein wenig die Oberlippe hoch: Ich habe den Kampf wie üblich verloren, und aus Rache finde ich, daß sie in diesen Momenten stark einem Maultier gleicht.

Und ich wollte damals auch nicht wahrhaben, daß Dagmar bei ihrer ersten Logopädin das herrliche Montessori-Spielzeug, die Memory-Karten, Lernuhren, Bilderbücher und Schautafeln, Farbpaletten und die traumhaft schönen Holzpuzzles von Anfang an «ablehnte». Unglückseligerweise kaufte ich unter großen finanziellen Opfern ähnliche Spielsachen, die Dagmar sofort erkannte und ebenfalls sofort ablehnte. Und der größte Fehler von mir war, daß ich täglich dreimal meinen Wecker auf den Tisch stellte und mit Dagmar jeweils exakt zehn Minuten «übte». Dieser preußische Lehrvorgang fand ebensowenig ihr Gefallen wie meine Turnübungen in der frühkindlichen Phase: Dagmar blickte gelangweilt aus dem Fenster, meine Wut schäumte, und Britta nutzte die Chance und legte in affenartiger Geschwindigkeit Puzzles und baute schwierige Kombinationsteile zusammen, was ihr in der Familie den Ruf einer kleinen «Einstein» eintrug.

Schweren Herzens verabschiedete ich mich von der wirklich netten Logopädin, die bei allen anderen Kindern wahre Wunder gewirkt hatte und die mit dem Frust der Unerziehbarkeit von Dagmar selbst noch nicht ganz fertig geworden war, und meinte, der Fehler müße irgendwie bei mir liegen. Verzweifelt verdoppelte ich meine Bemühungen, Dagmar begann den Wecker und alles Dazugehörige zu hassen, und ihre Oberlippe schob sich von Tag zu Tag ein wenig höher.

Irgendwann resignierte ich, aber da war es schon zu spät. Tief saß nun ihr Haß auf jedes Buch.

Nach der Einschulung versuchte Dagmars geliebte Lehrerin mit Intelligenz, Einfühlungsvermögen und besonderen Tricks ihr das Lesen, das Schreiben, das Geheimnis der Buchstaben zu vermitteln: Alle in der Klasse schrieben oder lasen mehr oder weniger perfekt. Aber wie immer sie es anstellte: Dagmar durchschaute sofort alle Tricks, schob die Oberlippe hoch und verweigerte.

Meine Mutter, die ihren ganzen Ehrgeiz in ihr Engelchen legte, bemerkte plötzlich, daß die Aufforderung: «Komm, hol das Buch, wir üben ein bißchen!» Dagmar für ein bis zwei Stunden in ihrem

Zimmer verschwinden ließ, um dort ruhig abzuwarten, bis der Anfall vorüber war. Das hatte die fatale Folge, daß wir nun – wenn Dagmar uns aus irgendeinem Grund auf die Nerven ging – nur kurz sagten: «Hol das Buch! Wir üben!» Dann trat die ersehnte Ruhe ein.

Als wir später nach Hamburg zogen, konnte die neue Lehrerin nicht anders, als lauthals lachen, als ich ihr sagte, daß Dagmar nicht lesen könne. Ich höre sie noch sagen: «Das haben wir gleich. Bei uns lernen alle Mongoloiden Lesen.» Ich hätte sie warnen sollen, aber ich widersprach nicht.

Am nächsten Abend brachte Dagmar strahlend eine Schultasche voller Bücher mit, sie blätterte darin, ich war klug genug, mich den Büchern nicht zu nähern, aber mit den Wochen wurde ein Buch nach dem anderen wieder eingezogen, und nach einem halben Jahr waren sowohl die Lehrerin als auch ich so taktvoll, dieses Thema nie mehr zu streifen.

Im Moment darf ich übrigens wieder hoffen: Dagmar ist zur Zeit in einer Tagesbildungsstätte, und seit zwei Wochen übt sie in einem Heft. Hingebungsvoll malt sie Worte, und obwohl ich mich höchstens bis auf drei Meter dem Heft zu nähern wage, merke ich bereits, daß sie immer «genialer» mit der Buchstabenfolge umgeht...

Aber eine Hoffnung ist da, wie gesagt!

Fernseh-Terror

Neben *Carmen* und ähnlichen Exzessen gehört Dagmars Liebe dem Fernsehen. Auch hier ist sie kein passiver Zuschauer, sie sieht voll Interesse zu, schaltet ab, spielt nach.

Endlose Mono- und Dialoge klingen aus ihrem Zimmer, tritt man ein, sieht sie auf ihre Hände: «Geh raus, Mama! Störst!» Folgsam verlasse ich den Raum, und sofort verwandelt sie ihn wieder in eine Krimiszene, den Rahmen für ein Streitgespräch, in ein Theater.

Natürlich unterscheidet sich ihr Geschmack oft von meinem. Eigentlich hat nur Omi genau denselben, aber ich habe die beiden im Verdacht, sie arbeiten sich gegenseitig in die Hände.

Da gab es eine Zeit, als es in den bundesdeutschen Haushalten noch nicht üblich war, zwei oder drei Fernseher zu besitzen. Auch Video-Geräte waren noch nicht auf dem Markt, und so war die Familie gezwungen, sich noch insoweit auseinanderzusetzen bzw. zu unterhalten, bis das gemeinsame Fernsehprogramm bestimmt war. In diesen Diskussionen mußte man mit bestechender Intelligenz und Überzeugungskraft auftreten, Schwächen des Gegners mußten durchschaut und erbarmungslos ausgenutzt werden, kurz: Man mußte ein Meister im Taktieren sein.

Dagmar und Omi waren Genies!

Schon allein dadurch, daß sie den zeitlichen Vorteil nutzten, setzten sie sich uns gegenüber in die Favoritenrolle. Bereits am Tag vorher wußten sie, daß am nächsten Abend zum Beispiel Rudi

Carrell in einer Show zu sehen sein würde. Und so fiel am Vorabend ganz harmlos beim Abendessen der Satz: «Also, das Kind und ich, wir freuen uns schon so auf Rudi Carrell und seine Show.» Der Satz wurde unterstrichen von Dagmars enthusiastischen Freudebekundungen wie «Omi-Umarmen», Juchhu-Schreien und ähnlichem.

Gewitzt durch vorherige Niederlagen, begannen mein Mann und ich verbissen nach dem wie vom Erdboden verschwundenen Fernsehprogramm zu suchen. Nach zwei Stunden fanden wir es unter den Badetüchern und lasen erschöpft: *Casablanca* mit Humphrey Bogart und Ingrid Bergman – zur selben Zeit im anderen Programm.

Elektrisiert wollten wir uns in den Kampf werfen, aber die beiden hatten sich in der Zwischenzeit ins Bett zurückgezogen, und tiefe Atemzüge klangen an unser Ohr. Als wir die Tür leise wieder schlossen, war mir, als hörte ich Dagmars Kichern. Aber das konnte natürlich nur ein Irrtum sein.

Am nächsten Morgen hatten wir uns einigermaßen beruhigt. Wir saßen am Frühstückstisch, Dagmar und Omi kamen die Treppe herunter, und bevor einer von uns den Mund aufmachen konnte, ertönte schon Dagmars Stimmchen: «Oh, ja, Omi, wie schön!» Und Omi erschien mit strahlendem Gesicht, sondierte kurz das Terrain, und als sie unsere sich gerade öffnenden Münder sah, eröffnete sie sofort das Feuer: «Also Kinder, ich sage euch, das Kind ist ja so voller Freude auf heute abend, *einmalig*, sage ich euch! Und heute nachmittag ist auch noch Blauer Bock, einfach *traumhaft*.»

Mein Mann und ich schlichen zu den Badetüchern, zogen die Fernsehzeitschrift hervor: am Nachmittag nur Sportschau. Sein Problem, allein hatte er sowieso keine Chance.

Am Frühstückstisch parlierten Dagmar und Omi weiter. Dagmar hatte ein Foto von Rudi Carrell neben sich und sagte von Zeit zu Zeit: «Du mein Liebling», und Omi überlegte fieberhaft, was für kleine Häppchen man zu dieser zauberhaften Fernsehstunde reichen könnte. Das war das Ende unserer Träume. Ade *Casablanca*, Ade Bogey-Boy, «When Time Goes Bye» – wir werden eine neue Chance erhalten.

Einmal haben wir uns durchgesetzt, aber es hat uns keine Freude gebracht. Während der Vorspann zu «unserem» Film lief, haben Dagmar und Omi im Bad geplätschert und sind kurz darauf ins Bett gekrochen. Das schlechte Gewissen hat mich hochgetrieben, ich bin in ihr Zimmer geschlichen und habe kleinlaut gefragt: «Was ist denn los?»

Und da kam die stahlharte Stimme meiner Mutter:

«Hoffentlich gefällt euch dieser Mist. Daß ihr dem Kind aber auch die einzige Freude in seinem Leben nehmen müßt!» Und Dagmar tönte von ihrer Seite: «Genau!»

Zerknirscht gehe ich nach unten, und damit ich nicht allein leide, teile ich alles meinem Mann, diesem Rabenvater, mit. Zerstört starren wir in die Röhre. Zum Schluß wissen wir nicht, welchen Film wir gesehen haben.

Aber Dagmar und Omi haben zweifellos Terrain in ihrem Stellungskampf gewonnen.

Alle unsere Tiere

Der aufmerksame Leser hat sicher schon zwischen den Zeilen oder auch direkt gelesen, daß meine Mutter durchaus über beachtliche dramatische Fähigkeiten verfügt. Ich – als Zwischengeneration – bin nicht so von der Natur begünstigt, aber bei Dagmar kommt dieses Talent wieder voll zur Entfaltung. Sie liebt große Auftritte, vehemente Abgänge, und natürlich weiß sie, daß der große Lacher die Erfolgsbasis eines guten Komödianten ist.

Nachdem sie nicht nur als Künstler, sondern auch als privater Mensch die heitere Situation besonders schätzt, wird sie immer wieder versuchen, mit irgendeiner Bemerkung die traurigen Themen ihrer Mitmenschen zu unterbrechen, um die allgemeine Stimmung zu heben. Und mit ungeheurem Wissen um die menschliche Natur ahnt sie genau, was alle aufhorchen läßt – mich dann aber leicht in eine beklemmende Situation bringt.

Typisch ist folgende Szene:

Ich sage zum Beispiel: «. . . und dann mußte die Frau A. ins Krankenhaus», und Dagmar unterbricht mich: «Erzähl mal von den Läusen!»

Kurz stoße ich sie unter dem Tisch an und fahre fort: «. . . und ich sage Ihnen, es war doch wirklich fast zu spät. Die Ärzte . . .» Dagmar tritt gezielt zurück und fährt ebenfalls fort: «Du Läuse, ich Flöhe!»

Damit bleibt Frau A.s Schicksal unerzählt, denn alle am Tisch haben sich nun Dagmar zugewandt, und da ich auch nur die

Tochter meiner Mutter bin, verbessere ich sie mit dramatischer Stimme: «Nein, Engelchen, du hattest Läuse und ich Flöhe!»

«Oh, ja!» sagt sie befriedigt, lehnt sich zurück und löffelt ihr Eis. Sie kann sich auf mich verlassen, auch ich rede gerne und erfreue mich an Lachern, und so berichte ich, daß Dagmar eines Tages eine komische Ameise auf dem Kopf gehabt und meine Mutter entsetzt geschrien habe, daß das eine Laus sei, und ich berichte von der Entlausung und von der Nissensuche, von den teuren Läusekämmen – ich komme so richtig in Fahrt, aber als ich bemerke, daß die anwesenden Damen sich am Kopf zu kratzen beginnen und mißtrauisch auf mich und Dagmar sehen, setze ich mich rasch wieder hin, denn in meinem Eifer war ich aufgestanden, um die Nissensuche an der glücklichen Dagmar demonstrieren zu können, und ich versuche nun, sehr adrett auszusehen.

Eine kurze Pause ist entstanden, und die enttäuschte Dagmar öffnet schon den Mund, ich weiß, was kommen muß, ich trete gezielt, sie schreit «Au!», und vor dem zweiten Tritt ruft sie schon: «Und Mami viele Flöhe!» und zieht ihre Beine weit zurück. Fünf Augenpaare sehen mich entsetzt an.

«Ach was!» sage ich nur, schlage die Augenlider nieder und rühre verlegen in meinem Kaffee.

Aber für Dagmars Geschmack ist das viel zu glimpflich abgelaufen, deswegen steht sie nun auf, geht außer Reichweite und kichert:

«Weißt du, Mami? Nackt auf dem Bettlaken, Britta hat die Flöhe aufgesaugt!»

Und diese Geschichte war wirklich grauenhaft, und deswegen komme ich auch wieder in Fahrt.

Tommi, unser Kater, hatte wohl irgendein wildes Tier «geschlagen», die Flöhe waren dann auf ihn gesprungen, waren mit ihm nach Hause gekommen und hatten sich scheinbar nicht sehr wohl gefühlt auf dem Mörder ihres vorherigen Besitzers. Ich hatte auf der Couch gelümmelt und Zeitung gelesen, zugedeckt mit einer weißen Decke (wichtig!), und Tommi hatte sich auf meinen Bauch gelegt. Und plötzlich waren die Decke, die Couch und ich von Flöhen übersät, nur Tommi wurde immer ruhiger, und wie in einem Horrorfilm sprang ich kreischend auf. Irgendwann hatte ich einmal gehört, daß Flöhe auf helles Weiß springen müssen, ich schrie Anweisungen, und Britta, meine vernünftige Britta, kam auch schon mit einem großen weißen Bettlaken und einem Strahler. Mitten im Zimmer breiteten wir das Laken aus, richteten den Strahler darauf, und ich begann mich – Veitstänze aufführend – auf diesem Laken zu entkleiden, zu Dutzenden sprangen die Flöhe auf das verführerische Weiß, Britta saugte heftig die Couch, Tommi wurde in den Garten geworfen, und Dagmar jubelte begeistert angesichts dieser Aktivität, die über eine langweilige Familie hereingebrochen war.

Das Bettlaken und meine Sachen haben wir in der Waschmaschine gekocht, und damit war alles ruiniert (denn die Vierzig-Grad-Wäsche hatten die Kümmelkörnchen unbeschadet überstanden), den Staubsauger haben wir in einer Ecke des Gartens gereinigt, Tommi brauchten wir nicht zu entflohen, er hatte nicht die Geschmacksrichtung der Flöhe getroffen, und tagelang fanden wir noch kleine lebende Exemplare, aber ich kann Sie beruhigen, es ist nun Jahre her!

Als ich mit dieser Geschichte fertig bin, weiß ich, daß nichts auf dieser Welt mehr unser Ansehen in den Augen dieser Damen retten kann. Sie haben die Stühle zurückgeschoben und kratzen sich abwechselnd an Kopf und Armen. Aber ich darf ihnen nicht unrecht tun, auch ich habe mich gekratzt, nur Dagmar hat ihr drittes Eis genossen.

Und während ich hier schreibe, juckt es mich an der linken Schulter, am rechten Ellenbogen und hinter dem rechten Ohr.

Und damit bin ich schon bei einem sehr aufregenden und schönen Thema in unserem Leben. Wenn auch die Flöhchen nicht gerade der delikateste Einstieg sein mögen – ihre «Gastgeber» sind zu einem wichtigen Bestandteil unseres Alltags geworden. Als wir vor dreizehn Jahren unser erstes Häschen kauften, war es nicht nur das erste, mit Herzklopfen erwartete Tier in Dagmars und Brittas Leben, sondern auch in meinem.

In meinem Elternhaus waren drei Dinge absolut tabu: Fahrradfahren – jede Art von Sport (außer Schwimmen zur Rettung des eigenen Lebens) – und Tiere.

Der Grund dafür war die Gefahr, die von all diesen Dingen ausgeht: Verletzungsgefahr, Vergiftungsgefahr, Bißgefahr und Tötungsgefahr. Unter Beachtung dieser drei Tabus wurden meine Schwester und ich dann tatsächlich groß.

Fahrradfahren habe ich später mehr schlecht als recht erlernt. So gehöre ich zu den zwei erwachsenen Menschen in Deutschland, die nicht Fahrradfahren können: Der andere Mensch ist meine Schwester.

Trotz dieser vehementen Unterdrückung meines spielerisch-sportlichen Triebs, bin ich später dann doch noch ein relativ sportlicher Mensch geworden. Mein Tennis ist mittel bis mies, mein Skifahren besticht durch Ausdauer und Eleganz – besonders mein Einkehrschwung wird von Kennern gelobt. Und wer nicht weiß, was ein Einkehrschwung ist, dem erkläre ich es hier auch nicht.

Auch am Berg und beim Intervalltraining bin ich sehr ausdauernd. Aber egal, wie ich mich jetzt lobe und preise, das alles ist nichts gegen meinen Einstieg in den Bereich «Tiere».

Schon immer tierlieb, habe ich meinem ersten Tier entgegengefiebert. Unsicher habe ich mich ihm genähert, ich war enttäuscht über seine Eigenart, aber trotz dieser Enttäuschung habe ich mich nicht meiner Verantwortung entzogen.

Ein paar Geschichten aus unserem «Tier-Leben» habe ich hier festgehalten – Begegnungen mit recht unterschiedlichen Tieren.

Und wieviel Liebe und Verantwortung haben diese (meist) kleinen pelzigen Wesen in uns geweckt. Wie viele Stunden haben wir in Decken gehüllt an der offenen Terrassentür gewartet: auf unsere Katze, die nicht kam. Und welche Gedanken sind uns durch den Kopf gegangen: Peterle, Hummelchen, Tommilein im Versuchslabor, mit Drähten im Kopf, lautlos wegen der durchschnittenen Stimmbänder, Schmerz und Entsetzen in den Augen, geschunden, zerschlagen und vermarktet.

Tommilein lebt nun seit neun Jahren mit uns (sein Konterfei siehe rechts). Weil wir nicht wollen, daß auch er – wie zwei seiner Vorgänger – überfahren wird, darf er nur noch früh eine Stunde raus. Und dieser praktische Trick zeigt schon, wie sehr wir ihn lieben. Kein Mensch kann sich vorstellen, wie bedacht Dagmar darauf ist, die Türen abzuschotten, wenn Gäste hereinkommen oder hinausgehen, mit wieviel Witz sie Fluchtmöglichkeiten entdeckt und verbaut.

Tommilili (und jedes Jahr kommt ein li dazu) verteilt seine Liebe gerecht auf alle Familienmitglieder. Zudem ist er ein Kater, der immer mit uns sein will. Und sind wir schon mal alle vier im Badezimmer, und unser Badezimmer ist entsprechend deutscher Norm recht klein, so hören wir sein klagendes Stimmchen vor der Tür. Herein lassen wir ihn in den Dampf und die Gerüche nach Shampoo, Rasierwasser, Duschgel, und mitten zwischen uns sitzt er dann, breit ausgestreckt. Und wenn wir ihn in dem Getümmel treten, so läuft er nicht scheu in eine Ecke: Er weiß, es war ein Unfall, und laut brüllend sagt er uns das und legt sich noch breiter hin.

Und zu jedem von uns hat er eine andere Beziehung aufgebaut. Am liebsten ruht er zwar auf mir oder Britta, aber auch Dagmar und Papi werden nicht gemieden. Und wenn er auf Papis Füßen liegt, und mein Mann sich unruhig hin und her wirft, beißt Tomilili ihn kurz in die große Zehe, dann tritt Ruhe ein. Dagmar wird nie von ihm gebissen. Er ist das erste Tier, das sie trägt. Das war eine riesige Hemmschwelle für sie. Nun nimmt sie ihn in den Zangengriff, weil sie nicht anders kann, und unglücklich heftet er seine Augen auf mich, was das nun wieder bedeuten soll. Ein leichtes wäre es ihm, sich frei zu machen oder ihr eine zu «schmieren». Nie würde er sich von Britta oder mir

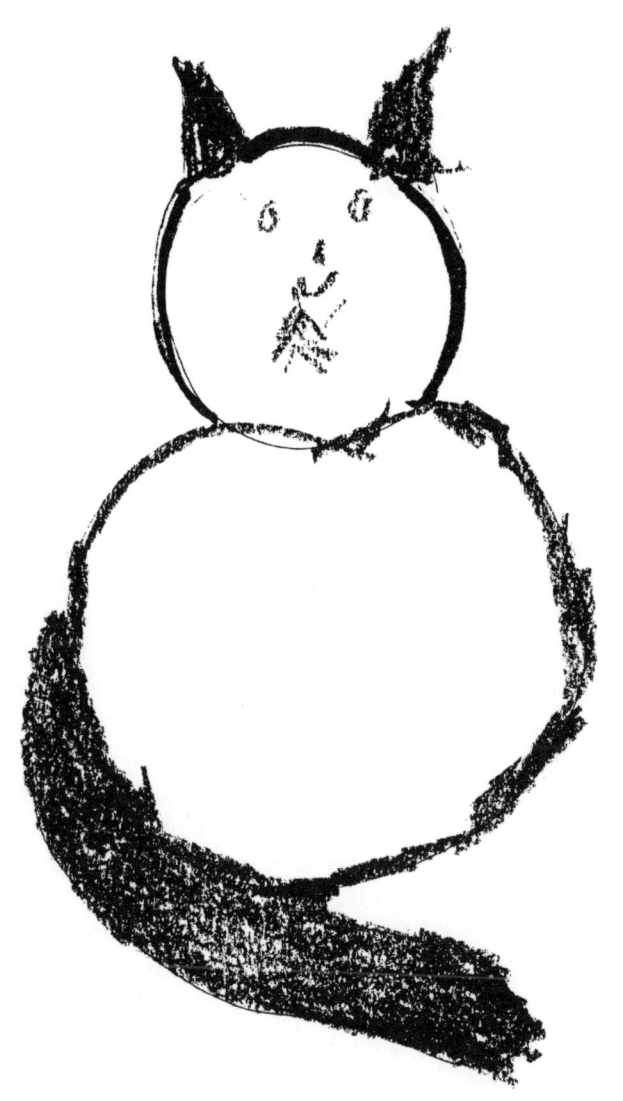

159

diesen Griff gefallen lassen. Aber bei Dagmar nimmt er es hin, er meidet sie nicht einmal – und dafür liebe ich ihn noch mehr.

Unser Freund Harvey

Unser allererstes Tier war Harvey.

Als unsere Kinder in das Alter kamen, in dem sie «seelische Bildung» erfahren und Verantwortungsbewußtsein lernen sollten, fiel irgendwann das Wort «Tier», und Britta bekam sofort ganz steife Ohren und einen flehenden Blick. Mein Mann neigte zu einem Dackel, ich zu einer Asylmischung, Britta war ohne jede Meinung, es sollte nur pelzig sein und vier Beine haben. – Dagmar lehnte jedes Tier ab.

Ich überging diese Ablehnung kühn, zumal ich wußte, daß Dagmar alles, was sie nicht kannte, erst einmal ablehnte. Ich setzte mich hin und überlegte. Welches Tier war am «pflegeleichtesten»? Das war natürlich der Vogel, aber er war nicht pelzig und hatte nur zwei Beine. Aus diesem Gedankengang blieb immerhin das Wort «Käfig» übrig. Und was konnte man in einem Käfig unterbringen? Als meine Mutter das Wort Goldhamster nur hörte, stieg sie schreiend auf einen Stuhl, und wir konnten sie kaum wieder beruhigen. Auch ein Meerschweinchen wurde von ihr strikt abgelehnt, und sie ging sogar so weit, Dagmar aufzuhetzen. Dagmar verkündete nun ständig, daß sie kein Schwein haben wolle, und als ich von Bekannten erfuhr, daß Kaninchen klüger seien und nicht so stänken, begann ich, Oma und Dagmar die Vorteile eines sanften kleinen Häschens mit Schnuppernäschen zu preisen.

So gingen denn mein Mann, Dagmar und Britta eines Tages los, ich selber wartete – aufgeregt wie ein Kind – zu Hause, und nach einer Stunde kehrten sie zurück. Britta trug beglückt einen Käfig, der mindestens genauso groß war wie sie selbst, und sie war für ihre fünf Jahre ziemlich groß, und darin saß ein süßes, kleines, weißes Kaninchen mit rosa Öhrchen, rosa Augen (beim Anblick der Augen entfuhr meiner Mutter dann doch ein Entsetzensschrei), und weil wir den Film mit dem großen weißen Hasen sehr liebten, nannten wir dieses kleine Monster «Freund Harvey».

Denn Harvey war wirklich ein kleines Monster. Auf klein und niedlich getrimmt, war er ohne jede Lebensart. Während der ersten drei Tage – und das war genau die Frist, die mein Mann sich für Reklamationsfälle und Rückgabeabsichten erbeten hatte – saß er in zauberhafter Weise auf dem Dach seines Käfigs (er war natürlich nur nachts drin, und später dann auch nur, wenn wir ihn finden konnten), fraß ein Blättchen, machte ein trockenes Ködelchen, ab und zu hoppelte er vom Dach hinunter und wagte sich bis zum Rand der Badezimmermatte, die ich unter den Käfig gelegt hatte, schnupperte bilderbuchmäßig und sprang zurück. Sogar meine Mutter war begeistert: Das Tier roch nicht, tat nichts, saß nur.

Aber genau nach Ablauf dieser Frist sprang unser Freund Harvey von seinem Käfig, übersprang den Rand der Matte und übernahm die Herrschaft im Haus. Es ist kaum zu glauben, aus was für Ecken wir ihn zogen, wir konnten ihn nur aufgrund der trockenen Ködelchen und der Kurzschlüsse finden, die er verursachte.

Nun gingen bei uns die Elektriker ein und aus, sie erneuerten Kabel und Zuleitungen, und wenn sie die Bemerkung machten – und die kam jedesmal –, daß wir von Glück reden könnten, daß unser Häschen noch am Leben sei, mußte ich mich abwenden, damit mein Gesicht mich nicht verriet. Und nie versäumten sie, beim Hinausgehen mit eindringlicher Stimme darauf hinzuweisen, ja sofort anzurufen, wenn Harvey wieder eine Leitung angeknabbert habe, da es sonst zu einem Schwelbrand kommen könnte. Ich bin sicher, wir hatten im Buch der zu erwartenden Aufträge bereits einen festen Posten, Stichwort: «Harvey».

Oh, bitte, denken Sie nicht, daß ich versäumt habe, Harvey kleine Zweiglein und Ästlein anzubieten. Zuweilen sah es in unserem Wohnzimmer und in der Diele wie in einem Bruchwald nach einem Gewittersturm aus.

Die erwünschte «seelische Bildung» konnte nicht stattfinden. Harvey haßte jeden Kontakt mit Menschen, seine einzige Liebe gehörte den elektrischen Leitungen und Kabeln. In seinem vorherigen Leben war er wohl Elektromeister gewesen, denn er konnte so geschickt die Kurzschlüsse bewirken, daß er auch nicht die leiseste Blessur davontrug.

Die einzigen, die Blessuren davontrugen, waren Britta und ich. Unsere Arme waren zerkratzt und mit tiefen Wunden von seinen Hinterläufen versehen, die er sehr trickreich und kräftig einzusetzen wußte. Vollgepumpt mit Tetanus-Impfungen, mußten wir uns auf den Boden werfen, um sein Fellchen zu einer kurzen Streicheleinheit zu erwischen, bevor er in der Stereoanlage verschwand, um dort die kleinen Drähtchen durchzuknabbern.

Am Abend wartete er mit tückischem Blick und rotglühenden Äuglein auf die Verfolgungsjagd. Einmal hatten wir ihn abends nicht gefunden: Die Schäden am nächsten Morgen waren immens gewesen. So stand nun ein eisernes Muß dahinter. Eine Stunde mußte für diese Jagd einkalkuliert werden, und Britta und ich hatten danach zwei bis drei Wunden mehr.

Dagmar hatte nicht die Spur eines Kratzers. Mit ihrer Abneigung gegen alles Neurotische hatte sie diesen Wesenszug auch sofort bei Harvey entdeckt, und nur aus weiter Entfernung sagte sie zuweilen: «Süßer kleiner Hafi», während ich mein anderes Kind mit Jod behandelte.

Zuweilen schlägt das Glück überraschend zu. Als wir in Urlaub fuhren, brachten wir Harvey im Käfig zu einer Kindergartenfreundin von Britta; sie liebte Harvey heiß und hatte sogar Kratzer von ihm im Gesicht.

Und als wir ihn holen wollten? Da saß Harvey auf der Wiese in einem zwei mal zwei Meter großen fachmännisch gebauten Pferch (d. h. der Drahtzaun ging fünfzig Zentimeter tief ins Erdreich), und dort, wo der Pferch stand, gab es keine Wiese mehr, es war ein tief umgegrabenes und zerfurchtes Feld. Unser Freund Harvey suchte wohl die unter der Erde verlegten Stromleitungen der Isar-Amper-Werke.

Obwohl mir bei seinem Anblick der Schweiß ausbrach, war ich doch froh, daß er auch so schöne Ferien gehabt hatte; überschwenglich bedankte ich mich und wollte ihn herausheben, aber Brittas Freundin stürzte sich heulend in den Schoß ihres Großvaters, der selber feuchte Augen hatte. Und vor Glück hätte ich am liebsten hemmungslos mitgeheult.

Selbst Britta sah nur kurz auf das wühlende Monster, einen Streichelversuch unterließ sie.

Dagmar vermißte Harvey nie.

Trotzdem versprachen wir andere Hasen, wir gingen gleich in die Mehrzahl, aber diesmal sollten es keine neurotisch überzüchteten sein, sondern ganz normale Stallhasen, die man auch mal streicheln konnte.

Übrigens, falls Sie im Bereich der Isar-Amper-Werke wohnen und wieder einmal Stromausfall ist: Dann ist unser Freund Harvey sicher fündig geworden. Aber machen Sie sich keine Sorgen. Er kann das – ihm selber ist bestimmt nichts passiert.

Die wundersame Vermehrung

Nicht einmal eine Woche hatten wir Zeit, uns zu erholen. Schon drei bis vier Tage nach der glücklichen Lösung mit Harvey bestand Britta auf Einhaltung des Versprechens, und zwei kristallklare Tropfen perlten über zwei goldige Kinderbacken. Da bestand auch Dagmar auf neuen Hasen – allerdings ging es ihr gar nicht um die Hasen, Brittas Tränen stellten sie auf die richtige Seite.

Am Samstagmorgen zogen die drei also wieder los, diesmal ging es nicht in eine Zoohandlung, sondern auf den Viktualienmarkt. Und ich rief ihnen noch nach, auch trockenes Grünfutter mitzubringen; und wieder war ich sehr aufgeregt.

Nach einer Stunde waren sie zurück. Zwischen Britta und Dagmar standen auf dem Rücksitz zwei große Kartons, aus dem einen bauschten sich malerisch Salat- und Blumenkohlköpfe, Karotten und Kohlrabiblätter; im anderen war Holzwolle, und darin lagen zwei dicke plüschig-braune Pelzbälle halb verborgen.

Als wir alles im Haus verstaut hatten, durfte ich feststellen, daß die zwei Stallhasen-Mädchen mit ihren acht Wochen schon viel größer waren als das erwachsene weiße Zwergmonster Harvey. Aber das war nicht der einzige Unterschied. Susi und Monika – wie Britta sie sofort taufte – waren von zauberhafter, sanfter und gemütlicher Art. Monika war ein bißchen trottliger, ein bißchen kleiner, ein bißchen scheuer und ein wenig heller im Fell. So wußten wir immer sofort, wen von den beiden wir im Arm wiegten. Der typische Hasengriff erschien Britta und mir sehr barbarisch. Unsere Hasen haben wir nie am Rückenfell hochgenommen, stets griffen wir zwischen die Vorderpfoten und unter das Hinterteil, und die Häschen lagen wie Babys in unseren Armen.

Sie waren wirklich wie kleine Steiff-Tierchen, mit samtbraunen, sanften Augen, weichem, flaumigem Fell und braunen, schnuppernden Näschen, die Ohren waren groß und bepelzt, weich und kühl.

Aber zwei Stallhasen sind eben zwei Stallhasen. Und als mein Mann eines Abends nach Hause kam, meinte er, es stinke allmählich bestialisch. Ich entwarf einen großen Hasenstall, fuhr zu dem kleinen Schreinerbetrieb in der Nähe (bitte gestern liefern – nicht erst heute!), und nach drei Tagen war das Kunstwerk fertig. Auch vom Preis her war es ein echtes Kunstwerk, und ich warf die Quittung rasch weg, nannte meinem Mann – der wirklich nicht kleinlich ist – den dritten Teil des Preises, und er hob überrascht eine Augenbraue: «Der spinnt wohl!»

So verbrachten Monika und Susi einen Teil des Tages und einen Teil der Nacht in dem Stall mit den zwei Türen, dem Extrakästchen zum «Verschlupfen», dem Eternitdach mit Wölbung.

Den Rest der Zeit liefen sie im Haus herum, sie besuchten regelmäßig ihr Toilettchen, ihr Futter lag auf dem Küchenboden, sie hatten richtigen Familienanschluß. Wenn schönes Wetter war, setzten wir sie ins Gras, anfänglich liefen sie nicht weg, aber dann wurde es immer spannender, sie wiederzufinden. So ging ich noch einmal zum Schreiner und bat um eine Einfachausgabe eines Gatters. Die Quittung warf ich wieder weg, nannte wieder nur den dritten Teil («Das geht ja!») und hinterließ beim Schreiner die Meinung, daß wir ein bißchen verrückt seien.

So war ein trautes Glück entstanden. Monika und Susi hatten nun überall ihr Plätzchen. Manchmal verkrochen sie sich auf dem Balkon im Kartonhaus, manchmal liefen sie im Haus herum, und draußen hatten sie Stall und Gatter zur Verfügung.

Wir hatten das gute Gefühl, etwas für die Seelenbildung unserer Kinder getan zu haben, zumal Monika und Susi von so sanfter Art waren, daß man sich keine lieberen Spielgefährten wünschen konnte. Selbst Dagmar hatte sich ein wenig an die Pelzkugeln gewöhnt. Sie trug sie zwar nicht herum, aber sie streichelte sie liebevoll und nannte sie bei Namen.

Und dann kam der Paukenschlag. Schon seit längerem war mir aufgefallen, daß Susi viel größer war als Monika. Und eines Tages kam Britta ganz aufgeregt in die Küche und heulte: «Die Susi setzt sich immer auf die Monika und stoßt sie. Die Monika kann das nicht mehr aushalten. Arme Monika!»

Ich ließ alles fallen, lief in den Garten. Monika hatte wirklich keine ruhige Sekunde. Und ich sah meine Zeit für die ersten Aufklärungsgespräche gekommen. Als erstes packte ich Susi – diesmal mit Nackengriff – und taufte sie in Muffelpuff um. Muffelpuff kam nun in den Stall, Monika auf den Balkon. Aber als es heiß wurde, waren die Temperaturen auf dem Balkon einfach unerträglich. So kam Monika – die Scheuere – in den Stall und Muffelpuff ins Haus, wo er sich sehr wohl fühlte. Er hörte auf seinen Namen, war stubenrein, fraß keine Leitung an. Er war ein Kaninchen, wie ich es mir vorgestellt hatte.

Aber die Trennung der Schwestern war zu spät gewesen. Monika gebar sechs Kinder, eines süßer als das andere. Und während Britta und ich in Verzückung gerieten, erkannte Dagmar das Problem vor mir. Skeptisch blickte sie auf diese wundersame Vermehrung.

Aber auch Brittas Entzücken legte sich mit der Zeit. Immer seltener ging sie zum Stall, in dem es nun immer enger wurde. Manchmal geriet ich in Panik. Statt zwei Häsinnen hatte ich nun acht Hasen, die wir ja auch wieder trennen mußten. Ich sah einen Berg von bezaubernden plüschigen Kaninchen auf mich zurollen, denn die Jungen waren die kleinen Ausgaben ihrer Eltern.

Da fiel mein Blick auf Dagmar. Wer konnte ihr schon widerstehen? Ich ging in den Keller, holte zwei Körbchen, die ich mit dicken, kuscheligen Handtüchern in Pink auslegte – richtiges Anbieten ist das halbe Geschäft –, und in jedes Körbchen setzte ich drei Pelzkugeln, dann rief ich meine Kinder, kämmte sie schnell, hing jedem einen Korb über den Arm, mit der Aufforderung, in der Straße «liebe Eltern für die Kleinen» zu finden.

Dieser aufregende Auftrag zauberte beiden Röte auf die Wangen, ich mahnte sie noch, die Körbchen nicht zu schaukeln, Hunde zu meiden und bald zurückzukommen. Dann besuchte ich Monika, um ihr in ihrem Abschiedsschmerz beizustehen. Aber sie genoß die Ruhe und Leere, lang hatte sie sich ausgestreckt, friedlich mümmelte sie vor sich hin und das angebotene Löwenzahnblatt zog sie sich genüßlich rein.

Fast eine dreiviertel Stunde waren die Kinder weg, dann kamen sie, und die Körbchen waren vollgepackt. In dem einen Korb saßen nun alle sechs Plüschkugeln, und der andere war übervoll mit Äpfeln, Schokoladen, Birnen – und Britta schwenkte auch noch triumphierend zwei Fünfmarkstücke.

Nun war es an mir, rot zu werden. Schamesröte überzog mein Gesicht. Und nicht zu Unrecht, denn Brittas Bericht lautete: «Die Leute wollten keine Hasen, aber Dagmar blieb einfach stur stehen. Da bekamen wir die Geschenke, um nur ja schnell abzuhauen!»

Dagmar war sehr zufrieden mit dem Beutezug. Sie nahm die Schokoladen aus dem Korb und ging trällernd in ihr Zimmer, und ich stopfte die sechs kleinen Hasen wieder zu Monika in den Stall, und einen Moment lang sah sie aus wie Harvey das Monster.

Irgend etwas mußte nun geschehen. Ich konnte nicht wieder auf einen Glücksfall warten. Am nächsten Morgen packte ich zwei Kleine und brachte sie zu meiner Gemüsefrau, die mich in den letzten Wochen und Monaten fachlich beraten hatte (so durfte Monika während der «Stillzeit» keine Rettichblätter fressen, weil sonst die zu scharfe Milch von den Jungen abgelehnt würde!). Bei dieser Gelegenheit hatte sie leichtsinnigerweise einmal geäußert, sie hätte auch wieder ganz gern mal ein Häschen. Warum so kleinlich? Ich setzte ihr gleich zwei auf den Ladentisch (und sie behielt sie; aber ich traute mich erst nach drei Wochen wieder ins Geschäft).

Dann brachte ich die restlichen vier zur Auswahl zu einer Familie, von der Britta mir erzählt hatte, daß sie an einem Häschen interessiert seien. Sie hatte von früher noch leere Kaninchenställe im Garten.

Ich traf einen reizenden Herrn an, und als «Kaninchenliebhaber» war er so fachmännisch, daß er drei Kleine aussuchte. Ich konnte vor Glück kaum atmen. Er nahm die drei Weibchen («Weil Böcke nur streiten!») und hat sich übrigens auch getäuscht. Als ich später einmal an dem Garten vorbeiging und zu meinen «Kleinen» lugte, hatten die drei Weibchen mächtig viel Nachwuchs.

So hatte Monika nur noch einen Sohn. Als Dagmar und Britta aus der Schule kamen, rechnete ich mit Tränen. Ich hatte extra Nudeln und Pudding gekocht, aber es war Regenwetter, richtiges Hauswetter; und so gingen sie drei Tage überhaupt nicht zum Stall; und ich schwieg.

Monikas letztes Kind wurde dann auch noch abgeholt: von einer Mutter, die sehr enttäuscht war, daß sie keine Auswahl mehr hatte. Aber ich konnte ihr versichern, daß alle sechs gleich goldig gewesen waren. So nahm sie dieses letzte mit.

Als ich Monikas Stall eines Tages – nach «Wochenbett und Kinderstube» – generalüberholte und sie ins Laufställchen setzte, läutete das Telefon. Nach einem langen Ratsch kehrte ich in den Garten zurück, verlassen wippte der Sonnenschirm über dem Gatter: Monika war verschwunden. Sie hatte sich unten durchgegraben. Ihr ungewisses Schicksal ging mir sehr nahe. So hängten wir überall kleine Zettelchen auf: «Verschwunden ist ...», und eine ältere Dame meldete sich. Monika hatte sich, von einem dicken Kater verfolgt, in ihr Wohnzimmer gerettet und sich hechelnd vor ihre Füße geworfen und um Schutz gefleht. Nur aufgrund der Tatsache, daß ich durch meine Mutter seit meiner Geburt in diesem Vokabular heimisch war, unterließ ich das Schluchzen.

Sie wollte Monika so gern behalten, aber so ohne Stall, und so. Und so eilte ich heim, wuchtete das Kunstwerk unseres Schreiners in ihren Garten und setzte Monika hinein. Natürlich war alles nur auf Probe ... Britta ist oft noch hingegangen, aber von «Probe» war nie mehr die Rede.

So blieb uns Muffelpuffchen. Lange Zeit. Irgendwann brach er sich beide Vorderläufe, aber ich brachte es nicht übers Herz, ihn einschläfern zu lassen. Die Beinchen heilten schlecht, aber er war sowieso schon alt und ruhig geworden. Und er gehörte einfach in unser Haus. Am Weihnachtsabend saß er unter dem Tannenbaum, ansonsten lag er unter dem Glastisch im Wohnzimmer. Er war wirklich bildschön und dekorativ.

An schönen Tagen saß er oft auch im Garten in seinem Laufställchen. Er konnte sich ja nicht mehr ausgraben. Aber eines Tages war das Gatter umgefallen. Ob Muffelpuffchen versucht hatte herauszuspringen, ob es der Wind war oder ein anderes Tier. Ich weiß es nicht. Aber wir haben ihn nie mehr wiedergesehen.

Geliebter grauer Kater

Unsere Trauer um Muffelpuffchen wurde – ich muß es leider gestehen – sehr dadurch gemildert, daß ein zauberhafter kleiner Kater in unser Leben trat.

Es war ein wunderschöner Sonntagmorgen im April, die Sonne lockte in den Garten, die Kinder entdeckten jubelnd die alten verschmutzten Klettergerüste neu, und wir machten uns daran, unseren kaputten Zaun zu richten. Beim Reparieren nuschelte mein Mann, drei Nägel zwischen den Lippen hin- und herschiebend: «Arme, kleine Dinger!» – «Hm?» fragte ich und reichte ihm einen Hammer. Ich stand innerhalb des Zauns, mein Mann jenseits, und er war sehr bemüht, mit den Latten klarzukommen. Um keinen Nagel zu verschlucken, griff er statt einer Antwort nach einem Zettel, der an einen Baum gepinnt war:

«Wenn Sie uns nicht holen, werden wir – drei süße kleine Kätzchen – morgen eingeschläfert. Tel. ooo oo oo.»

Nun beugte sich auch schon der Wuschelkopf von Britta über den Zettel. Zwei entsetzte Kinderaugen starrten mich an. Dann sah ich nur noch ihre Beine über die bunte Wiese wirbeln. Eine halbe Stunde später stand sie mit einem verschlossenen Korb, atemlos und hochrot, vor uns, zog uns ins Haus und öffnete das Gefäß der Wonne, denn heraus sprang nun ein schwarz-grau-braun-getigertes Wollknäuel, kaum größer als eine Hand, ihm folgte ein graues Bällchen, ebenso behende. Was zurückblieb, war ein saphirgraues Bündelchen mit dickem Kopf, unendlich verschlafen. Es tat eigentlich gar nichts, aber in mir war eine Saite angeschlagen worden, die bis heute nicht verstummt ist. Es war mir, als sähe ich etwas Einzigartiges. Oft noch habe ich über diesen Moment nachgedacht. Ich griff hinein in dieses warme, pelzige Etwas, hob es an mein Gesicht und sah zwei noch dunkelblaue Augen. Es schnupperte mit seinem kühlen Näschen kurz an meiner Riesennase, schien sehr beruhigt, denn es ringelte sich in meinen Händen zusammen und wollte weiterschlafen.

Wie durch Watte höre ich die Stimme von Britta: «Dieses will ich, bitte, dieses braune. Es ist so frech und goldig!» Und wie durch Watte höre ich dann auch meine eigene Stimme, sehr kategorisch und sehr unfair: «Diese oder keine!» und besitzergreifend drücke ich meine kleine graue Kugel unters Kinn. Von der nunmehr auch erscheinenden Besitzerin werde ich belehrt, daß dies ein Katerchen sei – und da ich mir noch nie Gedanken über Katzen und Katzennamen gemacht hatte, fiel mir nur der geläufige Katername «Peterle» ein.

Als die Besitzerin dann mit den zwei anderen Kätzchen im Korb das Haus verlassen wollte, stellte ich sie wegen des Einschläferns zur Rede. Aber lachend versicherte sie mir, daß sie mit einem solchen Anschlag stets alle Kätzchen an den Mann brächte.

Und kaum war die Besitzerin mit ihrem Korb verschwunden, wachte unsere kleine bezaubernde «Bestie» auf. Peterle lief senkrecht die Wände bis zu zwei Meter Höhe hoch, dann schaukelte er eine Viertelstunde hingebungsvoll in den zarten, dünnen Vorhängen, und während mein Mann und ich uns die Haare rauften, brach er plötzlich zusammen und schlief wieder ein. Britta war hellauf begeistert, und Dagmar hatte sich vor Entsetzen platt an die Wand gedrückt, um dieser geballten Kraft nicht im Weg zu stehen.

Wir hatten also ein neues Familienmitglied, und vor allem – zwischen Peterle und mir wuchs ein immer stärkeres Band. Längst hatte ich den unpersönlichen Namen Peterle mit dem Beinamen «O'Malley» – nach dem bezaubernden Thomas O'Malley in dem Walt-Disney-Film Aristocats – ergänzt. «Peter O'Malley» stand auch in seinem Impfpaß, und der nette Tierarzt zuckte nicht mit der Wimper. Auch die lieblose Kennzeichnung «graugetigert» wurde durch «saphirgrau-gestromt» ersetzt; lediglich mein Hinweis auf die bezaubernden grau-weißen Punkte am Bauch wurde nicht mehr amtlich vermerkt. Objektiv betrachtet, war mein Peterle ein ganz normaler grauer Straßenkater, aber wer bringt es schon fertig, in der Liebe objektiv zu sein.

Merkwürdigerweise akzeptierten alle in der Familie, daß diese Liebe zwischen ihm und mir exklusiv war. Merkwürdig auch, daß meine Kinder in Peterle nie ein Tier sahen, dem man seinen Willen aufzwingen konnte. Selbst Dagmar, oder gerade sie, hat die unantastbare Würde seines Wesens akzeptiert. Und auch Britta nahm damit vorlieb, daß Peterle nur in meiner Anwesenheit auf ihren Schoß sprang, um dort zu schlafen.

Natürlich profitierte die ganze Familie von Peter O'Malleys Anwesenheit. Wenn Dagmar in die Hose gemacht oder Britta eine Fünf in Latein nach Hause gebracht hatte und ich stimmgewaltig mit meiner Predigt beginnen wollte, brachte mich Peterles Flucht unter den Tisch zur Räson. Mit angelegten Ohren sah er mich so entsetzt an, daß ich ihm zuliebe die Schimpfkanonade unterbrach; und während noch der Hall der Worte in der Luft hing – jäh unterbrochen –, kamen sie mir plötzlich unsagbar dumm vor.

Immer, wenn man mit etwas sehr glücklich ist, hat man Angst, es könnte zu Ende gehen. Und ausgerechnet kurz vor Dagmars Konfirmation wurden dann meine bangen Befürchtungen Wirklichkeit. Es war ein warmer Abend, und Peterle bat mich so kläglich, hinaus zu dürfen, daß ich schließlich die Tür öffnete. Zum Dank schmiegte er noch einmal schnell seinen Kopf an meine Füße und trabte davon.

Kurz darauf hörte ich ein Auto schrill bremsen, ein kleiner Schlag, aber dieses Geräusch verdrängte ich so, daß es mir bis zum nächsten Vormittag nicht mehr einfallen sollte.

Ich rief den ganzen Abend nach ihm und hoffte, daß er – wie immer – im Schweinsgalopp die Terrassentreppen heraufgelaufen käme. Nachts um zwölf Uhr stellte ich wegen der Nachbarn mein Rufen ein. Ich baute sein Körbchen draußen auf, füllte seinen Napf mit Futter und ging sehr unruhig ins Bett. Aber schon um fünf Uhr früh lief ich wieder hinunter, und als ich alles unberührt fand, fielen meine ersten Tränen. Rufend lief ich durch die Nachbarstraßen, und später wußte ich dann, daß er mich immer gehört haben mußte, aber nicht mehr fähig war, zu mir zu kommen.

Ich weckte um sieben Uhr die Kinder, gab mich gelassen, setzte Dagmar in den Schulbus und fuhr Britta zur Schule, raste wieder nach Hause, fand alles unverändert, fuhr zum Einkaufen, und plötzlich hörte ich in Gedanken das Bremsen. Ich ließ den Einkaufswagen – vollgepackt mit Sachen für die Konfirmation – einfach stehen, raste nach Hause und lief den Straßengraben an der anderen Seite unseres Hauses ab. Ich sah die Bremsspur, dann fand ich ihn.

Sein sonst so seidiges Fell war matt und stumpf und struppig. Seine großen bernsteinfarbenen Augen waren verschleiert, aber voll Vertrauen auf mich gerichtet. Vier Meter neben ihm lag eine abgesprungene und eingedellte Radkappe.

Die Untersuchung beim Tierarzt war quälend für uns beide, und alles war umsonst. Der Tierarzt bat, ihn einschläfern zu dürfen. Ich begann hemmungslos zu weinen. Ich trat an den Tisch, auf dem er so ruhig und ergeben lag, und meine Tränen fielen auf seinen Kopf. Mit seinen großen bernsteinfarbenen Augen sah er mich an, als wollte er mich trösten.

Ich wollte – konnte – nicht dabeisein, als man ihm die erlösende Spritze gab, und heute bereue ich es. Ich stand im Wartezimmer vor dem Stuhl, auf dem ich das erste Mal mit ihm gesessen hatte – einem kleinen grauen Knäuel, das auf seine erste Untersuchung und Impfung wartete –, bis die Tränen alles verschwimmen ließen.

Der Ort, an dem ich ihn fand, ist nur zehn Meter von dem Baum entfernt, an dem damals der Zettel hing. Und fast auf den Tag genau ist es ein Jahr gewesen.

Und ganz besonders schlimm war es, daß Dagmars Konfirmation, dieses Fest, auf das wir uns so lange vorbereitet hatten, von diesem Ereignis verdunkelt wurde. Dagmar mit ihrem sicheren Gefühl für die Liebenswürdigkeit eines Wesens weinte hemmungslos. Und ich weinte um Peterle und darum, daß der einzige «große» Tag in ihrem Leben diesen Schatten erhielt. Aber vielleicht haben diese traurigen Tage uns veranlaßt, uns zu bemühen, Dagi noch andere «große» Tage erleben zu lassen, nicht *so* groß natürlich, aber ähnlich.

Und trotz des Schmerzes: Es war ein wundervolles Jahr mit Peterle. Ein ganz besonderes Jahr. Vielleicht hatten auch Sie schon einmal eine so unvergeßliche Katze – vielleicht haben Sie aber auch erst das Glück, daß sie einmal auf leisen Samtpfoten in Ihr Leben tritt. Und sie wird souverän, entspannt, gelassen, freiheitsliebend, treu, zärtlich und voller Instinkt sein.

Gebrauchsanleitung für eine Pampelmuse

Ein goldener Herbsttag lag über München. Die Schulzeit hatte zwar gerade wieder angefangen, aber die wohlig-träge Ferienstimmung hatte uns noch fest im Griff. Wir hatten die große Markise ausgefahren, und zu dritt – Dagmar, Britta und ich – lümmelten wir auf Kissen und Liegen, an den Limogläsern krabbelten die Ameisen empor, und wir führten einen permanenten Kampf mit den Fliegen, die sich auf unsere eingecremten Beine setzten. Auch Tommilein schien in einen Kampf verwickelt. Er sprang im Gras hin und her, und sein Schwanz peitschte wütend durch die Luft. Aber erst sein Schmerzjaulen ließ mich hochspringen, voller Einsatzbereitschaft liefen wir, um ihm beizustehen, und da sahen wir es – das kleine Igelchen! Es war so groß wie ein Mäuschen, aber trotz seiner Winzigkeit bot es Tommi keine Chance. Mühsam krabbelte es vorwärts, und wenn Tommi es berührte, verhielt es sich still und stellte winzig kleine Stacheln auf.

Britta packte Tommi, ich durchsuchte den Garten nach einer Igel-Mami, und Dagmar meldete, daß das Igelchen sich daranmachte, im Dickicht zu verschwinden. Ab diesem Moment hatten wir das Igelchen adoptiert. Tommi war natürlich tödlich beleidigt, daß wir ihm seinen Igel weggenommen hatten, in der Küche mit demselben verschwanden und ihm auch noch die Tür vor der Nase zumachten. Aber er war nicht lange allein. Schon nach wenigen Minuten gesellte sich Dagmar zu ihm. Sie hatte – als wir das Igelchen auf der Küchenwaage wogen, es hatte tatsächlich nur siebzig Gramm – festgestellt, daß ein paar lebende Kümmelkörnchen auf den Küchentisch sprangen. Das war der Moment, da Dagmar sich vom Igel abwandte. Mit sicherem Instinkt verließ sie die Küche, packte Tommi, und als ich Minuten später ins Wohnzimmer eilte, um mit leicht flackerndem Blick wegen der Igelangelegenheit ein paar Telefonate zu führen, saß sie mit Tommilein vor dem Fernseher und beide ignorierten mich.

Über eine Bekannte erfuhr ich die Telefonnummer eines «Igel-Professors», der außerhalb Münchens wohnte, und während eines Ferngesprächs erfuhr ich nun, daß ich eine große Aufgabe übernommen hatte. Ehrfürchtig sank ich auf einen Hocker, als nun die Stimme des Professors eindringlich an mich appellierte: «...und so wollen wir nicht, daß dieses letzte Urtier unserer Welt zu den ausgestorbenen Rassen zählt. Sie haben mit der Aufnahme des Igels eine große Verantwortung übernommen. Wenn Sie irgendwelche Fragen haben – Tag und Nacht stehe ich Ihnen zur Verfügung. Als erstes müssen wir unser Igelchen baden. Besorgen Sie in einer Apotheke ein Babyshampoo. Sodann nehmen sie das kleine Tier in die linke Hand, falls Sie Linkshänder sind...», der Gebühreneinheitszähler tickte gewaltig, und um mich nicht irritieren zu lassen, schob ich ihn einfach in eine Schublade, «...in die rechte Hand und tauchen es vorsichtig in ein handwarmes Wasserbad. Sodann massieren Sie sein Bäuchlein mit dem Shampoo, drehen Sie es dann vorsichtig um und reiben Sie den Schaum in die Stacheln. Mit einer weichen Zahnbürste...» So intensiv diese Beschreibung war, sehr geehrter Herr Professor, Sie haben mir nicht gesagt, was ich mit den einhundert Flöhen machen sollte, die teilweise im Wasser schwammen, teilweise auf mir saßen. Nur ungeheure Disziplin hielt mich davon ab, den Igel nicht laut schreiend fallen zu lassen. Vorsichtig duschte ich ihn ab, wickelte ihn in ein mit dem Fön vorgewärmtes Frottee-Handtuch, und dann sprang ich schreiend unter die Dusche.

Unsere Familie war nun in zwei Lager gespalten. Britta und ich teilten uns in die aufopfernde Pflege des kleinen Urtiers. Mein Mann und Dagmar lehnten dieses Stacheltier wegen der Flöhe ab, und wenn Britta und ich mit unserem Zögling das Wohnzimmer betraten, um es zu ausgedehnten Spaziergängen zu animieren, damit seine Laufmuskulatur sich bilde und festige, verließen Dagmar und ihr Papi den Raum, unter Mitnahme von Tommi, der immer haarscharf über das Igelchen hinwegsah und sich dabei das Mäulchen leckte.

Auch bei den Vorbereitungen für die vielen Igelnäpfchen («Sie müssen ihm alles anbieten. Der Igel ist ein Allesfresser und weiß, was sein Körper braucht!») spürte ich den besorgten Blick meines Mannes, ob ich wohl jemals wieder normal würde. Neben ungeschwefelten Rosinen, eingeweichten Haferflocken, Katzenfutter aus der Dose, Bananenscheiben mußten wir Hartkäse, aber auch Erdnüsse in durchgekautem Zustand anbieten («Ihr Speichel ist bereits ein wichtiges Ferment für den kleinen Igelmagen!»), und so saßen Britta und ich und kauten eifrig Erdnüsse oder Käse und spuckten die so zerkleinerten und fermentierten Igelköstlichkeiten auf kleine Puppentellerchen. Dagmar kaute eifrig mit, aber natürlich schluckte sie die zerkleinerten Delikatessen, und mein Mann meinte achselzuckend: «Wenigstens eine Normale in der Familie!»

So wurde unser kleines Igelchen ein Prachtexemplar. Nach einiger Zeit wollte er nur noch Katzenfutter, was uns das Leben in zweifacher Hinsicht vereinfachte. Erstens entfielen die anderen mühsamen Vorbereitungen, und zweitens frißt Tommi seit dieser Zeit aus Wut und Gier Katzenfutter. Jahrelang hatte ich ihm Fisch gekocht, Nierchen gewässert und geschnitten, Rinderherz passiert. Voller Abscheu hatte er stets jedes Dosenfutter abgelehnt. Als er mir einmal um die Beine strich, als ich für Igelchen die Näpfchen vorbereitete und ungehalten zu ihm sagte: «Das frißt du sowieso nicht!» und ihm kurz das Näpfchen mit dem Katzenfutter hinhielt, war er in seiner Gier nicht zu bremsen. So hat er sich verraten und muß bis heute darunter «leiden».

Anläßlich eines meiner zahllosen Ferngespräche mit dem Igel-Professor – ehrlich gesagt, ich führte sie nur noch aus Eitelkeit, um mich loben zu lassen –, erfuhr ich dann, daß ein gesunder Igel wie eine Birne aussieht.

Oh, das stimmte nicht. Unser Igelchen war kreiselrund, so nannten wir es Pampelmuse. Und auch seine Gewichtszunahme stimmte nicht. Der Professor hatte ausgerechnet, daß es bei guter Ernährung 300 bis 350 Gramm bis Ende Oktober haben würde, wir ihn also bis zum Frühjahr durchfüttern müßten.

Aber Pampelmuse war von besonderer Art. Ende Oktober hatte sie stolze achthundert Gramm und damit ein Gewicht zum Überwintern. Nie hätte ich es fertiggebracht, sie in einen Blätter- oder Komposthaufen zu bringen; ich brauchte mir nur ihre verzweifelte Suche nach den Katzenfutterdosen auszumalen. Sie mußte langsam entwöhnt und auf den natürlichen Weg der Kargheit gebracht werden.

Vor den Toren Münchens gibt es eine Winterschlafstation für Igel, und Pampelmuse hatte genügend Fett angesetzt, um unter Anleitung in ihr erstes Frühjahr hinüberzuschlafen. Britta und ich, wir litten sehr, und Britta weigerte sich sogar mitzufahren. Ich packte noch zehn Dosen Katzenfutter ein, schob Pampelmuse in einen Karton und ging an Dagmar vorbei, die mir bereitwilligst die Tür öffnete. Tommi hatte sie fest unter ihrem Arm. «Tschüß, Muse!» rief sie noch und schloß die Tür hinter uns sehr hart. Den heiteren Ausdruck ihres Gesichts nahm ich mit mir mit, als ich in Richtung Igelstation fuhr.

Als ich die Tür zu dem kleinen Holzhäuschen öffnete, stand eine Dame an einer Theke und sortierte Papiere. Ich stellte Pampelmuse auf die Theke, und stolz hob ich den Deckel. Sie war wirklich ein Prachtexemplar.

«Ich möchte diesen Igel abgeben. Ich habe ihn gerade gefunden!» log ich, denn ich wußte von dem Platzmangel in der Igelstation.

«Das stimmt nicht», sagte die Dame trocken. «Ist er geimpft?»

«Ja», erwiderte ich kleinlaut. «Es ist ein Weibchen.»

Neue Leute betraten den Raum, sie hatten einen Igel gefunden. Nun sah auch ich den Unterschied. Pampelmuse wurde in einen kleinen Käfig gesetzt, ich streichelte sie zum Abschied und wünschte ihr viele, viele Kinder und rücksichtsvolle Autofahrer.

Im Hinausgehen blieb ich kurz an der Theke stehen: «Und was geschieht mit dem kleinen Kerlchen?» Mein geschultes Auge schätzte ihn auf höchstens 400 Gramm, und er sah nicht aus wie eine Pampelmuse, auch nicht wie eine Birne, mehr wie eine Gurke.

«Der wird jetzt gewaschen, von Parasiten befreit, geimpft und gepäppelt. Der kann frühestens im Februar raus.» Sie setzte die Gurke in einen Extra-Karton und stellte ihn auf einen Berg Kartons neben der hinteren Tür. Da kamen schon die nächsten Leute.

Ich sah mir noch einmal die Dame an, sie war ungefähr fünfzehn bis zwanzig Jahre älter als ich. Ich konnte mir sehr gut vorstellen, einmal ihren Platz einzunehmen, aber vorerst nahm ich einen größeren Schein aus meiner Börse und steckte ihn in eine Dose, die noch von niemandem beachtet worden war.

Und ich weiß auch nicht, ob Dagmar sich dann in mein Igel-Programm integrieren lassen wird. Als ich nach Hause kam, öffnete sie mir die Tür und sah mich etwas skeptisch an. Ich trat in die Diele, Dagmar ließ mich vorbei, doch dann sah sie schnell draußen nach, ob ich dort etwas abgestellt hatte. Befriedigt schloß sie sehr fest die Tür und ging trällernd zu Tommi, der ihr ihre Treue damit vergalt, daß er sich sehr ausgiebig auf ihrem Schoß putzte und ganz friedlich und entspannt einschlief.

Die verfälschte Statistik

Ich weiß gar nicht mehr, wann sie in unser Haus kam: die Psychologin, die ihre Diplomarbeit über «Geschwister behinderter Menschen» schreiben wollte. Sie wollte über die Auswirkungen auf die Familie schreiben; die Reife und die soziale Entwicklung der Geschwister waren wohl das Thema. Frau H., Dagmars Lehrerin, hatte sie mir angekündigt, und sie hatte noch kurz hinzugesetzt, daß die junge Dame bisher nur negative Erkenntnisse hatte sammeln können. Und sie hatte uns vorgeschlagen – mit dem leichtsinnigen Nebensatz: Dort läuft wirklich alles hervorragend.

Als die Dame anrief, vereinbarten wir einen Termin. Ich konnte nicht ahnen, daß an diesem Tag starker Föhn herrschen, Britta ihre zweite Sechs in Latein im ersten Halbjahr nach Hause bringen, der Kater auf die Teppichböden brechen und Dagmar auch irgend etwas Ungeheuerliches anstellen würde. Es war so ungeheuerlich, daß ich es vergessen habe, aber ich hatte sie damals aus erzieherischer Ohnmacht zum Nachmittagsschlaf ins Bett gesteckt, den Kater auf Diät gesetzt und Britta mit absolutem Reitverbot bestraft.

Natürlich strafte ich mit all diesen Maßnahmen vor allem mich selber, der Kater strich um meine Beine und brüllte entsetzlich, Dagmar flötete in ihrem Bett, und Britta malte hingebungsvoll ein Bild, angeblich für die Zeichenstunde, ich war völlig auf Sand gelaufen. Wut schlug mir von allen entgegen, und am wütendsten war ich auf mich selber – und da läutete es auch noch, und mit zerrauften Haaren öffnete ich die Tür. Der ausgemachte Termin fiel mir jetzt erst wieder ein, und ich führte die aufmerksam und prüfend um sich blickende Dame in unser Haus.

Was soll ich lange erklären. Es war einfach grauenvoll. Britta gab zum ersten Mal in ihrem Leben jemandem nicht die Hand, ich warf völlig gestreßt den heißgeliebten Kater in den Garten und führte dann die reizende Dame in das verdunkelte Zimmer von Dagmar, die trickreich ihre Flöte versteckt hatte und unglücklich flüsterte: «Böse, böse Mami!»

In der Zeit zwischen dem Hochziehen der Rolläden und dem Verlassen des Raums konnte ich noch mal Dagmar hören, die der Dame versicherte, daß sie weder Papi noch Mami, noch Britta liebe. Voller Wut sah ich auf meine Schauspielerin, die Publikum gefunden hatte, und beim Hinausgehen hörte ich auch noch den Satz: «Und Mami ist eine blöde Kuh!»

Während ich das Gebrochene von Tommi vom Teppichboden schabte und mein Gehirn zermarterte, um mich an den Namen des so hervorragenden Nachhilfelehrers für Latein zu erinnern, erschien die Dame wieder und wollte nun Britta sprechen. Ich tat das einzige, was im nachhinein als positiv bezeichnet wurde: Ich verließ das Zimmer, nachdem ich Britta gerufen hatte, aber ich tat es eigentlich nur, um Tommi zu suchen, der am Nachmittag ja normalerweise nie hinaus darf.

Aber wie ich auch lockte und flötete, er wollte mich nicht hören, und ich sah ihn schon von Autos überfahren oder – noch schlimmer – im Versuchslabor enden . . . aber da lag er, wohlig zusammengeringelt und die unergründlichen Augen auf mich gerichtet. Mit gekonntem Griff packte ich ihn, preßte mein Gesicht glücklich in sein nach Wiese duftendes Fell und schleppte das kleine Monster ins Haus.

Die angehende Diplom-Psychologin wollte uns gerade verlassen. Ihr Gesicht war verstört und unglücklich, ich versuchte sie aufzumuntern, aber sie wollte unbedingt gehen.

Britta saß friedlich malend über ihrem Bild, und meine Würde verbot mir, sie zu fragen, was los gewesen war. Von oben hörte ich Dagmars Geflöte, und sie brauchte ich gar nicht zu fragen.

Auch Frau H. hat nichts erfahren von den Gesprächen, die die Dame mit meinen beiden Kindern geführt hatte, und ich glaube, sie hat auch nie die Diplomarbeit sehen dürfen. Aber ich habe den Eindruck, mein brechender Kater und ein Lateinlehrer, der Brittas Intelligenz nicht zu würdigen wußte, haben die Statistik verfälscht.

Und während ich darüber nachdenke: Was mag wohl in den anderen Familien gewesen sein?

Ein denkwürdiger Tag

Als Dagmar ungefähr vierzehn Jahre alt war, kletterte sie eines Tages aufgeregt aus dem Schulbus, und noch auf dem Weg zum Gartentor kramte sie in ihrer überfüllten Schultasche – und mit alten zerfransten Papiertaschentüchern, zusammengeknüllten Bonbonpapierchen und Stanniolkugeln flatterte mir ein weißes Brieflein entgegen und mit ihm ein Jahr schönster Vorbereitung auf einen großen Tag: Dagmars Konfirmation.

Mit großen, glücklichen Augen und geröteten Wangen stand sie neben mir, und dreimal mußte ich ihr das Brieflein vorlesen, dann mußte ich Omis Telefonnummer wählen und Omi das Brieflein noch einmal vorlesen, und dann telefonierten Omi und Dagmar eine halbe Stunde lang, und Dagmars Augen wurden immer größer und glücklicher. Und als sie einhängte, sagte sie zum ersten Mal: «Ich habe bald ganz großes Fest!»

Und ein Reigen erwartungsfroher, verzauberter Monate begann!

Durch Elternbriefe wurden wir von Pfarrer W., der selber einen mongoloiden Buben hat und sich so recht in die farbige, arglose Welt seines Walters und meiner Dagmar hineinversetzen kann, darüber informiert, daß es ein besonderes Fest werden würde: Eine Konfirmation, die gesunde, nichtbehinderte Konfirmanden und geistig behinderte Jugendliche am Tisch des Herrn vereinen solle. Zwanzig Paare waren vorgesehen, denn von den sechzig Jugendlichen, die in diesem Jahr in der K.-Kirche konfirmiert werden sollten, hatte ein Drittel spontan die Aufgabe als «Betreuer» übernommen. Und wie ich später in Gesprächen mit den jungen Menschen erfahren durfte, wollten sie ihrem großen Schritt ins erwachsene Christenleben einen besonderen Glanz verleihen. Nicht nur die Erinnerung an Geschenke und Familie sollte ihnen bleiben, sondern die Begegnung mit einem behinderten Menschen, der mit zu ihnen gehörte.

Schon nach einer Woche brachte Dagmar aus ihrer Konfirmandenstunde einen kleinen weißen Ordner mit, und jede Woche wurde nun ein neues Blatt dazugelegt. Jeden Abend blätterte sie in ihrem Buch, ihrem Konfirmationsbuch, und Omi kam und las ihr immer wieder daraus vor. Kleine, einprägsame Sätze standen unter Zeichnungen und Bildern. «Gott sagt: Ich gehöre zu dir. Und du gehörst zu mir.» – «Jesus ist mein Freund. Wenn man einen Freund hat, ist man nicht allein.»

Doch nicht genug damit. Pfarrer W. war unerschöpflich in seinen «Erfindungen», unseren Kindern das Leben des Christen, aber auch den Sinn des großen Festes nahezubringen. Er sprach das Konfirmandenbuch auf ein Tonband – und er sang all die Lieder, die bei der Konfirmation mitgesungen werden sollten, auf Band. Und er hat die Bänder nicht einfach kopiert, für jedes Kind hat er ein eigenes gemacht, seinem Sprachverständnis angemessen. Und immer wieder war eingestreut: «Liebe Dagmar», oder: «Der Pfarrer fragt mich: ‹Dagmar, hast du Gott lieb?› und ich sage ‹Ja!›.»

Begeistert und gerührt zugleich eilte ich zum Telefon, um mich zu bedanken. Im Hintergrund lief das Band, und Dagmar saß andächtig davor. Pfarrer W.s Frau war am Apparat, und sie unterbrach meinen Dankesschwall lachend und gab mir – sozusagen von Frau zu Frau – ein Geheimnis preis: Beim vierten Band – und sie beteuerte, wie sehr sie die schöne Stimme ihres Mannes möge – hätte sie kurz entschlossen ihre Kinder gepackt und sei mit ihnen zum Baden gefahren. Und als sich Stunden später alle wieder einfanden, da sang er immer noch, und er hätte nur gesagt, er sei sehr froh, daß sie weggewesen wären. So hätte er viel lauter und schöner singen können.

Vielleicht konnte ihm keines der Kinder für diesen liebevollen Einsatz danken. Ich möchte es hiermit tun. Dagmar hört bis heute die Kassette, sie schlägt das Buch dazu auf, und es ist stets ein besonderer Moment für sie. Er hat ihr mit dieser Kassette Stunden der Besinnung und der Erinnerung ermöglicht. So ist sie ein heißgehüteter Schatz geworden.

Und natürlich spielte die Kassette ununterbrochen in «unserer Vorbereitungszeit», wir alle liefen singend durchs Haus, mitgerissen von Pfarrer W.s wirklich wunderschöner Stimme, und ebenso wunderschön waren die von ihm ausgewählten Lieder der Pfälzer Kindermesse. Und Dagmar merkte voller Glück, wie auch wir uns auf diesen Tag freuten.

Nun mußte ich jedem, der uns besuchte, erzählen, was für ein schönes Fest uns ins Haus stand. Weil ich einmal den «Fehler» gemacht hatte, ausführlich diese besondere Feier in der K.-Kirche zu erklären, mußte ich das nun immer wieder tun. Dagmar überwachte streng, daß ich keinen Satz ausließ, und reagierte beglückt, wenn Fragen kamen, und je mehr Fragen kamen, um so dichter rückte Dagmar an den Fragenden heran. Buch und Kassette hatte sie sowieso schon unterm Arm. Die Vorführung dieser beiden Gegenstände bildete dann immer den krönenden Abschluß.

Jeder der mich in diesem Jahr traf, wird ausführlich über den Ablauf der Konfirmation informiert worden sein – und das sicherlich drei- bis viermal.

Kurz nach Weihnachten kam dann ein bemerkenswerter Tag. Die jungen Menschen aus der Gemeinde und unsere Kinder sollten sich kennenlernen. Feierlich geschmückt war der Gemeindesaal, riesige, von den Müttern gebackene Kuchen prangten auf dem Büfett, große Kaffee- und Teekannen verströmten zarten Duft, und bald erfüllte das Geräusch von Tellerklappern und Löffelklirren, Reden und Lachen den Raum, heimelige Atmosphäre.

Gemeinsame Spiele später, Fremdsein schlug in jugendliche Ausgelassenheit um, Verkrampfungen lösten sich: Die Erinnerung an einen ganz besonderen Nachmittag nahmen alle mit nach Hause.

Eine Woche später trafen sie sich wieder – und wir Eltern wurden gebeten, uns im Hintergrund zu halten. Spiele und Volkstänze lösten einander ab, irgendwann wurde ein sehr schönes Lied miteinander gesungen, und als dann Stille eintrat, sagte Pfarrer W. zu den behinderten jungen Menschen: «Und nun sucht euch euren Freund, mit dem ihr gemeinsam an den Tisch des Herrn gehen wollt.»

Und Dagmar suchte mit den Augen «ihre Freundin», die sich ganz in die Nähe von Dagmar gestellt hatte, sich nun aber nicht rühren durfte, und als Dagmar zu ihr lief, fiel Ute ihr um den Hals, und heute noch sehe ich, wie die beiden herumwirbelten – zwei junge Mädchen, im selben Alter und doch so verschieden, und doch so gleich, und Ute lachte glücklich: «Ich hab so gehofft, daß du mich holst.»

Bis heute telefonieren die beiden zuweilen miteinander – und gleich werde ich hinuntergehen und Dagmar sagen, sie muß unbedingt wieder einmal Ute anrufen.

Aufgrund meiner in epischer Breite vorgetragenen Erzählungen über das Fest kamen ab Februar von allen Seiten die Fragen, mit was man denn Dagmar eine Freude bereiten könne. Aber Dagmar hat keine Wünsche, sie braucht nur Menschen um sich und Kontakt zu ihnen, dann ist sie wunschlos glücklich. Aber irgendwann sagte Papi spontan: «Von mir bekommst du einen riesengroßen Blumenstrauß!» – «O ja!» jubelte Dagmar, und nun wußte ich auch eine Antwort auf alle Fragen: «Blumen!» sagte ich schlicht, und wenn man Dagmar fragte, so sagte sie: «Riesengroßen Blumenstrauß.»

Sie begann nun, klare Vorstellungen von ihrem großen Tag zu entwickeln. Sie bestand auf einer Feier im Haus. Wir setzten uns zusammen und konnten ihr auch klarmachen, daß es keine

«Party» sei, trotzdem war ihre Liste der Einzuladenden sehr lang. Und jeden Vorschlag von ihr griffen wir auf, denn nur einmal in ihrem Leben würde sie einen solchen großen Tag haben. Und wir waren ungeheuer froh, daß sie diesen Tag ganz bewußt genießen wollte und konnte. Ich glaube, sie war die glücklichste Konfirmandin in jenem Jahr.

Mit Begeisterung registrierte sie die Veränderungen, die ich im Hause vornahm, eifrig fragte sie: «Fürs Fest?» und wenn ich nickte, begutachtete sie alles noch aufmerksamer.

Zwei- oder dreimal gingen wir mit ihr in die K.-Kirche. Sie kannte sie schon von einem Foto, das in ihrem Konfirmandenbuch enthalten war, aber ihre Augen strahlten, als sie die Kirche betrat, hier also würde ihre Feier sein.

Dagmar, die normalerweise neue Kleider haßt, wurde von Omi so programmiert, daß sie sogar freudig zum Einkauf eines «goldigen Kleidchens» ging (und nie wieder wollte sie es später tragen, es gehörte zu «ihrem Tag»). Aber ihr größter Wunsch war, einen Blumenstrauß in der Hand zu haben. Ich wagte zaghafte Einwände, es war ein wenig unüblich, aber Omi war nicht zu bremsen. Sie überging in Dagmars Sinn alle Unüblichkeiten und bestellte ein Bukett, das so manche Braut in Verlegenheit gestürzt hätte.

So stand eigentlich alles zum besten, alles war heiter und gelöst, da fiel jener Schatten über die Tage, von dem ich schon erzählt habe: Unser geliebtes Peterle wurde angefahren und mußte nach Stunden der Qual eingeschläfert werden. Voller Verzweiflung warf Dagmar sich gegen meinen Bauch. Und ohnmächtige Wut stieg in mir hoch: Mußte dieser einzige große Tag in ihrem Leben auch noch getrübt werden?!

Den ganzen Abend saßen wir weinend um den Couchtisch, vieles war schon fertig geschmückt, die Einkaufslisten lagen bereit, aber die Heiterkeit hatte uns verlassen. Wortlos hingen wir unseren Erinnerungen an das letzte Jahr nach, unser Jahr mit Peterle, das so heiter und schön mit Dagmars Konfirmandenjahr

Hand in Hand gegangen war, und immer wieder kam ein Schub von Tränen. Omi weinte nicht um Peterle, sie weinte um Dagmars Tag.

Da läutete es, und ein riesiger Blumenstrauß von einem Geschäftsfreund aus Übersee wurde abgegeben – der erste einer endlosen Reihe von Sträußen, aber so früh, wie er kam, stand er zwischen uns wie ein Trost und eine Aufmunterung, er holte uns zurück zum Fest.

Dagmars Blumenwunsch! Eine nicht enden wollende Kette von Sträußen und Buketts wurde nun geliefert, liebevoll erst in Vasen, dann in Bowlentöpfe, aluumwickelte Eimer und große Gläser arrangiert. Und ich ertappte Omi dabei, wie sie den Wert der Blumensträuße umrechnete, und ärgerlich fuhr ich sie an; ich war noch sehr mitgenommen wegen Peterle. Da wurde sie ganz still, und dann sagte sie nur: «Du hast ja recht! Sie muß an einem Tag all die Blumen bekommen, die eine andere Frau in ihrem ganzen Leben bekommt!» – Und dann heulten wir beide, und seit dieser Zeit erhält Dagmar zu allen besonderen Anlässen Blumen von uns: Und sie liebt sie.

Und dann endlich brach der denkwürdige Tag an. Grau und kalt war es in den zurückliegenden Apriltagen gewesen, und ich hatte schon Strickjäckchen bereitgelegt, aber die Sonne blitzte an diesem Sonntagmorgen vom blankgeputzten Himmel, und als ich die Fenster öffnete, drang der Klang der Kirchenglocken von weit her mit dem Wind zu uns herein.

«Steh auf, mein Schatz!» sagte ich, aber Dagmar saß schon aufgeregt auf der Bettkante, und Omi übernahm nun die Regie des Putzens, Waschens und Polierens.

Aufgeregt lief ich die Treppe hinunter. Weiterhin mußte ich Blumen in Empfang nehmen, Dinge mußten aus der Tiefkühltruhe geholt werden, andere aus dem Kühlschrank. Drei große Tische hatte ich gedeckt: rosa, hellblau und gelb. Dagmar wollte später am hellblauen sitzen. Ich arrangierte Blumen darauf – ich brauchte keine extra zu kaufen, ich hatte reiche Auswahl. Blumen standen überall: auf dem kalten Büfett, auf den Fensterbrettern, und als Dagmar herunterkam, war sie glücklich, weil fast auf jeder Treppenstufe ein Blumenstrauß auf sie wartete. Es war ein Blütenmeer. Und diese Blumenpracht hat diesem Tag ein besonders glanzvolles Flair gegeben, ihm einen ungeheuren Zauber verliehen.

Ich war noch im Morgenrock, als Papi mit Dagmar und Omi – und dem Brautstrauß – das Haus verließ, ich riß mir die Lockenwickler vom Kopf, machte hier noch etwas und da, und Britta, mein getreuer Paladin, hetzte hinter mir her und half, wo sie nur konnte. Und diese Hektik, sie gehört einfach zu diesen schönen Festen, weil wir unser Letztes geben wollen für einen Menschen, den wir lieben.

Aber auch wir kamen rechtzeitig. Dagmar und Ute hatten sich im Garten getroffen, die Familien hatten sich begrüßt, und ein Hauch von Feierlichkeit lag auf Dagmars Gesicht. Auch Dr. W., der mir seinerzeit gesagt hatte, daß Dagmar zu «diesen Kindern» gehöre, war gekommen, und liebevoll beobachtete er sie. Als ich seinen Namen rief, drehte er sich zu mir um. «Was ich Ihnen damals als Trost sagen wollte – sie hat doch jeden Satz in den Schatten gestellt, nicht wahr?» Und ich konnte nicht anders, ich fiel ihm um den Hals.

Und dann betraten wir Eltern die moderne, aber so schöne Kirche. Durch die langen, schmalen Glasfenster fiel das Sonnenlicht, und die bunten Farblichter zauberten auf dem warmen Fichtenholz der Wände weiche Reflexe. Große Kerzen brannten, und ich unterbrach jäh mein Reden. Die Würde des Raumes nahm mich gefangen.

Es waren wunderschöne eineinhalb Stunden. Beglückt konnten wir alle Lieder mitsingen, beglückt sahen wir Dagmar und Ute zum Tisch des Herrn gehen, und Omi schluchzte ungehemmt, aber auch Papi und ich hatten sehr feuchte Augen.

Als dann die nunmehr konfirmierten jungen Menschen paarweise durch den Mittelgang dem Ausgang zustrebten, da sah ich sie, meine Kleine. Feierlich schritt sie neben Ute, den Blumenstrauß hatte sie mit beiden Händchen umklammert, und auf ihrem sonst so spitzbübischen Gesicht lagen Würde, Ernst und Andacht. Kein Blick ging zu uns, all ihre Aufmerksamkeit war auf dieses Hinausgehen konzentriert, und aus meinen sowieso schon feuchten Augen fielen nun vor Stolz ganze Sturzbäche von Tränen; und ich vergaß Aufmachung und Make-up und fuhr mir mit dem riesigen Taschentuch meines Mannes über mein verheultes Gesicht.

Im Gemeindesaal bekamen dann die jungen Menschen ihren Konfirmationsbrief mit dem Spruch und ein schönes Messingkreuz zur Erinnerung überreicht. Verschiedene kurze Reden wurden gehalten, und Dagmar gehörte immer noch nicht zu mir. Immer noch war sie gebannt von den zurückliegenden Stunden.

Und viel von dieser Feierlichkeit haben wir mit nach Hause genommen. Es wurde auch da noch ein wunderschönes Fest, die Sonne strahlte heiß vom Himmel, und wir haben ein kleines Haselnußsträuchlein zusammen mit Dagmar gepflanzt. Es war die reizende Idee einer Freundin, die den Blumenwunsch so umfunktioniert hatte. Und bis heute wird dieser – mittlerweile riesige – Strauch sorgfältigst behandelt. Er gehört zu Dagmar und «ihrem Tag».

Dagmars Konfirmation hat auch noch auf Brittas Konfirmation – drei Jahre später – ihren Glanz geworfen.

Britta verwarf alle ihr vorgeschlagenen Konfirmandensprüche: Sie wollte denselben wie Dagmar. Nie habe ich sie gefragt warum, sie wird ihre Gründe haben.

Und so kommt es, daß meine beiden Töchter denselben Vers aus dem 2. Korintherbrief (4,6) haben, und er paßt so recht zu beiden:

«Gott hat einen hellen Schein in dein Herz gegeben.»

Der erste große Abschied –
der dann doch keiner wurde

Die Entscheidung

Bunt, hektisch und voller Erwartungen begann das Frühjahr 1981. Wir hatten uns entschlossen, wenigstens einmal flexibel zu sein, mobil zu sein, kurzum wir hatten uns entschlossen, nach Hamburg zu ziehen – aber niemals vorher war ich flexibel oder mobil gewesen, und ich konnte nicht wissen, wie schwer es mir fallen würde.

Aber mein Unterbewußtsein wußte es schon wieder vor mir. Dagmar war nun siebzehn Jahre alt, das Ende ihrer Schulzeit war in Sicht, und ich machte alle unsere Umzugspläne davon abhängig, wie sich ihr zukünftiger Weg abzeichnen würde. Aber ein Knoten nach dem anderen löste sich, das Verworrene wurde übersichtlich, alles schien sich glücklich zu fügen, und mein Grund, mich immobil zu verhalten, verlor von Tag zu Tag mehr an Berechtigung.

Ämter und Behörden arbeiteten zügig und unbürokratisch – plötzlich hatte ich einen blauen Umschlag in der Hand, und ich ahnte, was er enthielt.

Zitternd setzte ich mich auf die Treppe, lehnte mich an das Geländer, tief schnitt eine der Kanten in meinen Rücken. Ich sah aus dem Fenster, ich sah die vertrauten Efeuranken, ich sah die kleine Mauer, auf die Britta immer geklettert war, wenn sie Dagmar hatte ärgern wollen. Wo war die Zeit hin?

Dann öffnete ich den Bescheid. Unser Antrag war genehmigt

worden. Dagmar durfte am dreizehnten Juni in die Lebens- und Dorfgemeinschaft in B. ziehen.

B. liegt zwischen Ober- und Niederbayern, zwei, drei Bauernhäuser sind es, eine Scheune, ein Weiher, ein kleiner Talkessel, sanfte, runde Hügel schützen es. Dagmar kannte B. schon aus den Ferien. Sie kannte die Tiere, die Arbeit, die Menschen. Und als wir sie fragten, ob sie nach B. wolle, waren es gerade die Menschen, die den wichtigsten Platz in ihren Vorstellungen einnahmen, gerade dieser Begegnung sah sie instinktiv voll froher Erwartung entgegen.

Ein sonst langwieriger, sich über Jahre erstreckender Prozeß war in kürzester Zeit entschieden worden. Dagmar hatte damit so etwas wie das große Los gezogen: Sie durfte nach B. mit der Aussicht, daß in ein oder zwei Jahren ihre ganze Klasse dort einziehen würde – eine Lebensgemeinschaft, die schon vor zehn Jahren entstanden war, sollte so fortgesetzt werden.

Begeistert und laut erzählte ich davon, aber es war die laute Stimme der Angst und der Trauer: Ich brauchte Dagmar noch. So viele Jahre hatte ich all meine Kräfte mobilisiert, ich hatte mit mir und meinem Schicksal gekämpft – und nun, wo die Jahre der Entmutigung so weit hinter mir lagen, wo mir mein Schicksal untrennbar mit dem meines Kindes verbunden schien, sollte ich sie «hergeben».

Und trotzdem beugte ich mich der Vernunft. Dagmar hatte ein Recht auf ein eigenes Leben in einem Kreis von Menschen, die ihr vertraut waren und die sie liebte; und sie hatte ein Recht auf ein Leben, in dem sie gefordert wurde, in dem sie ihr Können unter Beweis stellen konnte und – nie die Schwächste sein würde. Nie würde ich ihr so ein Leben bieten können. Nie durfte ich sie vergessen, die Blicke von Dagmar, wenn sie ihrer Schwester nachsah: Britta auf dem Fahrrad, hinter sich das Badezeug eingeklemmt. «Bis gleich!» ruft sie, lacht, dreht sich noch einmal um, die Haare fliegen. Bis gleich – wie lang waren diese Stunden für Dagmar gewesen. Und wie viele Situationen würden noch auf uns zukommen, die Dagmar vielleicht wieder das Gefühl geben würden, «anders» zu sein: die Tanzstunden, der Führerschein, die Freunde.

Aber die folgenden Wochen machten alles noch schwerer. Nie vorher und nie nachher hatte ich mich so auf Dagmar eingestellt. Wenn ich las, und sie setzte sich zu mir, so legte ich das Buch beiseite, um mich mit ihr zu unterhalten – ich konnte es ja nicht mehr lange tun. Und wenn ich ihr früher beim Einkaufen in den Kaufhäusern einfach in den Gängen vorausgeeilt war, so ging ich jetzt Hand in Hand mit ihr, blieb stehen, wo sie es wollte, und wenn sie genug hatte, dann ließ ich meinen unerledigten Einkaufszettel in die Tasche gleiten und machte mich mit ihr auf den Weg nach Hause.

Manchmal fuhren wir in ein Straßencafé nach Schwabing, sie löffelte riesige Eisbecher leer, und traurig trank ich meinen Kaffee oder Espresso und stellte mir vor, wie mein Leben ohne Dagmar aussehen würde, und immer empfand ich diese Leere wie einen Stich.

Jeden Tag nahm ich ein wenig mehr von ihr Abschied, jeden Tag wuchs mein Schmerz, und diese fast leblose, statische Harmonie, wie sie jeder große und schwere Abschied mit sich bringt, nahm alles Leben, alle spontanen lauten Aufregungen und teilte die Zeit ein in ein «Vorher» und «Nachher».

Und dann geriet in meinem Kopf und in meiner Seele alles durcheinander. Ich mußte ja nicht nur von Dagmar Abschied nehmen. Unterschwellig gor auch noch in mir die Verzweiflung, den mir vertrauten Ort verlassen zu müssen, von unseren Freunden Abschied nehmen zu müssen. Und die große Angst, mich in dieser neuen, fremden Stadt nicht zurechtzufinden; mit anderen Menschen, anderem Leben, anderem Licht.

Aber diese Ängste rumorten gut verdeckt in mir, und wieder einmal legte ich mein ganzes Päckchen voll verworrener Gedanken und Sorgen auf Dagmar: Wenn ich nur sie behalten könnte, wäre alles anders, wir würden unser Nest mitnehmen und der ganzen Welt trotzen. Aber andererseits . . .

Und so kämpfte mein Kopf gegen mein Herz, mein Verstand gegen diffuse Ängste, kühle Ratio gegen heiße Wünsche. Und Sie werden es nicht glauben, aber Kopf, Verstand und Ratio siegten. Ich vergewaltigte mein ganzes Seelenleben und begann verzweifelt mit den Vorbereitungen für Dagmars neuen Lebensabschnitt.

In einer Ecke meines Zimmers begann ich, ihre Sachen zu sammeln. Kein Provisorium konnte es sein, denn ich konnte nicht – wie die anderen Eltern – in einer Stunde in B. sein, um Vergessenes zu bringen. Weit war unser zukünftiges «Zuhause» von diesem Dorf, um das dann alle meine Gedanken kreisen würden, das für mich zum Mittelpunkt der Welt werden würde. Dunkle Gedanken schossen durch meinen Kopf. Dagmar mit Fieber, blau und zerbrechlich, wie schnell konnte ich dann bei ihr sein? Bei ihr, die mich während jeder Krankheit so dringend braucht, eins mit mir wird, nachts ihre Hand nicht aus meiner lösen kann.

Und mit welchem Aufatmen höre ich dann den Satz: «Geh raus!» oder «Laß mich in Ruh!» – denn dann ist sie über den Berg, wird gesund.

Traurig sah ich Omi, die tränenblind unzählige Namensbändchen in vertraute Sachen nähte und wußte, daß all diese Dinge in Zukunft Dagmar näher sein würden als sie.

Und Dagmar? Sie freute sich aufrichtig. Glücklich sah sie unseren Aktivitäten zu und fragte: «Für B.?» und wir nickten, drehten unseren Kopf weg, damit sie unsere Tränen nicht sah.

Und der dreizehnte Juni rückte immer näher. Immer heftiger klopfte meine Seele an meinen Kopf. Aber mein Kopf war gefüllt mit Argumenten und Überlegungen, kühl und starr.

Abschied von der Schule

Und noch etwas türmte sich wie ein riesiges, drohendes Gebirge vor mir auf: der Abschied von der Schule, die seit zehn Jahren fest mit meinem und Dagmars Leben verwoben war; der Abschied von all den Menschen, Gesichtern – nie wieder das Hupen des Schulbusses hören, das vertraute Gesicht des Busfahrers sehen, ein Lachen fliegt hin und her: «Heut' ist sie schlecht gelaunt!» – «Ach, das haben wir gleich!».

Wieder einmal ist dieses Gefühl nur unterschwellig da, wird verdrängt von all den anderen Vorbereitungen und Überlegungen. Aber als Dagmar mir den «Monatsbrief für Juni» übergibt, steht da ein Datum und dahinter der Vermerk: «Morgenkreis mit Abschiedsfeier für Dagmar.»

Schwarz auf weiß gelesen, weiß ich, daß ein Abschnitt in meinem Leben unwiderruflich zu Ende geht.

Aber ich darf nicht daran denken, und voller Hektik beginne ich mit Vorbereitungen für diesen Tag.

In glühender Hitze, denn es ist der heißeste Juni seit Menschengedenken, stehe ich in der Küche. Sonnenstrahlen suchen ihren Weg durch die heruntergelassenen Jalousien, und in der dämmrigen Hitze walke und backe ich Unmengen von Abschiedskuchen, ich verbrenne mich am Herd, vor Schmerz und Traurigkeit laufen mir Tränen übers Gesicht, aber ich kann Schmerz und Traurigkeit längst nicht mehr voneinander unterscheiden.

Und als Dagmar von der Schule kommt, öffne ich ihr mit verquollenen, roten Augen.

«Was ist, Mami?» fragt sie erschrocken.

«Ach, nur der Heuschnupfen!» – und heute läßt sie sich sogar belügen: «Arme Mami!»

Ich sehe dem Bus nach, das letzte Mal war er da, denn morgen fährt Dagmar mit mir zur Schule. Ich habe noch das Abschiedsgeschenk für den Fahrer in der Hand, aber er ist längst weg – so schnell ist er noch nie abgefahren.

Wir gehen ins Haus, Dagmar begutachtet die «Abschiedskuchen», und zusammen räumen wir die Küche auf, stellen alles zurecht.

Früh geht Dagmar heute ins Bett, von der Hitze ist sie sehr angestrengt. In ihrem Zimmer lege ich ihr Kleidchen für morgen heraus – und plötzlich springt sie aus dem Bett und legt die alte zerschlissene Schultasche daneben.

«Nicht vergessen!» sagt sie.

«Die brauchst du doch jetzt nicht mehr!»

Am anderen Morgen werde ich von der Sonne geweckt. Ein neuer heißer Tag beginnt. Wir ziehen uns an, packen Körbe und Flaschen ins Auto, fahren los. Blütenpollen wirbeln ins Auto, meine Augen brennen, der Münchner Morgenverkehr verschlingt uns. Neben qualmenden und lärmenden Lastwagen schieben wir uns schrittweise über den Ring. Ich werde ganz nervös, schaue auf die Uhr. Gerade heute werden wir zu spät kommen.

Ich blicke nach Dagmar. Sie sitzt hinter mir, und ihr Gesicht ist voller Erwartung. Sie hält einen Korb mit Kuchen auf dem Schoß und strahlt mich an. Mein Gott, Kind, auch diesen Moment werde ich nie vergessen, wie so viele andere nicht.

Endlich können wir den Ring verlassen, wir biegen in eine breite Straße ab, hohe Verwaltungsgebäude werden von kleinen Geschäftshäusern, Einfamilienhäusern, schließlich Wiesen abgelöst.

«Engele, was für einen weiten Schulweg du hast!» sagt meine Mutter, die zur Abschiedsfeier mitfährt.

«Hattest», korrigiere ich sie in Gedanken. Präsens, Perfekt, Imperfekt. Ich habe ein Kind – ich hatte ein Kind – ich habe ein Kind gehabt – nein, ich habe es.

Vor der Schule bekomme ich den besten Parkplatz. Ein gutes Omen, auch noch im nachhinein. Trotz meiner Eile versuche ich, alles noch einmal in mich aufzunehmen. Die in der Hitze flirrenden Lichtreflexe in den Blättern der Bäume, das liebenswerte alte Haus, den verwunschenen Garten, das Gartentor mit dem breiten Emblem. Immer heftiger muß ich schlucken. Auch Omi und Dagmar schauen gedankenverloren über den Zaun. Hektisch packe ich die Körbe aus, ein junger Mann öffnet die Gartentür, hilft uns, und wir huschen in den Schulsaal.

Wir sind wirklich zu spät, alle Kinder sitzen bereits im «Morgenkreis», zwischen ihnen die lieben und vertrauten Gesichter der Mitarbeiter.

Die Vorhänge werden geschlossen, das Licht dringt in warmen Farben herein. So kenne ich den Saal von den unzähligen Festen, die ich hier miterleben durfte. Verstohlen schaue ich zur Bühne: Dort stand sie oft, meine Kleine. Und ich habe sie von unten betrachtet, voller Stolz und ungläubigem Staunen, manchmal lachend und manchmal mit einem Kloß im Hals.

Jetzt sitzt sie mir gegenüber in ihrem blauen Kleidchen, gesammelt, ernst und sehr erwachsen. Andächtig lauscht sie dem Piano, und immer wieder schaut sie auf ihre Frau H., und ich kann das Band förmlich sehen, das zwischen ihnen in zehn Jahren gewachsen ist.

Als Frau H. dann über Dagmars Abschied spricht, zeigt sie auf ein sehr kleines Mädchen und holt es zu sich.

«Als Dagmar zu uns kam, war sie so klein wie dieses Mädchen hier.»

Ist das möglich, denke ich, und jetzt muß ich allen guten Vorsätzen zum Trotz doch weinen.

Meine Gedanken gehen zurück zur Einschulung. Da standen sie mit ihren Zuckertüten: Sylvie und Dagmar, Angelika und Christiane, Thomas und Kerstin, Florian und Wolfgang. Sie alle wußten noch nicht, daß die schönste Zeit in ihrem Leben beginnen sollte.

Und dann muß ich noch einmal schlucken: Thomas, der kleine Thomas, meiner Dagmar so ähnlich, der viel zu früh an Leukämie sterben mußte. Er brachte der Klasse die erste Erfahrung mit einem großen Schmerz. Und uns Eltern das furchtbare Wissen, daß – wenn eines unserer kranken Kinder geht – der gedankenlose Satz aus der Umwelt: «Das war besser für das Kind!» unser Herz zerreißt, denn nicht unser «krankes» Kind geht, sondern *unser* Kind. Und es ist nicht besser für unsere Kinder – sie leben doch so gern.

Und dann denke ich daran, daß wir einen Tag nach der Beerdigung von Thomas mit Dagmar zum Friedhof fuhren, sie hatte es gewollt, und Dagmars Lehrerin und ich beschlossen, diesen Wunsch zu akzeptieren. – Aber dann weigerte sie sich auszusteigen, zu groß war ihre Angst vor der Endgültigkeit des Todes, und instinktiv erfaßte sie sie.

So gingen wir mit Britta zum Grab auf dem kleinen Dorffriedhof, um Dagmars Blumen abzulegen, und als wir zum Tor zurückkamen, stand Dagmar da, ans Gitter gepreßt, und weinend sah sie zu dem blumenüberhäuften Hügel hinüber. Sie war erst zehn oder elf Jahre alt, und nie hat ein Mensch den Tod besser verstanden als sie.

Und während ich diesen Gedanken nachhänge, sehe ich wie durch einen Schleier meine große Kleine, und Frau H. hat in der Zwischenzeit andere Mädchen geholt, jedes ein wenig größer, jedes Dagmar so ähnlich, und ich weiß, daß sie allen zeigen möchte, wie erwachsen Dagmar nun geworden ist, aber wieder spüre ich: Am meisten hat es mir gegolten, mir geholfen. So hat sie mir immer geholfen – nicht mit forschen Ratschlägen und Schlagworten. Denkanstöße schienen es nur. Und so gut verpackt waren sie gewesen, daß ich immer gedacht hatte, ich wäre selber draufgekommen, dabei war sie es gewesen, die mir die Bretter unter die Füße geschoben hat. Ich habe sie einfach gebraucht, denn ich rufe erst um Hilfe, wenn ich in einer Sackgasse bin.

Ein Mädchen neben mir zieht mich hoch – wir sollen alle singen. Wie sehr auch sie sich verändert hat. Fahrig und laut war sie früher, konnte sich nicht konzentrieren, nun ärgert sie sich über meine Unaufmerksamkeit. Eifrig singe ich mit, und sie lacht mich an.

Und dann darf Dagmar den Morgenkreis auflösen. Da steht sie voller Würde, und meine Mutter, die sie an die Hand nehmen möchte, wird abgewiesen. Arme Omi, du hast jetzt auch wieder leere Hände.

Viel später, beim Zusammenpacken, frage ich Frau H., ob es

wohl gut ist, Dagmar bereits vierzehn Tage nach ihrer Ankunft in B. zu Brittas Konfirmation nach München zu holen, und schon während ich frage, wird mir bewußt, daß es nicht mehr ihre und meine Entscheidung ist. Wir schauen uns an, zwei Menschen, die sich sehr nahegekommen sind in all den Jahren. Auch sie werde ich nun nur noch selten sehen.

Und als wir die Schule verlassen, wird mir bewußt, wieviel Gutes ich hinter mir zurücklasse. Und ich bringe es nicht fertig, mich noch einmal umzudrehen.

Und gleichzeitig weiß ich, daß dieser Abschied nur ein Mosaiksteinchen war. Noch habe ich Dagmar, aber täglich näher werde ich sie an die Kante führen, von der aus sie in ein neues Leben fliegen wird. Und ich werde von Erinnerungen gefesselt zurückbleiben, zu viel hat es mich gekostet, diese Harmonie zu erlangen.

Der unfertige Prozeß

Dann war er da, der Tag X. Strahlend und glücklich saß Dagmar in der Badewanne, und ich dachte daran, wie klein und hilflos sie einst gewesen war, wie mühsam ich sie aufgezogen hatte, wie dünn diese Beinchen – fast bis zum sechsten Lebensjahr – ohne Muskeln an ihrem Körper «gehangen» hatten. Nun stand sie fest auf dem Boden und machte sich auf den Weg ins Leben.

Papi, der bereits seit Mai in Hamburg arbeitete, war gekommen, um Dagmar an ihren neuen Lebensort zu begleiten. Traurig und verloren schauten unsere Augen, als wir ihren «Hausstand» ins Auto luden.

Als wir dann losfuhren, war auch Britta ruhig; von hinten aus dem Fond fehlte das vertraute Streiten unserer Kinder. Wo war sie hin die Zeit, die wir in unserer Vermessenheit nie hatten enden sehen?

Und schon eine Stunde später fuhren wir ohne Dagmar wieder nach Hause. Wir hatten sie von Hand zu Hand übergeben, wir hatten auch die Verantwortung übergeben. Aber das Gefäß der Liebe, der Vertrautheit, gefüllt auch mit dem Inhalt meines Lebens, nahm ich mit zurück – zu schwer war es für mich, ich konnte es kaum tragen.

Das Betreten des Hauses, der Weg in ihr Zimmer, ihr Bett... Was würde sie jetzt tun, was machte sie gerade? Ich hatte geglaubt, ein Leben lang mit ihr verbunden zu sein, und innerhalb von vier Monaten war etwas eingetreten, was viel zu früh für mich gekommen war. Und ich schätzte es auch falsch ein und interpretierte es falsch, aber das wußte ich damals noch nicht. Heute weiß ich, daß ich den Abnabelungsprozeß von Dagmar so wie andere Mütter auch überstanden hätte, wäre ich in vertrauter Umgebung, unter vertrauten Menschen und eine Stunde von B. entfernt gewesen. Ich hätte mein Küken aus dem Nest gleiten lassen können, und die enge Verbundenheit mit den gewohnten Lebensumständen hätte mich getragen.

Aber unter dem Unstern eines ungereiften, unfertigen Prozesses verliefen nun die nächsten Wochen. Vom ganzen Umzug wollte ich nichts mehr wissen, wie paralysiert wartete ich täglich auf den Abend, denn um sieben Uhr durfte ich sie anrufen.

Auf all den Abschiedsfesten und -abenden, die für mich gegeben wurden – ein wenig früh zwar, aber die Ferienzeit setzte demnächst ein –, stand ich mit eisernem Gesicht. Ich war nicht fähig, meinen «allgemeinen» Abschiedsschmerz um meine Freunde und meine Stadt von dem «speziellen» Abschiedsschmerz um mein Kind zu trennen. Jeder allein war schon schlimm genug, jedoch so multiplizierte er sich in ungeahnte Höhen, und ich türmte ihn auf Dagmar, denn sie stand meinem Herzen am nächsten.

Nach einer Woche spitzte sich die Lage auch noch zu. Über Dagmar war das ganz normale Heimweh hereingebrochen. Punkt sieben Uhr stand sie bereits am Telefon und hob ab. Stets wartete sie auf meinen Anruf, nie mußte sie geholt werden. Nach kurzen einleitenden Sätzen: Wie es ihr gefalle – «Gut!» – Was sie mache – «Viel und Haushalt», kam plötzlich ein Knick in ihre Stimme, und im vertrauten leisen Singsang folgte dann immer die Frage: «Wann kommst du? Wann holst du mich?» Und ich antwortete fest und fröhlich: «Noch nicht, du wohnst doch jetzt in B.», und sie, fast weinend: «Langt jetzt hier. Will wieder heim, bitte Mami!»

Sechs Wochen lang stand sie um sieben Uhr am Telefon, sie fragte, ich antwortete, sie weinte, ich legte auf, ich weinte.

Dann kamen die Sommerferien. Als wir Dagmar holten und sie auf uns zulief, holte ich tief Luft. So hübsch hatte ich sie noch nie gesehen. Braungebrannt, mit abstehenden und von der Sonne gebleichten Fransen kam sie uns entgegengewirbelt, jubelnd schlang sie ihre Arme zuerst um Omis Hals und überreichte ihr dann ein Geschenk, von dem Omi den Wunsch hat, daß wir es mit in ihr Grab legen. Ein Stein war es, ein Herz aus Stein, und Dagmar hatte den Stein gefunden und für Omi gehütet. Heiß lag er in ihren verschwitzten Händchen.

Während der Ferien fanden wir rasch in unser altes Leben. Endlich hatte ich die Energie, unseren Umzug vorzubereiten, flink ging mir alles von der Hand, laut war es wieder in unserem Haus, laut und unruhig, ich lebte auf, lachte und fluchte, sang und schimpfte, polterte und tröstete. Die Welt war wieder in Ordnung, denn Dagmar hatte laut erklärt, nie wieder nach B. zu wollen, und ich hatte nicht vor, sie dazu zu zwingen.

Dagmar sah nachdenklich auf die sich häufenden Kartons, und sie lauschte aufmerksam meinen Erzählungen, daß wir doch umzögen, sie betrachtete wütend die Leute, die unser Haus mieten wollten – und all das zusammen gefiel ihr nicht. Aber dann begann ich ihr von ihrem Zimmer zu erzählen, und davon, daß auch Omi mitkäme, und ihr Argwohn legte sich.

Aber drei Tage vor Ferienende – ich überlegte seit Tagen eine Einigung mit B. – kam sie zu mir und sagte: «Ferien sind um. Ich will wieder nach B.» Ich sah auf meine Fingernägel, mein Magen krampfte sich zusammen, alle Energie fiel von mir ab.

Schwerfällig sortierte ich ihre Sachen aus, traurig machte ich ihre Koffer fertig, und dann brachte ich Dagmar wieder nach B. Vorher drehte sie sich noch einmal in der Haustür um:

«Und was wird mit Haus?» fragte sie.

«Weiß nicht», sagte ich leise.

«Tschüß Haus!» sagte sie, und mein Herz bekam einen Riß.

Nach meiner Rückkehr aus B. rief ich sie nicht an, meine Stimme hätte sie durcheinandergebracht; aber am nächsten Abend. Und in drei Tagen sollte der Umzug sein. Da sagte sie mir am Telefon, daß sie Ohrenschmerzen habe. Überglücklich holte ich sie am nächsten Morgen ab, wir gingen zum Ohrenarzt, wir gingen zum Kuchenessen, und dann warteten wir auf den Bus aus B., denn der Leiter von B., Herr G., hatte in München einiges zu erledigen und wollte Dagmar wieder mit zurücknehmen. Menschen strömten um uns, ich sah Dagmar an, und noch einmal nahm ich in Gedanken Abschied von ihr. Da schob sie ihre Hand in meine und sagte leise: «Mami, will bei dir bleiben!»

Wir warteten weiter, ihre Hand lag fest in der meinen, und wir sprachen kein Wort.

Als Herr G. kam, überzog leichte Röte mein Gesicht. Aber Herr G. besitzt neben seiner Intelligenz auch hochsensible Fühler, mit einem Blick hatte er unsere Situation erfaßt, und bevor ich meinen Mund zu einem Gestammel öffnen konnte, sagte er geradewegs:

«Wenn Sie in drei Tagen umziehen, dann machen Sie den Umzug mit Dagmar. Richten Sie in der neuen Wohnung auch noch Dagmars Zimmer ein, dann weiß sie, wo ihr Zuhause ist, sie weiß auch, wo Sie leben, sie hat eine Vorstellung von dem Ort, an den Sie gehen. Und dann bringen Sie sie wieder. Das ist die beste Lösung für Sie und für Dagmar.»

Am liebsten wäre ich ihm um den Hals gefallen. So ließ er mir alle Türen offen, nahm mir jeden Entscheidungszwang ab, machte mich frei und glücklich.

So kam es, daß Dagmar mit uns umzog, so kam es, daß sie spürte, wieviel Heimweh ihre Mutter in dieser Stadt entwickelte und wie sie sich an alles krallte, was ihr Heimat versprach.

Es gab Menschen, die vor zweihundert Jahren nach Amerika gehen und es besiedeln konnten. Mutige Menschen, die mit beiden Händen allen Ballast abwarfen, um neue Wege zu beschreiten. Aber sicher war nie ein Vorfahre von mir dabei.

Es gibt Menschen, die ihr Leben lang immer wieder umziehen und überall rasch Freundschaften schließen, weltoffen sind sie und kosmopolitisch. Ich bewundere sie, überall sind sie zu Hause, ihre Heimat ist dieser kleine Planet, und sie strahlen dieses Bewußtsein aus. Ich gleiche ihnen überhaupt nicht.

Schwerfällig hänge ich an dem, was mir vertraut ist, keine Unruhe habe ich im Herzen, etwas zu versäumen, ich will nicht die Welt erobern, mir haben meine Wege um Odelzhausen genügt.

Unbekannte und schillernde Welten habe ich auf ihnen entdeckt, und meine Gedanken, die immer größer und weiter wurden, habe ich erst zu den Baumwipfeln, dann zu den Wolken und bis in den sich darüber wölbenden Himmel geschickt.

Ich reise unendlich gern, ich liebe das Meer, die fremde Vegetation. Weit können meine Reisen sein, aber nie werde ich das Fleckchen, wo ich hingehöre, aus den Augen verlieren. Und auf der Heimreise, wenn wir uns den Bergen nähern, habe ich das Gefühl, als würde ein Mantel der Vertrautheit um mich gelegt und glücklich atme ich die dünnere, kühlere Luft.

Schwerblütig und gefesselt mag ich erscheinen – und ich bin es.

Und wie sehr erst brauche ich jene Menschen, die wissen, daß ich fröhlich und heiter bin, die aber auch wissen, daß ich zuweilen völlig für mich sein will, ohne allein gelassen zu werden. Mit welchen Worten könnte ich es Menschen erklären, die mich nicht schon seit über zwanzig Jahren kennen und denen ich es nie erklären mußte, weil es eben schon immer so war und man in der Jugend die Eigenheiten des anderen gelassener hinnimmt.

Und ehrlich gesagt, ich wußte nicht, wie schwerfällig ich bin.

Ich wirke wie jemand vom Typ «easy to come and easy to go», und ich hielt mich auch für einen solchen Menschen, nie hatte ich Schwierigkeiten, Kontakte herzustellen, auf Menschen zuzugehen.

Nun weiß ich, daß ich es nur kann, wenn hinter mir ein breiter Schild des Vertrauten meinen Rücken deckt, mir Sicherheit gibt.

Und so kam von mir auch nie eine Aufforderung oder Frage an Dagmar, ob sie nach B. zurückkehren möchte. Und sie selber – mit ihrer sensiblen Art – spürte, daß ich sie brauchte. Vielleicht war sie auch unsicher, so vieles war anders, wo war ihr Zuhause, wo gehörte sie hin?

Und da sie es nicht wußte, blieb sie in meinem Kokon, den ich um uns aus Gefühlen, Heimweh und Erinnerungen gesponnen hatte.

Noch heute spricht sie oft von ihrer Zeit dort, aus der sie viele schöne Erinnerungen mitgenommen hat, und von ihrer Klasse, die in B. ihre Lebensgemeinschaft weiterführen kann. Aber eine Warteliste liegen zwischen ihrem Wunsch dazuzugehören und seiner Erfüllung.

Manchmal denke ich, es war falsch, Dagmar in diesen Kokon miteingesponnen zu haben, sie nicht herausgelassen zu haben. Ob ich es bereue? Kann man überhaupt etwas bereuen, was zwangsläufig geschehen mußte?

Und außerdem: Auf meinem Weg mit Dagmar hatte ich schon früher gelernt, daß eines ins andere greift, auf jeden Schritt folgt der nächste, auch auf den Stolperschritt, und zum Schluß erscheint alles ganz logisch.

In einer neuen Stadt

Wen wird es noch wundern, daß Dagmar sich als erste von uns in Hamburg wohl fühlte. Die den Behinderten nachgesagte Fixiertheit überließ sie ihren Eltern; und selbst Britta und Tommili, der Kater, brauchten eine gewisse Zeit um den Abschiedsschmerz von vertrauten Freunden und Arealen zu überwinden.

Und Omi, die wir mitgenommen hatten mit dem Versprechen, daß stets ein Rückflug-Ticket mit offenem Datum für sie parat sein würde, legte oft beim Frühstück selbiges auf den Tisch, mit der Bemerkung: «Ich werde mich mal heute nach den Flügen erkundigen!» Aber bei ihr war es nicht Heimweh – wo Dagmar ist, ist ihr Zuhause –, sondern die Tatsache, daß Dagmar oder wir ihr «zu frech gekommen waren», und kleinlaut kochte ich Lieblingsspeisen, um mein Nest zusammenzuhalten.

Und irgendwann in diesen Wochen fiel mir ein Heft in die Hand, das eines Tages im Briefkasten gelegen hatte: Was und wo in Hamburg? oder so ähnlich hieß es. Mit Staunen las ich für mich völlig neue Informationen: Sturmflutwarnungen – telefonische Ansage über Wasserstände – Windrichtungen.

Auch Schulen waren aufgeführt. Und während ich die Zeilen überflog, fand ich auch die Sparte: Sonderschulen der Freien und Hansestadt Hamburg. Keine der Straßen klang mir vertraut, aber eine der Telefonnummern begann mit einer «Acht», ein untrügliches Zeichen dafür, daß die Schule nicht allzuweit von unserer Wohnung entfernt sein konnte.

Ich legte das Heft beiseite und blickte auf Dagmar, die in einer Sofaecke lümmelte und Omas Bemühungen, die Gläser in der Vitrine gefälliger zu arrangieren, tatkräftig mit der Bemerkung unterstützte:

«Sieht doof aus, Omi, furchtbar!» Und Omi antwortete geistesabwesend: «Gleich, mein Engele!»

Nachdem ich diese Idylle kurz genossen hatte, fragte ich das lümmelnde Engelchen: «Möchtest du eigentlich wieder in die Schule?» Und schon drehte ich mich zum Telefon, hob ab und wählte die mit «acht» beginnende Nummer – und aus den Augenwinkeln sah ich, daß Dagmar mit wirbelnden Röcken an mir und Omi vorbeistürmte; aber da meldete sich schon eine Stimme, und artig trug ich mein Anliegen vor. Der Zeitpunkt war schlecht gewählt, das Direktorat wegen der Mittagszeit nicht besetzt, aber die Stimme, die mir das mitteilte, war freundlich; und obwohl sie mir erklärte, daß es eigentlich keine Chance gäbe, da die Abschlußklasse hoffnungslos überfüllt sei, blieb doch ein zarter Hauch von Hoffnung bestehen, als wir aufgelegt hatten.

Dagmar war in der Zwischenzeit mit «Hochpolitur» zurückgekehrt, eine Mütze saß, tief in die Stirn gezogen, auf ihrem Kopf, und in der Hand hielt sie ihre alte, so vertraute Schultasche; Hefte und Stifte zeichneten sich durch das dünn gewordene Material ab.

Und plötzlich war alles ganz einfach. Hatte nicht Dagmar immer in entscheidenden Momenten das Zünglein an der Waage gespielt? Wußte sie nicht stets viel mehr von günstigen Strömungen und «Unzeiten» als jeder noch so exakt rechnende Astrologe?

Und außerdem: Selbst wenn all das nicht entscheidend sein konnte – wer konnte ihr schon widerstehen?

So griff auch ich nach Mantel und Stadtplan, Omi reichte uns noch schnell Dagmars Zeugnisse, und so fuhren wir los, um für Dagmar Hamburg zu erobern.

Dagmar war lebhaft wie schon lange nicht mehr, und ich brauchte den ganzen Weg, um sie ein wenig aus den Wolken herunterzuholen. Ich versuchte ihr zu erklären, daß sie vielleicht gar nicht mehr genommen würde, und falls doch, dann nicht mit ihren alten Freundinnen und ihrer geliebten Frau H.

Aber Dagmar wischte alle Einwände beiseite, sie zeigte nur kurz Enttäuschung, als wir in den fremden Schulhof einbogen, an unbekannten, fremden Menschen vorbei der Direktion zustrebten. Und weil wir nicht angemeldet waren, platzten wir mitten in eine Lehrerkonferenz, und im nachhinein denke ich, daß genau dies das Richtige war. Denn als all die etwas gereizten Augenpaare auf uns ruhten und ich schon einen Schritt nach hinten machen wollte, nahm Dagmar ihr Mützchen ab, schüttelte ihr Haar und sagte laut und strahlend einen verlängerten bayerischen Gruß:

«Grüß Gott, ihr Leute alle!»

Und mit diesem bühnenreifen Auftritt wischte sie alle Gereiztheit aus Augen und Gesichtern und hatte sich so dem gesamten Lehrerkollegium mit ihrer besten Seite vorgestellt. Wortlos überreichte ich die Zeugnisse, und während wir hinausgingen, hörte ich bereits die Stimme meiner Telefonpartnerin von vorhin, die sehr einfühlsam unseren Wunsch vortrug.

Ein paar Telefongespräche gingen dann noch hin und her, und nach einer Woche kam ein Brieflein ins Haus, daß Dagmar ab nächsten Montag probeweise am Unterricht teilnehmen dürfe.

Und Dagmar, mit dem anscheinend von ihr gepachteten Glück, hatte wieder ins Schwarze getroffen. Von den drei Betreuerinnen der Gruppe (einer Psychologin, einer Logopädin, einer Praktikantin) war sie begeistert, auch ihre zwei Mitschülerinnen erschienen ihr sehr nett, aber etwas besorgt sah sie sich ihre fünf oder sechs Klassengefährten an, gestand'ne Mannsbilder, die zwischen 185 und 195 Zentimetern maßen.

Buben von dieser Größe kannte Dagmar aus ihrer Schule nicht. Vielleicht hatte es den einen oder anderen gegeben, aber so vereinzelt waren sie nicht so aufgefallen. Ein halbes Dutzend Gardemaß in geballter Formation hingegen war nicht zu ignorieren.

Aber schon nach einer Woche hatte Dagmar herausbekommen, daß jeder einzelne von ihnen in all seiner Kraft und Größe stets darum bemüht war, auf sie Rücksicht zu nehmen, sie zu beschützen. Und im Schulzimmer, das mir nun immer vertrauter wurde (und ich konnte noch nicht ahnen, daß es in ein paar Monaten fast mein Zuhause werden würde, nämlich während dieser furchtbaren Zeit, als mein Mann so schwer verunglückt war und ich in den sechs Monaten, die er im Krankenhaus verbrachte, irgendwohin gehen mußte mit meinen Tränen und Ängsten, wo ich mich geborgen fühlte, wo ich wußte, daß man mich verstand), hörte ich dann die Berichte der Lehrerinnen, daß Jan oder Sven oder Kai beim gemeinsamen Stadtbummel ganz aufgeregt über Dagmars vor Anstrengung blaue Händchen waren. Sie schlugen eine Rast für Dagmar vor, sie erkannten ihre panische Angst vor dem Wind, der ihr die Luft nimmt, und hielten ihr Schirme vors Gesicht. Und manchmal machten zwei von ihnen mit den Händen eine «Affenschaukel», und dann trugen sie Dagmar. (Und während ich dies schreibe, wird mir wieder einmal bewußt, wieviel uns die «Behinderten» oft an Einfühlungsvermögen, Annehmen, Mitleiden im positivsten Sinn voraushaben.)

Dagmar liebte diese Ritterlichkeit. Und tatsächlich hatte ich immer öfter den Eindruck, daß sie nun «hofhielt». Die zwei anderen Mädchen waren beide recht ruhig und von sehr sanftem Naturell. Dagmar verstand sich gut mit ihnen, aber die Beschäftigung mit ihnen fiel ihr schwer: Die beiden konnten schreiben und lesen, sie schnitten mit kleinen Scheren Sternchen aus Goldpapier (denn die Adventszeit war gerade angebrochen), und Dagmar mit ihrem fast angeborenen Widerwillen gegen alle «Kleinarbeiten» und mit ihrer übergroßen Liebe zu Menschen entschied sich schnell dafür, lieber die Erziehung der sechs jungen Männer zu übernehmen.

Streng wurde zum Beispiel von ihr das Händewaschen nach den Toilettengängen beobachtet und kontrolliert («Hände nicht naß! Riechen nicht nach Seife! Noch mal waschen!»); und sie hatte

Erfolg. Denn von Dagmar vor allen anderen als «Schwein» bezeichnet zu werden, traf die zarten Seelen der großen Buben.

Nie zuvor waren sie in diesen Räumen so tituliert worden, keine Erzieherin hätte gewagt, dieses Wort in den Mund zu nehmen, und wenn Dagmar mit lauter Stimme sagte: «Du bist ein Schwein – geh richtig mit Seife waschen!» schauten die Lehrerinnen in eine andere Ecke, um sich nicht zu verraten. Sie wußten, um wieviel heilsamer die Kritik eines Mitschülers war, und Dagmar mit ihren in die Hüften gestemmten Fäusten wirkte sehr autoritär, und die so Beschimpften gingen mit hängendem Kopf noch einmal zur Toilette zurück.

Aber als ich das sah, fühlte ich ein wenig Beschämung: Zu Hause mußte ständig ich Dagmars Hände überprüfen, und als ich dann ein wenig tiefer in mich ging... ich glaube, «Schwein» habe ich nur sehr selten gesagt, aber ich nahm mir fest vor, es nie wieder zu tun.

So war Dagmar in ein Glückstöpfchen gefallen. Wieder waren um sie Liebe und Anerkennung und Menschen, die sie mochten. Und als sie in dem bereits in den «Spielplan» aufgenommenen Theaterstück *Des Kaisers neue Kleider* die sehr anspruchsvolle Rolle einer Haremsdame (die es vorher, glaube ich, gar nicht gegeben hatte!) ergatterte, hing für sie der Himmel voller Geigen.

Bei der Aufführung versuchte sie dann, den Kaiser, die Minister und das gesamte übrige Fußvolk an die Wand zu spielen, und durch einige unfaire Tricks – in Schauspielerkreisen «Abstauber» genannt – gelang es ihr, «viele Lacher» zu bekommen... und ihre Mutter saß trotzdem stolzgeschwellt auf ihrem Stuhl und nahm errötend lächelnd die Huldigungen der anderen Eltern entgegen: «Das is man 'ne süße Deern!» Und glücklich blickte sie auf ihr Produkt.

Und später – in diesen furchtbaren dunklen Wochen nach dem Unfall meines Mannes, und wieder hatte das Schicksal im Dezember zugeschlagen –, als ich in dieser Schule meine Zelte aufschlug und mich für die angebotene Tasse Kaffee damit revanchieren wollte, die Tassen aller abzuspülen, was Dagmar verhinderte («Spinnst wohl, Mami, Marion und Kai Spüldienst!»), da wußte ich, wie schwer es mir fallen würde, diesen kleinen Teil von Hamburg wieder zu verlassen, diese Schule neben einer Pferderennbahn.

Und es ist nicht übertrieben, wenn ich behaupte, daß die Stunden zusammen mit Dagmars Lehrerinnen und Dagmars Freunden und Mitschülern, diese Wärme, die sie ausstrahlten und die ich so dringend brauchte, mich aufgefangen haben und meine Verzweiflung über diesen neuerlichen Schicksalsschlag linderten.

Wie schon oft waren durch Dagmar Freundschaften entstanden, ich hatte Menschen getroffen, die mich akzeptierten, wie ich war.

Als Dagmar «ausgeschult» wurde, löste sich die ganze Abschlußklasse auf, ein kleiner Trost für sie und mich. Über ihrem Bett hängen noch zwei Fotos aus der Hamburger Zeit, in den Schubladen liegen ein paar Briefe, die ihre Freunde ihr nach München sandten, und in dem Ordner, den ich für sie führe, ruhen zwei Zeugnisse, die mir auch beweisen, daß ich sie «richtig sehe»:

Während ihren Anstrengungen um Zahlen und Buchstaben «große Mühe» unterstellt wird und der sprachliche Ausdruck für sie sehr problematisch ist, «... hat ihre fröhliche und kontaktfreudige Wesensart wesentlich zu einem entspannten und harmonischen Klassenklima beigetragen».

Und der letzte Absatz – der letzte Absatz ist immer von einer gewissen Bedeutung – widmet sich ganz ihrer wahren «Sendung»:

«Dagmar beteiligt sich mit enormer Ausdrucksfähigkeit und Begeisterung am darstellenden Spiel. Das gleiche gilt für den Musikunterricht; hervorzuheben ist hier besonders ihr sicheres Gefühl für Rhythmus und Harmonie.»

Falls Sie Dagmar unter Vertrag nehmen wollen: Sie wird noch von mir gemanagt!

Nachttour

Irgendwann war es Dagmar zuviel geworden. Erst war ihr Papi mit dem Auto schwer verunglückt und dann ein halbes Jahr im Krankenhaus gewesen, und als er wieder nach Hause kam, lag eine unsägliche Trauer und Beklemmung über allen, weil wir noch nicht wußten, ob er je wieder würde richtig laufen können. Britta besuchte ihre Cousinen in Kalifornien, und zu all dem Unglück und Verdruß waren auch noch Schulferien.

So blieb Dagmar gar nicht viel anderes übrig, als sich nach dem Frühstück ins Wohnzimmer zu setzen; sie blätterte ein paar Zeitschriften durch, sah Tommi bei seinen Bemühungen zu, eine Wespe zu fangen. Und am Nachmittag machte sie den Fernseher an, die Ferienprogramme liefen: *Die Kinder von Bullerbü*, *Pipi Langstrumpf*, Abenteuer, Lebensfreude, Lebenslust überall... aber nicht zu Hause.

Als ihr Papi am späten Nachmittag von der physikalischen Therapie nach Hause kam, hatte sie sich einiges erhofft. Sie war ihm entgegengelaufen, aber er hatte nur gerufen «Vorsicht» und versucht, mit seinen zwei Krücken das Gleichgewicht zu halten.

Da war sie zurück ins Wohnzimmer gegangen, später sah sie wieder die verweinten Augen ihrer Mutter, tief atmete sie durch: Alles war so anders geworden.

An diesem Abend wollte sie früh zu Bett. Papi kam noch in ihr Zimmer, er spürte ihre Traurigkeit. So alberten sie ein wenig herum, spielten Verstecken und riefen die Mami. Dagmar legte den Kopf auf Papis Bauch, und plötzlich schlief Papi, bevor Mami gekommen war. Da schlüpfte sie aus ihrem Bett, huschte ins große Schlafzimmer, legte sich in Mamis Bett. Kurz darauf kam Mami, aber Dagmar stellte sich schlafend, Mami streichelte ihr über den Kopf, nahm ihr Nachthemd und ging aus dem Zimmer.

Ruhe trat ein, der Wecker tickte laut, die Bäume rauschten ein wenig, und Dagmar konnte nicht einschlafen. So stand sie auf, zog die Sachen an, die sie ans Fußende des Bettes gelegt hatte, und ging in ihr Zimmer... aber Papi schlief fest. Regelmäßige, tiefe Atemzüge. Im Dunkeln suchte sie nach ihrer Handtasche und packte ein paar Schulhefte ein – sie spielte einfach eine Rolle nach, die sie am Nachmittag im Fernsehen gesehen hatte.

Die Nachtbeleuchtung in der Diele und im Treppenhaus war an, sanfter, weicher, warmer Schein. Aber Dagmar war in ihrer Rolle. Entschlossen ging sie zur Haustür. Sie war von innen verschlossen, aber der Schlüssel steckte. Ob sie wohl versucht hat, an ihm zu drehen, oder ob ihr das nicht abenteuerlich genug war? So faßte sie sich ein Herz und öffnete die Kellertür – nie sonst geht sie freiwillig allein in den Keller, aber heute war ein Abenteuertag, deswegen schloß sie sogar die Kellertür hinter sich, und mit zitterndem Herzen tapste sie die Treppe hinunter in den Bügelraum.

Hoch lag hier das Fenster, es sah gerade auf den Vorgarten hinaus, und Dagmar holte die Leiter, die ihre Mutter zum Fensterputzen benutzt, sie stellte sie sachkundig auf, öffnete das Kellerfenster, draußen war die Öffnung mit zwei dicken Eisenstäben gesichert.

Sollte das Abenteuer schon zu Ende sein? Gleich neben der Tür des Bügelraums lagen die Handwerkszeuge ihrer Eltern. Sie nahm eine riesige Klempnerzange, groß und schwer, sowie zwei oder drei Schraubenzieher und stopfte alles in die Tasche mit den Schulheften. Ein Seil zum Befestigen von Gegenständen auf Gepäckträgern nahm sie auch noch mit, vielleicht wollte sie ja eine Expedition machen.

Schritt für Schritt stieg sie die kleinen Stufen der Alu-Leiter empor, schob ihren Kopf durch die Stangen, warf die Tasche in den Vorgarten und zwängte sich zwischen den Eisenstangen hindurch. Oh, Gott, ging das schwer. Sie blieb stecken und schrie wohl, aber niemand kam, die Straße war ruhig und leer, niemand hörte sie. Auch zurück kam sie nicht mehr. Mühsam schob sie sich Millimeter für Millimeter durch die kantigen Stäbe, und zwischendrin dachte sie wohl, daß ihr Herz stehenbleiben müßte. Aber irgendwie schaffte sie es. Erschöpft lag sie im weichen, warmen Erdreich, denn es war eine warme Nacht im Juli.

Durch Büsche, die sie sonst mied, denn sie haßt Zweige und Nadeln, mußte sie nun den Vorgarten – der wie eine Felsenterrasse angelegt war – durchqueren. Und noch ein Hindernis lag vor ihr: Die Gartentür, sonst immer offen, wenn sie durchwollte, war abgeschlossen. Damit hatte sie nicht gerechnet. Schon dachte sie an Umkehren – aber vielleicht würde sie ja auch dieses Hindernis schaffen. Und sie schaffte es.

Spät war es, weit und breit kein Mensch. Die Straßenlaternen waren in die Kronen der Bäume gebettet, und ihr Licht wirkte sanft und unwirklich. Zum ersten Mal in ihrem Leben erlebte Dagmar die Nacht allein. Sie setzte sich mit den Schatten auseinander, sie versuchte, die Finsternis mit den Augen zu durchdringen.

Vielleicht läutete sie jetzt, vielleicht hatte sie Angst. Auf jeden Fall hörten Mami und Papi sie nicht.

So nahm sie ihre Tasche, schulterte sie und marschierte dann mutig in die Dunkelheit hinein. Dort vorn lag die große Chaussee, sonst so befahren, war sie jetzt still und leer. Weiter und weiter ging Dagmar, dann überquerte sie die breite Straße. Dort in dem Laden kaufte ihre Mutter manchmal ein. Daneben war ein kleines Antiquitäten-Geschäft, Treppen führten zum Eingang hinauf, und Dagmar setzte sich hin. Ein Mann näherte sich, er fragte sie etwas, Dagmar bekam Angst, und unwirsch sagte sie ihm, er solle sie in Ruhe lassen. Der Mann ging, und Dagmar begann zu weinen. Sie war so müde, ihr Herz schmerzte von dem langen Weg und dem Durchzwängen, und plötzlich war sie zu schwach, ängstlich und erschöpft, um nach Hause zurückzukehren. «Mami, Mami», weinte sie verzweifelt.

Da kam die Hilfe!

Ja, Mami schlief. Ich hatte ja mein Bett besetzt vorgefunden, das Bett, neben dem das Telefon für den ersten Stock stand. Und so ging ich in Brittas leeres Zimmer, weit öffnete ich die Balkontüren, ein wenig las ich noch, dann schlief ich tief und fest ein.

Es muß Stunden später gewesen sein, als mein Mann, auf einem Bein springend, aufgeregt in Brittas Zimmer kam: «Es läutet! Es läutet ununterbrochen», sagte er und hielt sich im Türrahmen fest, um nicht zu stürzen.

Von weit, weit her kam ich aus meinem Schlaf, dann hörte auch ich das Nachdröhnen der Drei-Gong-Glocke, ich lief zum Dielenfenster, der Schein einer Stablampe zuckte unregelmäßig über die Hauswand. Ich öffnete das Fenster und rief: «Ja, bitte?»

Die Lampe fing mein Gesicht ein, geblendet schloß ich die Augen.

«Sind Sie Frau Lehmann?»

«Ja, was ist los?»

«Ihre Tochter sitzt bei uns auf dem Polizeirevier!»

«Unmöglich! Meine Tochter ist in Kalifornien!»

«Wie heißt Ihre Tochter?»

«Britta!»

«Haben Sie auch eine Tochter, die Dagmar heißt?»

«Ja!»

«Dagmar sitzt auf dem Polizeirevier!»

«Unmöglich, meine Tochter ist behindert und schläft!» Ein anderes Mädchen hatte vielleicht aus Angst Dagmars Personalien angegeben. Wütend überlegte ich schon, wer das gewesen sein könnte. Der Beamte sah mein Zögern.

«Dann sehen Sie doch einfach mal nach!» rief er. Ich versuchte, trotz der Stablampe, ein überlegenes Gesicht zu machen. Wütend auf dieses andere Mädchen, schloß ich das Fenster und ging leise zu meinem Bett. Es war leer, kalt, verlassen. Fassungslos starrte ich die Kissen an, und fassungslos stand mein Mann im Türrahmen.

Ich ging nicht mehr ans Dielenfenster, in großen Sprüngen lief ich die Treppe hinunter, die Haustür war abgeschlossen, der Schlüssel steckte, ich schloß auf. Draußen standen die beiden Beamten.

Sie traten ein, fragten mich, seit wann die Tür von innen verschlossen sei, überprüften den Schlüssel.

«War Ihre Tochter nach dem Abschließen noch im Haus? Haben Sie sie gesehen?»

«Ja!»

Wir waren ratlos. Wie war sie herausgekommen? In meine Überlegungen hinein hörte ich ständige Fragen, alles lief ein wenig chaotisch ab, und die Polizisten wurden sicher mit sehr vielen Fragezeichen von mir allein gelassen, aus denen sie dann vielleicht auch noch ganz falsche Schlüsse zogen. Aber das alles war mir ganz gleichgültig geworden. Meine Dagmar war weggelaufen!

Von oben rief mein Mann ständig, was denn los sei, ich gab kaum Antwort, geschockt, wie ich war, und die Polizisten fragten mich nun, wer denn der Mann da oben sei.

«Mein Mann.»

«Ist er der Vater Ihres Kindes?»

Ich nickte.

«Ja, warum kommt er denn nicht herunter?»

«Er kann nicht.»

Mehr sagte ich nicht, denn ich hatte keine Lust, ihnen zu erklären, daß mein Mann erst seinen Allgöwer-Gehapparat anlegen müßte und diese Treppe mit den Krücken fast unüberwindlich für ihn war. Und so warfen sie sich bedeutungsvolle Blicke zu und fragten mich, warum ich nicht ans Telefon gegangen sei und in welchem Zimmer Dagmar eigentlich schlafe. Und warum sie kein Medaillon mit ihrem Namen umhabe.

Aber ich konnte keine Antworten mehr geben. Dagmar hatte etwas getan, was ihrer Persönlichkeit derart widersprach, daß meine Gedanken paralysiert waren. Die einzige Möglichkeit war noch Schlafwandel. «Das glauben wir nicht – als wir sie fanden, war sie ganz bei Sinnen!»

«Und sie ist einfach so in Ihr Auto gestiegen?» Mir wurde eiskalt.

«Oh, nein. Wir haben zu zweit ganz schön gearbeitet, bis sie drin war. Und auf dem Revier war sie völlig verschüchtert, sie wollte niemandem Auskunft geben. Wir mußten eine Diplom-Psychologin holen. Nachts um halb drei! Der hat sie dann immerhin Namen und Adresse gesagt. Aber das hat uns nicht viel geholfen. Sie sind ja nicht ans Telefon gegangen. Warum nicht?»

Es war mir irgendwie zu mühselig, den Bettentausch zu erklären. Aber wie war sie hinausgekommen? Von innen verschlossene Haustür, heruntergelassene Jalousien, vergitterte Fenster. Wie im Traum ging ich auf die Kellertür zu, ich öffnete sie – das Licht brannte. Unten war die Tür zum Bügelraum offen, da stand meine Leiter, und das vergitterte Fenster stand offen.

«Nein, nein, nein!» Ich schrie fast. «Dagmar geht nicht einmal in den Keller, um eine Limo zu holen. Nie würde sie in den Keller gehen. Und sehen Sie doch selber: die Eisenstäbe!»

Der Beamte maß die Zwischenräume aus.

«Wenn sie schmal gebaut ist, kommt sie durch.» Und nach einiger Zeit sagte er: «Nun ja, schmal gebaut ist sie nicht gerade!» Der andere Streifenbeamte und ich nickten.

Aber trotzdem blieb es die einzige Möglichkeit. Wir fanden dann auch im Vorgarten ihre Fußabdrücke. Und die abgeschlossene Gartentür. Nun erschien mir nichts mehr unmöglich. Ich warf mir einen Trenchcoat über und fuhr mit meinem Auto hinter dem Streifenwagen zur Wache.

In einem Großraumbüro hinter der kleinen Anmeldung saß mein Engel. Sie war von ungefähr zwanzig Streifenbeamten umringt, und eine hübsche blonde Diplom-Psychologin hatte ihre

Arme um Dagmar gelegt. Auf einem großen Tisch lagen Dagmars Habseligkeiten. Ihre Tasche, eine Strickjacke, ihre «Bruchwerkzeuge» und die aufgeschlagenen Schulhefte. Und es waren ausgerechnet Hefte, auf denen nur «DAGMAR» stand, und es waren außerdem ausgerechnet die Sexualkunde-Unterrichtshefte – sie waren aufgeschlagen, und unter entsprechenden Zeichnungen stand: Das ist ein Penis! Das ist eine Scheide! Und weil das alles wohl zu farblos ausgesehen hatte, hatte Dagmar dem ganzen Farbe gegeben! Rot, violett, blau und grün.

Laut begann sie zu weinen, als sie mich sah, und ich drückte sie fest an mich. Von einigen jungen Streifenbeamten hörte ich nun Vorwürfe, aber es waren Vorwürfe der Erleichterung, ich sah es ihren Gesichtern an. Dagmar saß nämlich mindestens schon zwei Stunden hier – wortlos, mutlos und störrisch. Und wer von ihnen würde mir glauben, daß sie bis zu diesem Zeitpunkt noch nie auch nur eine Minute weggelaufen war!

Ich suchte ein Gesicht, daß mir meine Fassungslosigkeit abnehmen würde, und fand es auch. Es war ein älterer Beamter – sicherlich durch eigene Engel schlaggeprüft –, und mir fiel nur ein ungeheuer einfältiger Vergleich ein, um meine Bestürzung wiederzugeben: «Nie, nie hätte ich das gedacht, und noch vor zwei Stunden hätte ich mir gar meinen rechten Arm abhacken lassen.»

Er nickte und glaubte mir. Und während ich mit Dagmar ihre Sachen zusammenpackte, fiel mir auf, daß ich in Extremsituationen durchaus auf das bildkräftige, drastische Vokabular meiner Mutter zurückgreife.

Und als ich – noch auf der Wache – Dagmar fragte, wieso sie denn keine Antworten gegeben habe, wurde ihr Gesicht sehr verschlossen und streng. «Und warum der Dame?» fragte ich weiter. Da kicherte sie und meinte schelmisch: «Der schon! Hat wunderschöne blonde Haare!» So hatten wir doch noch einen ganz guten Abgang – lachend wurden wir verabschiedet.

Am nächsten Morgen wartete ich vor Dagmars Tür auf ihr Aufwachen, und dann mußte sie mit mir Zentimeter für Zentimeter des Weges abgehen. Und als sie mittendrin nicht mehr wollte und trickreich auf ihren Herzfehler verwies, konnte ich nicht anders: Ich gab ihr einen leichten Stoß in Vorwärtsrichtung. So habe ich wenigstens genau erfahren, wo sie die Straße überquert, wo sie gesessen und daß ein Mann sie angesprochen hatte. So weiß ich nun fast alles. Sie mußte mir sogar zeigen, wie sie über die Gartentür gekommen war.

Ja, ich weiß fast alles – nur die Hauptsache nicht. Auf die Frage «Warum bist du gegangen?» und «Wo wolltest du hin?» hat sie noch niemandem eine Antwort gegeben, selbst Britta nicht, die wir sofort in Kalifornien anriefen. Und wenn man hartnäckig weiterfragt, beginnt sie zu weinen.

War es die bedrückende häusliche Situation nach dem Unfall, der sie entfliehen wollte? Oder war es Abenteuerlust, ein Versuch, frei zu sein und unabhängig?

Kläglich und frustrierend hat dieser Versuch für sie geendet – und doch auch wieder glücklich. Und das hat sie wohl genauso empfunden. Denn nie wieder hat sie sich auf die «Walz» begeben.

(Wo ist Holz? Toi-toi-toi.)

Femme fatale

Zurückgekehrt nach München, begann nun bald auch für meine Dagi der Ernst des Lebens. In einer Werkstatt für Behinderte machte sie jetzt ganz neue Erfahrungen. Voller Freude erzählte sie mir zum Beispiel am Abend, daß eine Arbeit nun endlich geschafft sei, jubelnd berichtete sie von der letzten Kiste – und voller Enttäuschung merkte sie am nächsten Morgen, daß neue Kisten mit derselben Aufgabe auf sie warteten.

Und so konnte es nicht ausbleiben, daß sie als das Schönste in diesem Werkstattleben die Pausen entdeckte, das Ratschen mit den anderen, das Herumstehen und Necken. Und somit unterscheidet sich eine Werkstatt für Behinderte kaum von einer x-beliebigen Werkstatt.

Und da Dagmar durch die Erziehung «ihrer sechs Buben» jegliche Scheu vor dem männlichen Geschlecht abgelegt hatte, begann sie, sich mit viel Charme einem ganz speziellen Neuland zu widmen.

Denn Dagmar ist natürlich ein besonders zauberhaftes Mädchen. Man wird glauben, ich als Mutter sei da nicht objektiv. Aber auch mein Mann und meine Mutter können es bestätigen. Und da Dagmar noch nie in ihrem Leben ihr Licht unter den Scheffel gestellt hat, konnte es nicht ausbleiben, daß auch die Jungen in Dagmars Werkstatt diesem Zauber erlagen.

Bereits einige Wochen, nachdem Dagmar mit ihrer Arbeit begonnen hatte, war festzustellen, daß sie nun jeweils mit großem

Getöse dem Werkstattbus entstieg, irgendeinem Buben manchmal noch schnell eine schmierte, um dann mit triumphierendem Blick und kampfgerötetem Gesicht ins Haus zu treten; sodann begann sie, in ihrer Handtasche zu wühlen, und reichte mir einen zerknitterten Brief: «Lies!» Und gehorsam las ich vor (natürlich wurde ich nur eingeweiht, weil Dagmar nicht lesen kann!):

«Liebste Dagmar, meine allergeliebteste Dagmar, ich habe Dich so lieb, ich will mich mit Dir verloben. Love heißt Liebe. Ich liebe Dich. Immer Dein Anton.»

Ich hielt diese Briefe mehr für Schreibübungen, zumal Dagmar mir stets die Zettel entriß, «blöder Hund» murmelte und trällernd im ersten Stock verschwand, um sich fürs Abendbrot zu waschen und umzuziehen (sie ist übrigens die einzige in der Familie, die diese Noblesse besitzt).

Ähnliche Briefe hatte ich nun täglich vorzulesen. Ich erfreute mich an Antons korrekter Orthographie und Interpunktion, an mehr dachte ich nicht, zumal ich ganz gut in dem Glauben lebte, daß Dagmar wie ein offenes Buch vor mir liege: Sie liebte Bobby Ewing und fast alle Freunde meines Mannes. Der jeweilige Favorit war der Schatzkönig, gefolgt von den Schatzmäusen, und ihre furchtbare Drohung: «Setz dich zu mir, sonst bist du nie mehr mein Schatzkönig», wurde von allen durchaus sehr ernst genommen.

Als meine Mutter einmal meinte, die seien doch alle verheiratet, meinte sie sehr weise: «Die Netten sind alle verheiratet», und diese Einsicht ist kaum zu entkräften.

Dann kam die Weihnachtsfeier in der Werkstatt. Meine Mutter und ich lernten Anton kennen, Dagmar wies uns hinten Stühle an und verschwand mit ihrem Anton in der ersten Reihe vor der Bühne, um dort sofort ungeniert mit ihm zu knutschen. Meine Mutter und ich waren völlig fertig!

Während ich noch um Fassung rang, zischte meine Mutter

ununterbrochen: «Die lecken sich ja richtig ab!» Entsetzlicherweise knutschte sonst niemand, nur Omas Augenstern und Anton, und zwischendurch drehte der Augenstern sich zu uns um und winkte voller Triumph. Statt die Weihnachtsfeier zu genießen, zählten wir Dagmars Küsse, und als alles vorbei war, sah ich nur noch die Hände meiner Mutter, die Dagmars Handgelenke wie ein Schraubstock umschlossen. Dann saßen wir im Auto, Dagmar feixte, Omas Gesicht war schier zerbrochen, und ich war vor neue Tatsachen gestellt worden.

Zu Hause ging ich schnell in die Küche. Oma und Dagmar verschwanden im Bad – und dann brüllte Dagmar wie ein Jochgeier, während Oma sie mit sicherlich kochendheißem Wasser desinfizierte; dazu hörte ich ihr verbissenes Murmeln: «Da denkt man, man zieht einen Engel auf, und was muß man dann sehen?» Hier brauchte ich mich nicht einzumischen – die beiden sind sich seit dreiundzwanzig Jahren gewachsen.

Gott sei Dank waren nun Weihnachtsferien, und Omi nutzte die Zeit, um Dagmar zu überzeugen, daß Bobby Ewing viel hübscher sei (und vor allen Dingen in Dallas so gut aufgehoben).

Irgendwie hat das genutzt. Nach den Ferien war Anton nicht mehr aktuell, statt dessen taten sich neue Dinge.

Im Werkstattbus mit Dagmar fuhr auch Nicky. Er ist ebenfalls mongoloid, er wiegt schwer, und er ist wirklich goldig, aber wo er hinfaßt, wächst kein Gras mehr. Um Dagmar seine Gunst zu zeigen, setzte er sich jeweils auf ihre weiten Röcke, und keine Macht der Welt konnte ihn bewegen, sein Hinterteil ein wenig zu lupfen, wenn Dagmar aussteigen mußte. Nun gibt es kaum etwas auf dieser Welt, was Dagmar mehr liebt als ihre weiten Schwingröcke, und es mußte sehr schmerzhaft für sie sein, wenn sie bei ihren Bemühungen aufzustehen, den Stoff reißen hörte.

So saß ich nun fast jeden Abend und nähte Volants an, und beschämt gebe ich zu, daß in mir eine gewisse Wut gegen Nicky wuchs. Gegen Dagmar auch – denn sie kam alle zehn Minuten, um mich zu fragen, wann ich denn nun endlich fertig sei.

Und dann ging es Schlag auf Schlag. Irgendwann rief ein Alfred an und beteuerte mir, er denke Tag und Nacht nur noch an Dagmar. Als ich Dagmar fragte, wer Alfred sei, sagte sie wieder nur: «Blöder Hund.»

Und hinter Nicky saß einer im Bus, der wurde immer ganz rot, wenn er Dagmar sah.

Weiterhin zog sie jeden Morgen in ihrem Carmen-Schwingrock in die Schlacht, um Männerherzen zu brechen.

Und irgendwie ist mir das ganze Thema nicht nur unheimlich neu, sondern überhaupt unheimlich, und ich muß hier noch viel lernen und viel begreifen, und ich spüre, daß in meinem Leben mit Dagmar nie Langeweile auftreten wird.

Im Moment sind wir vor Dagmars aufregenden Umtrieben für die Dauer eines Jahres – dann kommt sie wieder in die Werkstatt – sicher. Denn Dagmar besucht zur Zeit eine Tagesbildungsstätte und verliebte sich dort Hals über Kopf in einen ganz bezaubernden Zivildienstleistenden, der mit bewundernswerter Fassung die Verstümmelung seines Namens «Percy» in «Birschti» trägt.

Nun liebt sie nur noch Bobby Ewing, Birschti und fünfzehn Schatzmäuse (nämlich unsere Freunde).

Aber ich spüre nun förmlich, wie gerade durch diese Zeilen Fragen entstanden sind, Fragen nach der Sexualität.

Liebe, wie Dagmar sie versteht, ist nicht Sexualität, sondern «Liebe». Sie ist Kuscheln, Hautkontakt, das Wissen, akzeptiert zu werden, Wärme. Und die Beschreibung dieser Liebe ist nicht mein subjektives Herunterspielen, das Nicht-wahrhaben-Wollen sexueller Wünsche von Dagmar.

Weil ich nach Worten der Erklärung suchte, die mehr als nur die Wiedergabe meiner persönlichen Meinung sein sollten, eilte ich zum Telefon.

Und mein Gesprächspartner war ein Arzt, der sein ganzes Leben der Erforschung des «So-Seins» der mongoloiden Menschen gewidmet hat und der schon Hunderte behinderter Menschen auf ihrem Lebensweg begleitet hatte. Und er bestätigte meine Empfindung:

«Ja, die Liebe dieser Menschen ist Hautkontakt, Nähe und Wärme mit den geliebten Menschen. Aber sie bedeutet nicht: Penis in der Scheide!»

Natürlich könnte Dagmar ein Kind bekommen, und mit fünfzigprozentiger Wahrscheinlichkeit wäre es auch mongoloid. Aber nie könnte der Vater des Kindes ein mongoloider Mann sein, denn er ist zeugungsunfähig. Die Natur hat hier Grenzen gesetzt...

Toast Hawaii

Nach zwei Jahren Werkstatt erhielt Dagmar, wie schon erwähnt, die Chance, in einer Tagesbildungsstätte für junge Erwachsene noch einmal in einen «Lernprozeß» einzusteigen. Die Dauer der Schulung beträgt etwa ein Jahr, und während dieser Zeit durchlaufen die jungen Menschen mehrere Förderungsgruppen. Dieses vor den Toren Münchens laufende Bildungsprojekt hat Modellcharakter – und wie wichtig wäre es, daß solche Förderung in bestimmten Abständen immer wieder erfolgte, denn all das in den Jahren zuvor mühsam Erlernte, wird viel zu schnell wieder vergessen. Wie viele Tränen und Anstrengungen sind dann umsonst gewesen, Jahre der «Erziehung» werden in Frage gestellt.

So ergriff ich dankbar die Gelegenheit – und als Dagmar erfuhr, daß sie dort auch in eine Theatergruppe, die sie beharrlich «Theatertruppe» nennt, aufgenommen werden würde, war sie für diese Schule Feuer und Flamme. Das Ziel der Theatergruppe ist unter anderem deutlicheres Sprechen, flüssiges Reden, Koordination, Konzentration, Ausbau der «Merkfähigkeit». Auch das Überwinden von Hemmungen – letzteres ist allerdings mehr für die anderen Kursteilnehmer gedacht.

Ein weiteres sehr wichtiges Trainingsprogramm wird in der Wohngruppe absolviert. Die jungen Menschen «üben» hier das Leben in einer Gemeinschaft mit Selbstverantwortung, Aufgabenteilung und größtmöglicher Selbständigkeit.

Und als just der erste Teil dieses «Wohngruppen-Projekts» für

Dagmar anstand, zeigte sie mir ihre Vorfreude dadurch, daß sie ab Samstagmorgen mit kurzen Unterbrechungen auf ihrem gepackten Koffer saß, um auf den Montagmorgen zu warten, der dann tatsächlich auch kam.

Und beim Einsteigen in den Bus, der sie nun für vier Tage entführte, warf sie mir statt einer Kußhand den harschen Befehl an den Kopf: «Bloß nicht anrufen – bloß nicht!»

«Nein», versprach ich, und dieses Versprechen fiel mir im Moment besonders leicht. Hart schloß ich die Haustür, während ich von draußen das Zuschmettern der Bustür hörte.

Am Abend fehlte sie mir dann zwar schon ein wenig, aber die vier Tage gingen vorüber, und als sie am Donnerstagabend strahlend mit Beuteln und Paketen in der Tür stand, waren wir beide sehr erfreut, uns wiederzusehen, und viel und laut erzählte sie dann von diesen Tagen.

Als anschließende Trainingsmaßnahme ließ ich sie gleich ihr Bett selber beziehen, ich lobte mich wegen meines pädagogischen Engagements und dachte ein wenig verächtlich an all die Eltern, die ihrem Kind eine solche Chance nicht zukommen ließen. Aber nach einer halben Stunde mußte ich dann doch ihr Zimmer verlassen, um einerseits mein pädagogisches Engagement nicht zu gefährden, andererseits hätte ich bei Verbleiben in ihrem Zimmer gegen ihr Fluchen vorgehen müssen.

Hart arbeitete sie, und nach einer weiteren halben Stunde öffnete sie feierlich die Tür, und ich durfte eintreten. Ich lobte sie lautstark, selbst das Spannbettlaken saß korrekt; die am Boden liegende, zerbrochene Nachttischlampe hatte ich sowieso nie recht leiden können – Dagmar wohl auch nicht, denn mit einer abfälligen Bewegung in Richtung der Scherben meinte sie nur: «Macht nichts!» Und dann ging sie ans Telefon, um Omi über ihre Aktion zu unterrichten.

Ein paar Tage später kramte sie aus ihrer Tasche eine Elterninformation über die «Wohnwoche», und erfreut las ich ihr unter anderem vor:

223

Beobachtungen: Dagmar war hilfsbereit während der vier Tage. Sie bereitete mit Ch. E. ohne Aufsicht Toast Hawaii zu, erledigte dies sehr gut und sicher; sie vergaß allerdings, den Backofen vorzuheizen.

Auch die Einkäufe im X-Center wurden von ihr sorgfältig erledigt. Zwar traute sie sich zuerst nicht, nach einem Artikel zu fragen, nach Aufmunterung tat sie es dann aber doch!

Im Straßenverkehr war sie sehr vorsichtig.

Lerninhalte: Zubereitung von Toast Hawaii
Tischdecken für die Gruppe
Kaffee und Tee kochen

Übungsvorschläge für zu Hause: Kaffee mit der Maschine zubereiten. Ein kleines Gericht (z. B. Toast Hawaii) selbständig zubereiten

Aufgeführt war noch das Rezept für Toast Hawaii. Dagmar jubelte, schlüpfte in ihren Mantel, nahm sich Geld aus meiner Tasche und ging in den Lebensmittelladen nebenan.

Lassen Sie uns eine Stunde überspringen! Nachdem ich das Haus entqualmt hatte und nur noch leichte Düfte von verbranntem Brot und Käse in den Gardinen hingen, tröstete ich mein verzweifeltes Kind und ermunterte es zu neuen Toasts Hawaii.

Auch diesmal durfte ich nicht dabeisein («Geh raus! Ist eng!»), aber bei einem Kontrollgang sah ich, daß Dagmar diesmal vor dem Schaufenster des Ofens saß und hingebungsvoll hineinstarrte. Die vier Toastscheiben gelangen, glücklich aßen wir sie, und als das Telefon läutete und eine Freundin von mir anrief, wurde sie von Dagmar sofort zu einem neuen Satz Toastbroten eingeladen.

Die Zubereitung lief nun schon etwas routinierter und nachlässiger. Und als ich Kritik daran übte, konterte sie kurz: «Blöde Mami!», blieb aber nun standhaft an der Seite meiner Freundin, die tapfer zwei Scheiben stark gedunkelten Toastes verzehren mußte.

Und nun eskalieren die Dinge. Der ganze Kühlschrank ist voller

Toast-Käse, Schinken und Ananas. Und Dagmar wird in ihrer Genialität immer generöser; längst sitzt sie nicht mehr vor dem Ofen, die Entmutigung angesichts vier schwarzer Kohlestückchen hat sie überwunden, und stets gelingt es ihr beim Servieren, das am wenigsten verbrannte Stück für sich zu behalten. Im Moment hat sie ihre ganze Gunst ihrem geliebten Papi geschenkt (denn sie verteilt und entzieht ihre Liebe wie eine kostbare Gabe) – und mich macht das im Augenblick besonders glücklich, denn ich erhalte nur eine Scheibe Toast, während mein Mann, hilfesuchend um sich blickend, vor zwei Kohletafeln sitzt.

Aber Sie brauchen sich keine Sorgen zu machen: Noch geht es uns ganz gut. Während wir sie um Mineralwasser schicken, gelingt es uns, die schlimmsten Toastteile in einem Blumentopf zu verbergen. Den Rest müssen wir natürlich mit ihr zusammen essen, und sie schimpft uns sehr wegen unserer Gier.

Nun leiden wir ein wenig unter Verstopfung, aber eine Freundin von mir – sie ist Apothekerin – meint, das sei halt wegen der vielen Kohle.

Aber bald hat Dagmar wieder Wohngruppen-Training, und unser Speisezettel wird etwas abwechslungsreicher werden. Vorteile hat der Toast Hawaii auch. Wenn wir unbedingt am Abend einen Film ungestört sehen wollen und jemand meldet telefonisch sein Kommen an, sage ich strahlend: «O ja! – Dagmar macht gerade Toast Hawaii...»

Als mir vor ein paar Tagen noch einmal die «Elterninformation» in die Hände fiel, erkannte ich, daß Dagmar instinktiv und intuitiv immer das Richtige täte, wenn wir uns nur endlich abgewöhnen könnten, sie erziehen zu wollen. Da steht es ja schwarz auf weiß: «... sie erledigte dies sehr gut und sicher; sie vergaß allerdings, den Backofen vorzuheizen.»

Sehen Sie: Sie wußte warum!

Mit ihrem sicheren Gefühl für Qualität und ihrer Forderung nach Leben, nach Lernen, nach neuen Eindrücken, liebt Dagmar die Einrichtungen der Tagesbildungsstätte. Viel nimmt sie daraus mit, vieles hat sie gelernt, was ihr den Weg in ein selbständigeres Leben ermöglicht.

In wenigen Monaten ist diese Schulung vorbei. Dagmar wird dann wieder in ihre Werkstatt zurückkehren, in der sie auch viele Herzen gewonnen hat, und ihre Freude, diese Menschen wieder-zusehen, wird ihre Enttäuschung mildern, die «TABS» verlassen zu haben.

Psychisch ist sie überhaupt ungeheuer belastbar, ich schrieb es schon, aber körperlich ist sie sehr schwach, ihr Herzfehler hat ihr enge Grenzen gesetzt, und oft fällt ihr die Arbeit, die lange Arbeitszeit, schwer.

Aber irgendwie ist sie auf ihrem Weg nie stehengeblieben, oft hat sie mich verblüfft mit ihrem Einsatz und ihrer Energie; und so versuche ich, alle Sorgen um die Zukunft zu verdrängen.

226

Bärenjunges, Dagmars Lieblingslook
und andere Alltagsfreuden und -leiden

Fast bin ich am Ende mit meinen Erinnerungen, aber da klebt noch eine ganze Reihe kleiner, beschrifteter Zettelchen mit gummiertem Rand an der Innenseite meiner Schlafzimmertür. Immer, wenn mir etwas eingefallen war, hatte ich ein Zettelchen genommen, eine Notiz darauf gemacht und es zu den schon vorhandenen geklebt. Und bald sah die Tür aus, als wäre sie mit einem großen gelben Gefieder geschmückt.

Und als Dagmar das sah, fragte sie: «Du närrische Mutter, du, was soll das?» Denn so spricht sie manchmal wirklich mit mir, und ich sagte geistesabwesend, weil ich die Zettelchen gerade auf ihre Verwendbarkeit hin untersuchte: «Das alles zusammen bist du!»

«Du bist wirklich eine närrische Mutter», meinte sie. Sie wußte mich beschäftigt und ging in die Küche, um sich einen Pudding aus dem Kühlschrank zu holen. Ja, das alles zusammen ist sie, meine Kleine. Welchen Reichtum hat sie mir damit geschenkt, einen Reigen unvergleichlicher Momente, eine Palette voller Lebenssubstanz.

Nachdenklich stehe ich vor diesen letzten Zettelchen. Viel zu schade sind sie zum Wegwerfen. Kleine Szenen eines Kaleidoskops, das ich schon so oft gedreht hatte, und immer waren es einzigartige, farbige Bilder gewesen, manchmal von schlichter Schönheit, manchmal großartig, manchmal einfach nur bunt. Aber irgendwie habe ich diese Bilder in keinem der Kapitel «sinnvoll» unterbringen können, und dabei zeigen sie, vielleicht mehr als manche lange Erzählung, Dagmar, wie sie leibt und lebt.

Auf einem der Zettel steht «Bärenjunges» – und er versetzt mich zurück in eine Zeit, die nun schon so lange vergangen ist...

Bärenjunges

Nach der letzten großen Lungenentzündung war es, als unser Doktor mir nach einem Hausbesuch über die Schulter zuruft: «Und jetzt jeden Mittag ein bis zwei Stunden Schlaf. Äußerst wichtig.» Ich blicke «mütterlich-eifrig», er geht zu seinem Auto, ich zurück ins Haus, wo mein Kind – dünn geworden und immer noch bläulich an Händen und Lippen, aber mit ungebrochenem Willen – sofort erklärt: «Will nicht ins Bett!»

Folgende Situation kennen Sie sicher: Sie haben Ihr Kind relativ friedlich ins Bett gebracht, liebevoll zugedeckt, die Jalousien lassen gedämpftes Licht spärliche Muster auf Wände und Böden zeichnen, Sie schließen leise die Tür und verharren mit angehaltenem Atem davor. Schon nach Sekunden wissen Sie: alles umsonst! Vorsichtig gehen Sie wieder rein, entfernen die Flöte und ziehen sich zurück, halten erneut den Atem an, stoßen die Tür wieder auf und entreißen Ihrem Engel die Spieluhr. Die nunmehr klaffende Körperöffnung, gemeinhin «Mund» genannt, beginnt einem Maul zu ähneln, und Sie haben Visionen von Leukoplaststreifen, kreuzförmig aufgeklebt.

Das ist der Moment, wo man den Schlaf oder Nichtschlaf dem Schicksal überlassen sollte. Aber ich habe ja eine Anweisung.

Also mache ich auch mich «bettfertig», bugsiere mein munteres Kind in mein Bett, schmiege mich an es, drücke seinen Rücken gegen meinen Bauch, atme in sein Haar. Große Wärme umhüllt uns, ein zarter Duft steigt von Dagmars Nacken auf, und vor geschlossenen Augen sehe ich meine Vorfahren, die Urmütter, wie sie ihre Kinder am Nackenduft erkennen, diesem unverwechselbaren balsamischen Geruch.

Jede ihrer Bewegungen, jede ihrer Äußerungen, mit denen sie sich gegen den Schlaf wehrt, der nun in mächtigen Wellen über uns kommen will, wird von einem Murren oder leichten Püffen meinerseits beantwortet. Und was bleibt diesem Kind in dieser Wärme, Lautlosigkeit, dieser unendlichen Behaglichkeit anderes übrig, als einfach einzuschlafen.

Ich höre ihre regelmäßigen Atemzüge, zwei, drei Minuten muß ich noch warten. Schwer fällt es mir, mich aus dieser Wärme zu lösen, und so animalisch erscheint mir diese Einschlaftechnik, daß sie den Namen bekommt, den Dagmar nicht sofort dechiffrieren kann: «Bärenjunges spielen» heißt sie, und ich zische die Worte meinem Mann undeutlich durch geschlossene Zähne entgegen, wenn ich Dagmar Richtung Schlafzimmer ziehe. Und die «Bärenjunges-Taktik» hilft immer; nur muß ich auch noch nach zwei Stunden im Nachthemd herumlaufen und betonen, daß ich selbst gerade erst aufgewacht bin, wenn Dagmar wütend aus dem Schlafzimmer kommt, denn sie ist sehr raffiniert.

Auch noch nach Monaten spielen wir bei Bedarf oft «Bärenjunges». Und einmal wäre der Spielerfolg besonders wichtig, denn abends haben wir eine Gartenparty, und Dagmar soll ausgeschlafen sein. Ein Freund von uns hilft mit, er hantiert mit einem Faß herum, ich bereite Salate vor, und dann rufe ich meinem Mann zu, *er* solle heute «Bärenjunges» mit Dagi spielen, da ich noch Gläser abwaschen müsse. Unser Freund dreht sich so erschrocken um, daß ihm fast das Faß auf den Fuß rollt, und während ich ihn in die Geheimnisse und Spielregeln einweise, trollen sich Papi und Dagi ins Bett.

Ich preise noch die Wärme, den friedlichen Zwang, als wir hören, daß sich oben eine Tür öffnet. «Siehst du», frohlocke ich, aber ehrlich gestanden, so schnell ist sie noch nie eingeschlafen.

Dagmar kommt die Treppen herunter, reibt sich die Hände: «So, erledigt. Papi schläft!»

Das war das Ende meiner Erfindung, die natürlich nie meine Erfindung war, denn sie ist so alt wie die Beziehung zwischen Mutter und Kind, ob Mensch, ob Bär, ob Katze oder was auch immer.

Lorles Küche

Neben der Türklinke klebt auch ein Zettelchen. «Lorles Küche» steht darauf. Ja, Lorles Küche, aber Lorles Küche steht für alle Küchen meiner Freundinnen. Jede von ihnen wurde schon mindestens einmal von Dagmar «heimgesucht».

Es beginnt immer ganz harmlos. Wir sind mit Dagmar zum Essen eingeladen, anschließend vielleicht ein bißchen Schafkopf oder Ratschen. Wir essen genüßlich und ausdauernd, fast alle Schüsseln sind leer, eine Zigarettenschachtel geht herum, in wohliger Sätte lehnen wir uns zurück.

Und plötzlich erhebt sich Dagmar. Lorle und ich – wir sehen uns an, uns bricht der Schweiß aus. Aber Dagmars Gesicht wird munter und glücklich. Sie beginnt, die Teller aufeinanderzustellen, Hausherr und Papi loben stark, sie holt ein Tablett, und Lorle sinkt ergeben noch tiefer in ihren Stuhl. Ich greife ein.

«Oooooh, nein!» wehrt Dagmar bestimmt ab. «Ich Haushalt! Du sitz!» Und wenn Dagmar etwas sehr bestimmt sagt, folgen alle. Dagmar entfernt trällernd alles vom Tisch, und trällernd verschwindet sie in der Küche und schließt die Tür. Dann öffnet sie sie kurz noch einmal, steckt ihren Kopf durch den Spalt und bellt in Lorles und meine Richtung: «Nicht reinkommen, verstanden?»

Der Hausherr sieht sinnend auf seine Hände. «Also ich muß schon sagen, die Dagmar hat sich toll gemacht. Das ist alles euer Verdienst. Wirklich toll!»

Lorle und ich machen uns noch etwas kleiner, mein Mann nimmt das Kompliment strahlend entgegen, und dann vertiefen sich die beiden Männer in ein «Männergespräch» – es bleibt ihnen gar nichts anderes übrig, denn wir zwei Frauen hängen unsere Ohren in Richtung Küche. Fröhlicher Gesang und Geklapper dringen an dieselben. Das Schicksal ist nicht mehr abzuwenden. Lorle unternimmt noch einen kurzen Ausfallversuch. Sie gibt vor, Gläser zu brauchen. Dagmar öffnet kurz die Tür, sagt «Moment» und schließt sie wieder. Sekunden später reicht sie Lorle zwei Kindergläser durch, und als Lorle um Weingläser bittet, meint sie kurz «Quatsch!», und nach einiger Zeit öffnet sie noch einmal die Tür: «Trinkt nicht so viel!»

Und als ich Lorle beistehen will, hält mich der Hausherr fest. «Laß sie doch! Da wird die Küche endlich wieder einmal richtig aufgeräumt!» – «O ja!» stimmen Lorle und ich resigniert zu.

Nach eineinhalb Stunden öffnet Dagmar weit die Küchentür. Ihr Gesicht ist so feierlich, als ob sie die Türen zu einem Weihnachtszimmer öffnete.

«Alle herkommen! Schauen!»

Folgsam erheben wir uns, wir treten ein. Die Küche sieht aus wie in einer Möbelausstellung, selbst der Schnittlauch, der vorher auf der Fensterbank seine Halme zuversichtlich dem Licht entgegenstreckte, ist verschwunden. All die Kleinigkeiten einer normalen Hausfrau sind verschwunden.

Lorle reagiert einfach toll. Sie behält die Fassung, aber vorsichtshalber stehe ich hinter ihr, um ihren Sturz abfangen zu können. Und ich danke nicht nur Lorle, sondern all den anderen lieben, küchengeschädigten Freundinnen, die nach diesem Schock auch noch die Größe haben, Dagmar zur Belohnung ein Eis zu reichen!

Die Männer sind schier aus dem Häuschen. «So habe ich die Küche schon lange nicht mehr gesehen!» jubelt der Ehemann der Geschädigten.

Und ich traue mich erst nach drei Tagen anzurufen.

«Hast du alles gefunden?» frage ich zaghaft.

«Ach, die Dagmar ist schon in Ordnung, die hat das alles prima gemacht», klingt die liebe Stimme aufmunternd, aber dann wird sie matt: «Heute früh hab ich endlich das Müsli bei den Putzmitteln entdeckt. Die Kuchengabeln fehlen noch, aber die werde ich auch noch irgendwo finden. Morgen habe ich etwas Zeit. Da werde ich dann gleich die Garantie für die Spülmaschine mitsuchen, und vielleicht finde ich auch den Knopf von meinem Mantel.»

Ach Lorle, dir und all meinen anderen Freundinnen: ein ganz dickes Danke!

Die türkische Putzfrau

Das Zettelchen «Die türkische Putzfrau» erinnert mich an Hamburg.

Ich war in die Schule gefahren, um Dagmar zum Arzt abzuholen. Etwas zu früh war ich gekommen, und Dagmars Klassenzimmer war leer. Die Schultaschen hingen an den Haken – die Mäntel waren weg. Wo waren die Kinder und die Lehrer?

Langsam ging ich die Treppen hinunter. Die große Eingangshalle wurde von drei Türkinnen geputzt und gewischt. Schnell fuhren die Lappen über den blitzenden Boden, und vorsichtig und verlegen tappte ich durch die Nässe. Die älteste der Frauen richtete sich auf, erwartungsvoll sah sie mich an.

«Wissen Sie, wo die Abschlußklasse ist? Das Zimmer ist leer», ich zeigte nach oben.

«Abschlußklasse? Nein, nicht wissen.» Hilfsbereit sah die Frau mich weiter an.

«Das ist die Klasse von Frau K. und Fräulein B. Dort oben ist ihr Zimmer.»

«Klasse von Frau K. und Fräulein B. – nicht wissen!» Die Frau wandte sich achselzuckend wieder ihrer Arbeit zu, und ich sagte zu mir selber: «Mensch, wo kann denn nur die Dagmar sein, ich muß doch mit ihr zum Arzt!» Und strahlend richtete sich die Frau wieder auf.

«Aaah! Dagmar! Dagmar mit ihrer Klasse vor zehn Minuten spazieren. Gleich zurück!»

Dagmars Lieblingslook

Immer wieder mache ich mit meinen Augen einen Bogen um das Zettelchen mit den Worten «Dagmars Lieblingslook» – denn es ist ein etwas «diffiziles» Thema. Vielleicht ist es am besten, die «Betroffenen» selbst zu Wort kommen zu lassen:

Es ist bald Mitternacht, und Tommi reckt und streckt sich in seinem Sessel, erhebt sich und macht sich auf den Weg zu seinem Kontrollgang durchs Haus. Er mag ja seine Leute, aber daß sie nachts immer schlafen müssen! Auch dieses Mal ist es sinnlos: Herrli schnarcht ein wenig, das Frauli hat gar seine Tür zugemacht, und bei Britta ist es so kalt, daß er nicht mal Lust hat, sich ein Plätzchen auf dem Fensterbrett zu suchen. Also läuft er wieder eine Treppe hinunter und schiebt sein Köpfchen durch die angelehnte Tür von Dagmars Zimmer. Tommi maunzt sie kurz an, aber er bekommt keine Antwort. Tief und fest atmet auch sie. Da springt er halt hier aufs Fensterbrett und schaut in die Nacht hinaus.

Gerade beginnt die Glocke von der Kirche zwölfmal zu schlagen, und beim letzten Ton springt knarrend die Kleiderschranktür auf, und auf der anderen Seite öffnet sich das Wäschefach.

«Ach», sagt ein zerdrückter, schwarzer Rock, «ich bin ganz fertig. Noch ein paar Stunden Schlaf, und dann zieht die Kleine mich wieder an. Siebenmal in der Woche, jeden Tag, greift sie nach mir; obwohl ich noch so jung bin, sehe ich schon uralt aus. Ich kann nicht mehr.»

«Ja», erwidert ein zartrosa Rock mit weißen Streublümchen,

«du mußt es halt so machen wie ich. Ich hab sie nur einmal ganz wenig in der Taille gezwickt, und sie hat mich nie wieder getragen.»

«Na, dann gib aber acht, daß dich die Große nicht in einen Karton für Polen packt, so wie den hellgrünen Rock mit den weißen Spitzen. Zweimal hatte ihn die Kleine an, ewig hing er dann hier neben mir – und jetzt ist er weg; und wer weiß schon, wo Polen ist», seufzte ein sehr mitgenommen aussehender blauer Rock mit weißen Rüschen.

«Ach, hör auf», jammerte ein zauberhaftes, dunkelblaues und kaum getragenes Dirndl. «Mich hat die Große neulich auch mit so komisch prüfenden Augen angesehen. Aber dann läutete das Telefon, und da hat sie mich wieder zurückgehängt, und mittlerweile hat sie mich wohl vergessen.»

«Ich denke, daß so eine Landverschickung die reinste Erholung ist», mischte sich nun ein sehr mitgenommen aussehendes gelbes Sweatshirt ein. «Manchmal bin ich richtig glücklich, wenn ich einen Fleck habe. Aber wenn ich dann endlich in der kuscheligen Lauge liege, da schaut die Kleine durch das Bullauge der Maschine, ob ich nicht bald fertig bin. Und hier neben mir stapeln sich die neuen Pullover nur so. Auch zwei gelbe sind dabei.»

«Mir geht es nicht besser», rief nun ein verzweifeltes Unterhemd aus dem Wäschefach. «Obwohl wir im Dreierset gekauft wurden, trägt sie nur mich, tagaus, tagein. Und damit die Große es nicht merkt, legt sie mich jeden Abend wieder ins Fach. Manchmal tobt die Große ganz schön – aber der Kleinen ist das völlig egal!» Und es sank so in sich zusammen, daß es noch ein wenig schrumpliger wirkte.

Alle versanken in Überlegungen.

Da dehnten sich stolzgeschwellt auf ihren Bügeln die fast noch ihre Appretur besitzenden neuen Kleidungsstücke, denn das Unglück der anderen machte sie noch hochmütiger.

Aber da begehrten der schwarze und der hellblaue Rock in ihrem verletzten Stolz auf.

«Was habt ihr denn von eurem Aussehen? Wir werden wenigstens geliebt! Täglich dürfen wir am Leben teilnehmen. In diesem engen Kasten hier muß man ja ganz beschränkt werden.»

«O ja», bekräftigte das gelbe Sweatshirt, «wir werden geliebt. Ein Leben voller Abenteuer wird hinter uns liegen, wenn die Große der Kleinen eines Tages unsere Überreste aus den Händen reißt oder unsere verbliebenen Fetzen in die Mülltonne schmuggelt. Mindestens hundertmal hat sie mich schon getragen. Da kann ich viel erzählen.»

Ein ganz neues Sweatshirt hatte aufmerksam zugehört. Weich und kuschelig war es, zart und duftend.

«Und was wird aus mir?» fragte es.

«Das entscheidet sich in der ersten Sekunde. Wenn die Große dich herausnimmt und zur Kleinen sagt: ‹Zieh das hier an!› und die Kleine erwidert ‹Nein!›, dann landest du auf dem großen Stapel der ungeliebten ‹Ungetragenen›.»

«Dummes Pack», dachte Tommi, «was wißt ihr schon von Dagmars Lieben und Vorlieben. Nicht mal mein Frauli weiß, was ihr gefällt. Und was redet ihr da vom Leben draußen. Was wißt ihr schon von einer Mäusejagd, vom Lauern vor dem Loch!»

Und er sprang vom Fensterbrett und lief die Treppe hinunter ins Eßzimmer, um in Ruhe von Mäusen weiterträumen zu können.

Bobby/Dallas

Ach, und hier, in der Mitte plaziert – so wie in Dagmars Herz –, hängt ein Zettelchen, und «Bobby/Dallas» steht darauf. Sie lieben Pädagogen – nun ist es heraus. Ich weiß, wie sehr Sie jetzt erschrecken. Sie haben so lange erfolgreich an Dagmars Seele gearbeitet. Aber auch Sie tragen eine Mitverantwortung, denn Sie haben aus Dagmar eine sehr willensstarke Persönlichkeit gemacht. Und dieser nun höchst selbstbewußte Mensch liebt das Fernsehen, insbesondere Dallas, insbesondere Bobby.

Es ist so schlimm, daß der Dienstag eigentlich nur eine Berechtigung hat, weil er der Sendetag von *Dallas* ist. Und wenn Dagmar sehr wütend auf mich ist, geht sie in ihr Zimmer und hält lange Monologe mit Bobby, und ihre Stimme ist laut und kräftig. Manchmal ist mir das ein wenig peinlich, wenn Besuch kommt. Aber seitdem auch ich begonnen habe, mit mir zu sprechen, fällt es mir gar nicht mehr so auf.

So durchlebt und durchleidet sie jeden Dienstag all die Fallen, die Bobby gestellt werden. Sie kann die Intrigen kaum ertragen, und oft erhebt sie sich wütend nach Schluß der Sendung, weckt (!) mich – ich liege tatsächlich meist schon im Bett – und erzählt mir von den chaotischen Zuständen bei Ewings. Und einmal war alles ganz besonders verworren und infam; da stand sie dann vor mir, das kleine temperamentvolle Bündel, die Arme hatte sie in die Hüften gestützt, und ihr Gesicht sah sehr endgültig aus. «Soo!» erklärte sie. «Jetzt ist Schluß!» Und das scharfe S zischte ihr laut aus dem Mund. «Morgen fahr ich nach Dallas und mach Ordnung!» Resolut drehte sie sich um, und ich denke immer noch, ich hätte sie fahren lassen sollen. Ihr Drehbuch wäre bestimmt besser.

Als wir alle schon wußten, daß Bobby in einer Sendung «ermordet» wird, waren wir und auch unsere Freunde sehr besorgt, wie Dagmar das wohl verkraften würde. Wir überlegten uns große Ablenkprogramme. Der Sohn eines Freundes machte eine Videokassette von einer vorherigen Sendung, die wollten wir ihr «unterjubeln». Aber Dagmar ist dazu viel zu intelligent. Sie sitzt bereits zehn Minuten vor Beginn im Morgenrock und mit einem Glas Apfelsaft «dallasbereit» vor dem Fernseher und würde jede Manipulation sofort aufdecken. Auch der Besuch einer Disco zusammen mit Britta wird an Dienstagen hundertprozentig abgelehnt. Denn Dienstag ist *Dallas*.

Also begann ich, von dem Schauspieler Patrick Duffy – der den Bobby mimt – zu sprechen. Ich erzählte ihr, daß er ein anderes Angebot habe, daß er nicht mehr den Bobby spielen wolle. Aber Dagmar sagte immer nur: «Spinnst ja!»

Ich telefonierte mit meiner Cousine in den USA, um zu erfahren, ob «Bobby's Tod» sehr grausam dargestellt würde, und wir beschlossen, daß Dagmar diesen Teil der Serie im Schutze der Familie sehen müsse. So konnten wir notfalls eingreifen oder abstellen. Und den ganzen Abend erzählten wir von Bobby, alias Patrick Duffy, der sich sicher in Kalifornien sonnt und froh ist, nicht mehr in diesem Mist mitspielen zu müssen.

Dann war es soweit, dann kam der Moment. Bobby hat die Aussprache mit Pam, Bobby tritt aus der Tür, Bobby wird angefahren, blutüberströmt liegt er auf der Straße. Die Ambulanz kommt. Schnitt. Wir blicken auf Dagmar, sie sitzt sehr ruhig da und schaut zu. Wir sehen wieder zum Fernseher. Bobby liegt im Krankenhaus – schwer tropfen die Worte von seinen Lippen. Britta schluchzt nun das erste Mal auf. Alle *Dallas*-Darsteller versammeln sich um das Bett, sie nehmen Abschied. Britta und ich schluchzen haltlos. Diese ergreifenden Szenen; mein Mann hat einen bitteren Zug um den Mund. Und dann kommt aus dem EKG der Dauerton. Bobby, der edle Bobby ist tot. Sein tapferes Herz hat aufgehört zu schlagen. – Britta und ich sinken uns weinend in die Arme. In unserem Schmerz haben wir Dagmar völlig vergessen.

Aber Dagmar sitzt am Boden, und fassungslos schüttelt sie über uns den Kopf. Dann erhebt sie sich und holt aus der Küche die große hölzerne Rolle mit dem Küchenkrepp. Und während sie jedem von uns ein Tuch für die Tränen reicht, kichert sie listig: «Nicht heulen! Bobby ist nicht tot – kommt wieder!»

Und er kam tatsächlich wieder. Dagmar wußte mehr als Patrick Duffy, der sich damals noch nicht entschlossen hatte, in die Serie zurückzukehren.

Aber auf *Dallas* kann man sich wirklich verlassen.

Und damit auch all jene, die *Dallas* nicht kennen, etwas mit dieser Szene anfangen können, hier eine kurze Einführung ins Sujet:

Dallas ist eine sogenannte Seifenoper. Seit ungefähr sechs oder sieben Jahren wiederholt sich der Inhalt der Folgen regelmäßig, nur die Schauspieler werden älter – aber das ist ja das Sympathische an ihnen: sie altern mit uns. Auch von Pam ist nun der Lack ab, und Sue Ellen hat starke Probleme mit ihrer Haut und mit ihrem Haar. J.R. trinkt zuviel Bier, und Bobby hat jetzt mehr Haare als vor seinem «Tod». Text wird wenig gesprochen, ein bedeutungsvoller Blick – dann Schnitt, das sagt viel mehr und mindert die Synchronisationskosten. Jeder hat schon zweimal denselben Partner geheiratet, denn nach jeder Scheidung protestieren die Zuschauer. Sie wollen den Gemahl/die Gemahlin nicht missen. Außerdem: Warum soll es denen in Dallas bessergehen als einem selbst? Man hat ja auch immer denselben.

Auch nach jedem «Tod» protestieren die Zuschauer. Da hat man sich endlich an das Gesicht gewöhnt...! So erwacht jeder wieder zum Leben. Manchmal hat er dann allerdings ein anderes Gesicht. Aber das macht auch nichts – entweder man gewöhnt sich daran, oder man wartet darauf, daß genügend Zuschauer protestieren.

Miss Ellie wurde ein Jahr lang von einer sehr mondänen Dame vertreten – in Deutschland war die Synchronisationsstimme wenigstens dieselbe –, aber dann kam unsere gute alte Miss Ellie wieder (die Zuschauer hatten protestiert). Ist es nicht wunderbar, welche Möglichkeiten wir Zuschauer haben, in die Handlung einzugreifen?

Der neue Jock wurde übrigens abgelehnt. Die Zuschauer fanden, er sei dem alten, kernigen Jock zu wenig ähnlich und außerdem hätten sie sich schon zu sehr an den neuen Mann und die neuen Eheprobleme der Miss Ellie gewöhnt.

Sie sehen: Alles ist ganz klar und vorhersagbar. Ein wenig erschrocken waren die Zuschauer allerdings, daß neun Monate *Dallas*-Serie nur ein Traum von Bobbys erster und zweiter Ehefrau Pam war, aber wir sind schnell wieder reingekommen: Der Inhalt der Folgen wiederholt sich regelmäßig. Dieser Traum war übrigens notwendig, um Bobby wiederaufersteheh zu lassen. Ist doch logisch.

Vielleicht ist Ihnen immer noch nicht alles klar, aber vielleicht sind Sie jetzt auch ganz wild auf *Dallas*: Jeden Dienstagabend! Dagmar kann Ihnen die letzten Folgen erzählen. Aber falls Sie sie nicht erreichen – es macht nichts! Der Inhalt der Folgen wiederholt sich regelmäßig...

Die stade Zeit oder Alle Jahre wieder

So um die Zeit, wenn in München das Oktoberfest zu Ende gegangen ist, wenn die Sonne täglich vom seidenblauen Herbsthimmel strahlt, die Cafés an der Leopoldstraße noch einmal restlos überfüllt sind – irgendwann in diesen sonnendurchfluteten Tagen passiert es!

Dagmar und ich sitzen vor dem Fernseher, ich überlege gerade, ob ich noch einmal einen Brotzeitkorb für den Biergarten packen soll, da erscheint auf dem Bildschirm eine Traummutter mit blondem Kind und Geschenk, im Hintergrund glitzert ein Weihnachtsbaum, und dicke Schneeflocken wirbeln gegen vereiste, gemütliche Sprossenfenster, ein Weihnachtslied erklingt, und ein Werbesprecher verheißt irgend etwas für die schönste Zeit des Jahres.

Und Dagmar erhebt sich, feierlich schreitet sie in ihr Zimmer, nimmt vom obersten Bord mein grünes Volksschulliederbuch, von selbst schlagen sich die Seiten mit den Engeln und Krippen, mit Maria und Josef auf, und obwohl sie weder Noten noch Text lesen kann, hält sie das Buch in Händen und beginnt nun herzzerreißend zu singen.

Ich schließe Türen und Fenster, ich überlege, ob ich das Fernsehen anrufen soll – aber ich habe die Nummer nicht, und es ist ja sowieso zu spät: Denn das war, wie in jedem Jahr, der Moment, in dem in unserem Haus die Weihnachtszeit beginnt. Dagmars liebste Zeit, denn sie weiß um die vielen Feste: die

Adventsabende, das Adventsgärtlein und die Theaterproben noch während der Schulzeit, die Nikolausfeiern, ihren Geburtstag und eben den Heiligen Abend. Und ausschließlich die Feiern und die Menschen, die damit verbunden sind, sind es, an denen ihr Herz hängt. Geschenke interessieren sie überhaupt nicht, und so kann ich sie nie – geheimnisvoll mit Papier knisternd – auf den Heiligen Abend oder ihren Geburtstag hinweisen. Dagmars Ansprüche sind wesentlich höher.

Auch Omi muß die Werbesendung gesehen haben. Fast ein wenig zaghaft ruft sie an, und als sie erfährt, daß Dagmar nicht ans Telefon wolle, weil sie üben müsse, weiß sie Bescheid! Schon am nächsten Morgen erscheint sie mit einem riesigen Beutel, verschwindet in Dagmars Zimmer und stapelt liebevoll Kartons mit Lebkuchen, gefüllten Herzen («Aber so frisch schmecken sie doch am besten, Kind!»), Marzipanringen.

Sinnlos, die nun folgenden Wochen und Monate en detail zu schildern. Zuerst ist es eine Zeit des Singens, Übens und Essens. Auch unzählige Bilder werden gemalt und geklebt, Omi versorgt mit einschlägigem Material, denn bereits im November sind wir gar nicht mehr so weit voraus – jedes Kaufhaus hat sich nun schon in eine Weihnachtsstube verwandelt.

Diese Einstimmung ist der Start für unzählige Adventsabende, und Papi sorgt liebevoll für immer neue Gesichter: All die ausländischen Geschäftsfreunde müssen unbedingt deutsches Adventsgut kennenlernen. Und so brutzeln und köcheln Feuerzangenbowlen, Glühweine und Bratäpfel auf kleinen Teewärmern, Weihnachtspyramiden drehen sich schwindelerregend, und Weihnachtsplätzchen und Lebkuchen kommen uns bald zu den Ohren heraus. Die Mieder der anfänglich getragenen Dirndl werden allmählich zu gefährlichen Abschußrampen für kleine Silberknöpfchen, und so kuscheln wir uns in dicke, weite und weiche Skipullover.

Von den ungefähr zwölf Pfund Plätzchenteig hat Dagmar übrigens höchstens drei bis vier Herzen ausgestochen, dann ist sie trällernd verschwunden. Und dabei hatte sie mich vorher wochenlang gedrängt, daß sie mit mir backen wolle.

Zähneknirschend steche, walke und backe ich, ich esse Unmengen Teig und zerbrochene Plätzchen, trinke in der tropischen Glut meiner Küche literweise Mineralwasser, und ab und zu nehme ich einen kräftigen Zug aus der Rumflasche, die für die Glasur griffbereit steht – denn allmählich wird mir entsetzlich schlecht.

Aber ich hab noch so viel backen können – spätestens am dritten Advent ist bereits alles aufgegessen. Und während ich die neuen gekühlten Teige mit gekühlten Händen und heißem Kopf klopfe und wälze, fühle ich mich Sisyphos sehr nahe.

Allmählich beginnt nun auch in den anderen Häusern der Weihnachtsstreß, aber da kann ich nur abwinken. Denn mir steht vorher noch das größte Ereignis des Jahres ins Haus: Dagmars Geburtstag. Einmal eingeführt, besteht sie darauf, daß dieser Tag als «Dagmars Christkindl-Markt» gefeiert wird. Natürlich stöhne ich mächtig darüber, aber ehrlich gesagt: Jahr für Jahr finde ich mehr Freude an dieser Idee.

Zwei Wochen vorher schreibe ich unter ihrer Aufsicht die Einladungen, und eine Woche vorher beginne ich mit der Dekoration des Hauses. Täglich werden meine Fortschritte abends von Dagmar begutachtet, ihre Augen glänzen, sie verzichtet auf richtiges Abendbrot, sie weiß, daß ich all das für sie mache.

So arrangiere ich Glühweinecken, eine kleine Maroni-Station wird errichtet, Gartentische und Teewagen werden mit Leinen, Zweigen und Papier umhüllt, und es entstehen kleine Stände für Lebkuchen und Christbaumschmuck; Schmankerl- und Ratsch-Ecken werden als solche ausgeschildert. Unzählige Lichterketten hängen vor den Fenstern, Weihnachtsglocken und Sterne baumeln in jeder Nische, große Gläser werden mit bunten Kerzen gefüllt. Und jeder Streß fällt von mir ab.

Dann kommt der denkwürdige Tag. Am Abend vorher bleibe ich bis Mitternacht wach: Da kam sie auf die Welt. Oft sitzen

auch Papi oder Omi mit mir, aber am liebsten warte ich allein auf
«unsere Stunde».

Ich habe einen Schoppen Rotwein vor mir, die Kerzen auf dem
trockenen Adventskranz brennen, mechanisch lege ich Patiencen,
und meine Gedanken gehen zurück zu dem Tag, der mein Leben so
verändert hat. Ich denke an meine Tränen, aber ich denke auch an
die Stunden voller Freude, an all die Impulse, die sie ausgelöst hat.
Ich denke an unsere Freunde, die morgen kommen werden und die
sich so bewährt haben, indem sie Dagmar akzeptierten, so wie sie
ist; und die uns dadurch den Rücken gestärkt und geholfen haben,
als wir es noch so nötig brauchten.

Früh holen wir Dagmar an den «Geburtstagstisch», der sie noch
nie interessiert hat, aber er gehört zum Ritual, und Minuten
später klettert sie in ihren Bus, ihre Wangen sind erhitzt und
gerötet, voller Vorfreude fällt sie mir um den Hals.

Dann mache ich mit Omi einen letzten Kontrollgang durch das
liebevoll geschmückte Haus. Schade, wenn das Haus nachher
voller Menschen ist, wird man all die Kleinigkeiten gar nicht
sehen, aber Dagmar hat sie gesehen und sich darüber gefreut.

Wichtig ist noch, daß ich von der Straße bis zur Eingangstür die
Glitzersternchen streue, und an die Haustür muß auch noch das
Schild «Dagmars Christkindl-Markt». Wenn sie mit dem Bus
nach Hause kommt, wird sie es sofort sehen.

Und natürlich sieht sie es, und das Schlimme ist, daß ich kein
Jahr etwas vergessen darf – und so wird es jedes Jahr mehr. Ich
glaube, das nennt man das Aufkommen einer Tradition.

Endlich bricht die Dämmerung herein – Dagmar schreitet, von
Omi geputzt und gekämmt, in ihrem Lieblingskleid (einem alten
zerrissenen Hadern), die Treppe herunter –, und schnell schiebe
ich die Bratäpfel in den Ofen und wärme den Glühwein. Duft-
schwaden von Vanille, Zimt und Nelken ziehen durchs Haus. Alle
elektrischen Lichter werden gelöscht, und nun sieht man nur noch
die unzähligen Kerzen, die Lichterketten und die sich drehenden
Pyramiden. Alles ist fertig.

Und dann kommen auch schon die ersten. Dagmar läßt man nicht warten. Und sie zerspringt vor Glück. Atemlos steht sie an der Tür, niemand sonst darf öffnen. Es ist ihr Fest. Und auch für uns ist es wunderschön. Wir sehen alle unsere Freunde so kurz vor den Festtagen, alle sind fröhlich und entspannt, und wenn die zwanzig bis dreißig Gäste dann so nach sieben Stunden um Mitternacht aufbrechen, sinkt Dagmar selig ins Bett. Sie hat geflötet, sie hat gesungen, sie hat alten Weihnachtsschmuck im Roulette-Verfahren (der kriegt was, der nicht!) gegen Bussis verkauft, sie hat alte Freundschaften erneuert.

Und ich brauche eigentlich gar nichts aufzuräumen. In vier Tagen ist ja schon Heiliger Abend. Geschmückt sind wir bis an die Zähne, nur der Baum fehlt noch, aber der steht schon draußen, nackt und gefroren, und wundert sich über uns und unsere «stade» Zeit.

In vier Tagen wird er als Mittelpunkt im Zimmer stehen, Kerzen- und Tannenduft wird von ihm ausströmen, und Tommi wird unter ihm liegen. Omi, Papi, Britta und ich werden gespannt und voller Freude unsere Geschenke auspacken und Dagmar überreden, ihre Päckchen ebenfalls zu öffnen.

Aber sie wirkt müde und so, als sei alle Anspannung von ihr abgefallen. Ihr Ziel ist – nach drei Monaten Weihnachtszeit – erreicht. Nun will sie auch nicht mehr singen. Sie kuschelt sich vor den Fernseher, ganz leise dreht sie ihn an, dann wird er immer lauter, und als erste setze ich mich zu ihr.

«Und was machen wir morgen?» fragt sie müde, und ich stecke ihr schnell einen Kartoffel-Chip in den Mund (denn Plätzchen können wir beide nicht mehr sehen), damit Papi ihre Frage nicht hört. «Pscht», sage ich, «das sehen wir dann schon!» Und ich lehne mich zurück und schließe erschöpft die Augen, und im Einschlafen rechne ich aus, daß ich jetzt neun Monate Ruhe habe. Dann fängt alles von vorne an.

«Hallo, Papi!» – Dagmars Brief
an ihre ganz große Liebe

«Hallo, mein Papi, ob es wohl Eifersucht ist, daß sie so wenig über Dich geschrieben hat? Ist sie eifersüchtig auf Dich – oder ist sie eifersüchtig auf mich? Vielleicht hat sie ja noch vor, Seiten um Seiten über Deine Liebe zu mir und meine Liebe zu Dir zu berichten, aber manchmal vergißt sie so vieles, und manchmal erscheinen ihr Dinge so selbstverständlich, daß sie glaubt, sie gar nicht extra sagen zu müssen.

So will ich Dir etwas sagen. Ich kann es nicht so ausdrücken, aber Du kannst es in meinen Augen lesen, schon seit dreiundzwanzig Jahren, und Deine Antwort war seit diesem einen Tag immer dieselbe.

Als ich noch klein war, sehr klein, da habe ich gespürt, daß Traurigkeit um mich war. Trostlose und unendliche Traurigkeit. Ich war so schwach und konnte weder Kopf noch Ärmchen heben, aber ich wollte diesen Kreis der Traurigkeit durchbrechen. Oft hat Mami mich ins Wohnzimmer aufs ‹Tagebett› gelegt, und ich hörte Dein nervöses Blättern in Deinen Prüfungsunterlagen, und mit aller Kraft wollte ich mein Köpfchen zu Dir drehen, aber es gelang mir nicht. Und oft spürte ich Deinen Blick, und da waren wieder diese Verzweiflung und Traurigkeit. Ich begann zu weinen über meine Unfähigkeit, Dir in dieser Trauer beistehen zu können – aber Du konntest mich nicht verstehen und riefst Mami, und sie trug mich herum, und oft war ihr Gesicht feucht, und aus ihren Augen fielen Tropfen in mein Haar.

An diesem einen Tag, als Du nach Hause kamst, ernst und bedrückt, da hatte Mami mich gerade auf dem Arm, und sie ging Dir entgegen, und wir standen beide vor Dir. Ich hatte noch nie in meinem Leben gelächelt, es war so schwer und anstrengend, aber plötzlich spürte ich, daß ich Dir ein Zeichen geben müßte, ein Zeichen, daß du mich lieben dürftest, so wie ich bin, und daß ich Dich nie enttäuschen würde. Und plötzlich kam es ganz von selbst:

Ich strahlte Dich an, ein perlendes Lachen brach aus mir hervor und voller Glück und Seligkeit über diese Leistung, die ich Dir entgegenbringen konnte, schloß ich ganz benommen die Augen. Und als ich sie wieder öffnete, sah ich zum ersten Mal Dein wahres Gesicht: ein glückliches, warmes Gesicht, mit strahlenden, lachenden Augen. Du nahmst mich ungeschickt und doch behutsam in Deine Arme und küßtest mich auf die Stirn, und ich war so erschöpft, daß ich sofort einschlief – zum ersten Mal in Deinen Armen.

Noch fünf, sechs Wochen sollten bis zu meinem zweiten Lächeln vergehen, so sehr hatte ich mich verausgabt, aber in dieser Zeit merktest Du auch, daß ich Dir ein Zeichen gegeben hatte. Und von nun an spürte ich Dich wie eine Wand hinter mir.»

Nach diesem Satz hätte Dagmar ihren Brief liegengelassen, sie hätte ihn liegenlassen zwischen ihren Schätzen, zwischen Kassetten und Gummibärchen, Fotos und getrockneten Blumen; und sie hätte sich nicht mehr um ihn gekümmert. Sie kämpft nicht um Dinge, die ihr schon gehören. Und du gehörst ihr seit jenem Moment mit Leib und Seele.

Als Dagi sechs Monate alt war, begann dein Examen. Als du zur Uni losfahren wolltest, stand ich mit ihr auf dem Balkon, sie konnte ihr Köpfchen immer noch nicht heben, aber sie hörte deine Stimme und strampelte, und da zog ich ihr den rechten kleinen Wollschuh mit den weißen Satinbändchen aus und warf ihn dir zu. Und du liefst, um den Schuh zu fangen, und riefst: «Bring mir Glück, kleine Hada!»

Und sie brachte dir Glück. So blieb ihr Schuh jahrelang in deinen Autos, ein Bild von ihr in deiner Börse, und sie selber wohnt in deinem Herzen.

Tatsächlich wußte ich bis zu Dagmars Geburt nicht, wen ich da geheiratet hatte. Vor der großen Lostrommel der Ehe stehend, hatte ich mich in zwei braune Augen verliebt, und wenn ich an unsere Zukunft dachte, so dachte ich an Kerzen und Meeresbrandung, an goldenen warmen Sonnenschein, an deine Hand auf meiner Schulter, an unendliches Glück und unendliche Liebe, an kleine Kümmernisse, die du wegküssen konntest. Und der Beginn, die ersten zwei Jahre unserer Ehe, schien all das wahrzumachen. Ohne Geld und ohne Dünkel lebten wir in einer Traumwelt, wir ignorierten unseren Geldmangel, eigentlich ignorierten wir alles, was nicht mit unserer Liebe zusammenhing, und scheinbar ignorierten wir auch die Einladung der dreizehnten Fee. Und zornig warf sie ein Schicksal zwischen uns, von dem ich meine ganze Kindheit und Jugend über geglaubt hatte, daß es an Schwere nicht zu überbieten sei.

Aber davon will ich jetzt nicht schreiben. Ich will von deiner Liebe zu Dagmar schreiben, an der ich mich immer orientieren konnte.

Ich merkte, daß ich einen Mann geheiratet hatte, dessen Denken und Fühlen in keine Schablone zu pressen ist, ein Spektrum umfassend, das ich mich scheue aufzufächern. Zu viele Erinnerungen stürmen auf mich ein, machen mich befangen, lassen mich zögern.

An jenem Tag hattest du Dagmar als liebenswert erkannt, und von dieser Meinung bist du nie mehr abgewichen. So konntest du letztlich meine spezifischen Probleme mit ihr nicht verstehen. Ihre körperliche Behinderung konnte dich nicht belasten, ich nahm sie dir ab, und ihre geistige Behinderung wurde wettgemacht durch ihren Charme, ihre Ausstrahlung. Dagmar war nun keine Bedrohung mehr für unser Lebensglück, sie war für dich einfach ein liebenswertes Familienmitglied, das Freude, aber eben auch Sorgen machte, und oft fühlte ich mich durch deine Haltung unverstanden, ja sogar allein gelassen.

Heute, und schon seit vielen Jahren, weiß ich, daß dein Verhalten, deine Ansicht ihrer Person, das Wichtigste war. Es war die Basis und hat mir die Möglichkeit gegeben zu klagen, ohne daß ich befürchten mußte, daß nach meinen Klagen Konsequenzen vorgeschlagen wurden.

So konnte ich meine Ventile öffnen, hemmungslos Tränen vergießen, Verzweiflung aussprechen – all das geboren aus körperlicher und seelischer Überanstrengung – und mich darauf verlassen, als deine Antwort das zu hören, was ich hören wollte: «Aber wir lieben sie doch!»

Dagmar war ein Prüfstein – für dich, für mich und für die Menschen, die um uns sind.

Sie hat das Holz getestet, aus dem diese Menschen geschnitzt sein müssen: Toleranz, Intelligenz, Menschlichkeit und Weitsicht – das sind die Ingredienzen dieses Holzes.

Und du hast es noch vor mir begriffen.

Dagmar und dieses Buch

Als zum ersten Mal ein Artikel von mir über Dagmar veröffentlicht wurde – es war in einer Zeitschrift für Eltern –, da war Dagmar noch so klein, daß ich es ihr gar nicht zu sagen brauchte. Unglücklicherweise war auf der Titelseite dieser Ausgabe ein Kind mit einem dicken, roten Luftballon abgebildet, Animation genug, daß Dagmar und Britta – Britta war damals ungefähr zwei Jahre alt – sämtliche Belegexemplare bemalten, zerschnitten und zerrissen. Wo immer ich die Illustrierten auch versteckte, die beiden fanden sie. Von einer mitleidigen Freundin bekam ich dann ihr guterhaltenes Exemplar geschenkt – und versteckte es daraufhin so geschickt, daß ich es nun selber nicht mehr finden kann.

Als dann in Dagmars Schulzeitschrift ab und zu ein Artikelchen von mir über schulische Angelegenheiten erschien und irgend jemand sie darauf ansprach, mußte ich ihr die Zeilen vorlesen, sie hörte aufmerksam zu, stand auf, sagte «Aha!», und damit war die Sache erledigt. Und eigentlich hatte es sie sowieso nur interessiert, weil es mit der Schulzeitung zusammenhing.

Ihr nächster Kontakt mit «Veröffentlichungen» bestand darin, daß ich – auf der ständigen Suche nach neuen Akzenten für ihren Christkindlmarkt – auf die Einladungen an alle Schatzkönige und Schatzmäuse noch dazugeschrieben hatte:

«Weitere Einzelheiten – wie Tageszeit und andere Informationen – entnehmen Sie bitte der Tagespresse!»

Ich gab dann eine kleine Annonce unter «Vermischtes» auf, mit ungefähr folgendem Inhalt:

DAGMARS CHRISTKINDLMARKT: Eröffnung ab 17 Uhr nur für geladene Gäste. Dieses Jahr neu: Café Glockenspiel im 1. Stock. Einlaß nur bei Vorzeigen der Einladung.

So etwas mache ich bestimmt nie wieder! Einige konnten die Annonce nicht finden, manche wollten in das wirklich in München existierende Café Glockenspiel fahren (und ich bin sicher, einige waren dort und haben ihre Einladung vorgezeigt – nur würden sie es nie zugeben. Und die Geschäftsführerin des Cafés war sicher ganz ratlos, sie möge mir verzeihen!), und so war mein Gag, den ich mir so hübsch vorgestellt hatte, denn ich hatte bei uns im ersten Stock ein Zimmer als «Weihnachtsglocken-Kaffeestube» herausgeputzt, ins Chaotische abgeglitten. An die dreißigmal mußte ich ans Telefon laufen und aufklären.

Auch die Reaktion von Dagmar war nicht wie erhofft. Sie kann ja nicht lesen, nur ihren Namen, und als ich ihr das Inserat vorlas, zuckte sie nur mit den Schultern, sagte «Blöde!» und verschwand. Vielleicht hatte ich sie und all die Schatzkönige überfordert.

Und gerade jetzt, wo ich es schreibe, denk ich mir: Ich wäre mit Sicherheit ins Café Glockenspiel gefahren, aber sagen Sie es bitte nicht weiter!

Die Veröffentlichung des Artikels über Dagmar, der Teil der Einführung dieses Buches ist, fiel dann durch Zufall und Glück – Dagmar hat eine besondere Beziehung zu Fortuna, genau auf den Tag, an dem sie wieder einen Christkindlmarkt abhielt. Der Markt war auf Samstag verlegt worden, weil alle Schatzkönige am Freitagabend durch Weihnachtsfeste in ihren Büros oder Betrieben verhindert gewesen waren.

Und so erschien es ihr wieder völlig normal, daß viele Leute anriefen, sie nahm gelassen entgegen, daß im Feuilleton etwas über sie stand, und antwortete gelangweilt: «Ja, ja!»

Ich selber hatte vom Termin der Veröffentlichung nichts gewußt, aber als ich dann durch Zufall einmal selber ans Telefon ging – ich steckte ja bis zum Hals in den Vorbereitungen für Dagis Markt –, holte ich schnell die *Süddeutsche Zeitung* und schlug rasch die Seite auf. Dieses «Inserat» gefiel nun Dagmar wesentlich besser. Groß gedruckt stand da mitten auf der Seite ihr Name, das war ihrer würdig. Und während sich ihre Mutter noch einmal in den Artikel vertiefte, denn gedruckt liest sich ja alles so ganz anders, und ihr Gesicht Erinnerung und Rührung widerspiegelte, nutzte das Objekt dieser Veröffentlichung seine Chance und verschwand mit einer riesigen Plätzchenschale in seinem Zimmer.

Und durch die Resonanz auf diesen Artikel wurden nun Schleusen geöffnet. Schleusen, mit denen ich so vieles zurückgehalten hatte. Irgendwann in den Wochen danach begann ich dann zu schreiben. Kleine, heitere Episoden waren es zunächst, ich dachte noch gar nicht an ein Buch.

Mehr und mehr schrieb ich, und ich begann mich wesentlich zu «wandeln». Körperliche und seelische Belastungen wichen, ich entspannte mich, die Tage flogen dahin. Ich schrieb nicht – es schrieb sich von allein.

Und irgendwann kam dann der Zeitpunkt, als es Dagmar entsetzlich auf die Nerven zu gehen begann, daß ihre Mutter entweder vor einem Block saß und mit komischem «Kritzel-Kratzel» (Steno) die Seiten füllte oder in eine «Tip-Schiene» (Schreibmaschine) weiße Blätter einzog, ständig geistesabwesend tippte, sortierte, lochte und ablegte. Und meine Auskunft, daß ich ein Buch über sie und mich schreibe – denn inzwischen hatte dieser Gedanke Gestalt angenommen –, war in ihren Augen fast zur Ausrede geworden, wenn etwas nicht klappte.

Am Anfang sollte ich ihr ab und zu etwas vorlesen. Ich tat es dann – sorgfältig ausgewählt –, und wenn die lustige Stelle oder Pointe kam, sagte sie stets: «Schmarr'n!» Denn unter der Situationskomik spürte sie noch die manchmal auch gereizte Stimmung des damaligen Moments. Dann machte sie eine große wertende Geste in Richtung meines Buchs und verließ das Zimmer.

Nie wäre dieses Buch entstanden, wenn Dagmar lesen könnte. Viel zu groß wäre meine Angst, irgend etwas könnte sie verletzen.

Merkwürdige Szenen spielten sich nun immer häufiger ab. Während ich gedankenverloren schreibe, wie Dagmars Entwicklung meinem Leben einen anderen Sinn und mir selber Reife beschert hat, stürmt mein kleiner Engel herein, er hat seinen Lieblingsrock in Händen, alt und zerrissen, und sein Antlitz steht auf Sturm.

Meine Augen verlieren ein wenig die Sanftheit, denn ich weiß, was nun kommt, und will den Anfängen wehren. Daher zische ich wütend: «Hau bloß ab! Deine zwei anderen Lieblingsröcke hängen gebügelt und sauber im Schrank!»

Und während der darauffolgenden Diskussion – denn Dagmar bleibt mir absolut nichts schuldig – spielt sich dann, wenn auch nicht in logischer, so doch in chronologischer Reihenfolge (denn ich unterbreche mein Schreiben natürlich nicht), folgende Szene ab:

Mutter schreibt:	«. . . aber der wirkliche Lernprozeß setzte bei mir ein. Ich begann Dagmar . . .»
Dagmar zischt:	«Hau selber ab und näh den Rock!»
Mutter spricht:	«Wenn du weiter so frech bist, werde ich wahnsinnig sauer!»
und schreibt:	«. . . in einem anderen Licht zu sehen, ich begann sie als Persönlichkeit zu . . .»
Dagmar zischt:	«Selber sauer! Und was machst du da?»
Mutter schreibt:	«. . . begreifen, und plötzlich war es das erste Mal, daß . . .»
und spricht:	«Laß mich endlich in Ruhe. Ständig störst du mich!»
Dagmar zischt:	«Blödes Buch – blöde Mami!»

und mit großem Abgang verläßt sie den Raum, während ihre Mutter schreibt: «. . . ich stolz auf sie war!»

Und dann schaut die Mutter ihrem Kind nach. Die eigentliche Diskrepanz ist nicht vorhanden. Sie ist furchtbar stolz auf ihr Kind und ein wenig auch auf sich. Sie denkt daran, daß dieses Kind, ohne Saugreflex geboren, eine Mordspersönlichkeit geworden ist, und dann nimmt sie den Rock, den Dagmar wütend auf einen Stuhl geworfen hat, liebevoll auf, sie ist glücklich, daß es dieses Kind gibt – und sie steht auf und näht die Volants wieder an.